Mit Yoga Lebensängste bewältigen

Regina Weiser

Mit Yoga Lebensängste bewältigen

Patmos Verlag

VERLAGSGRUPPE PATMOS

PATMOS
ESCHBACH
GRÜNEWALD
THORBECKE
SCHWABEN

Die Verlagsgruppe
mit Sinn für das Leben

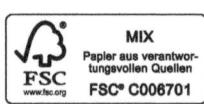

Für die Schwabenverlag AG ist Nachhaltigkeit ein wichtiger Maßstab ihres Handelns. Wir achten daher auf den Einsatz umweltschonender Ressourcen und Materialien. Dieses Buch wurde auf FSC®-zertifiziertem Papier gedruckt. FSC (Forest Stewardship Council®) ist eine nicht staatliche, gemeinnützige Organisation, die sich für eine ökologische und sozial verantwortliche Nutzung der Wälder unserer Erde einsetzt.

Bibliografische Information der Deutschen Nationalbibliothek
Die Deutsche Nationalbibliothek verzeichnet diese Publikation in der Deutschen Nationalbibliografie; detaillierte bibliografische Daten sind im Internet über http://dnb.d-nb.de abrufbar.

Alle Rechte vorbehalten
© 2012 Patmos Verlag der Schwabenverlag AG, Ostfildern
www.patmos.de

Umschlaggestaltung oder Gestaltung: Finken & Bumiller, Stuttgart
Druck: CPI – Ebner & Spiegel, Ulm
Hergestellt in Deutschland
ISBN 978-3-8436-0215-0 (Print)
ISBN 978-3-8436-0270-9 (eBook)

Inhalt

Einleitung 7

1. Was ist Angst? 13
   Angst in Abhängigkeit von Alter, Zeitgeist und Kultur 14
   Angst verstehen mit Hilfe von Ansätzen der Hirnforschung . . . 19
   Der dynamische Aspekt der Angst –
   gesunde versus krankhafte Angst 23
   Angstentwicklung als Persönlichkeitsstil 26
   Die Vertreibung aus dem Paradies – eine »Fall«-Geschichte . . . 31
   Der Angsthase als Teilpersönlichkeit 35
   Lerngesetze 38

2. Was ist Yoga? 43
   Ein ganzheitliches, systemisches Bewusstsein 43
   Asana – die richtige Sitzhaltung 45
   Wodurch Leid entsteht – die Kleshas 51
   Der achtstufige Pfad nach Patanjali 55
   Bewegungsübungen (Asanas) 56
   Atemübungen 62
   Bewusstseinsübungen 67
   Affirmationen 76

3. Lösungen sind Lösungen 79
   Lösung durch Ablenkung 80
   Lösung durch Bewegung 82
   Lösung durch Vertiefung der Ausatmung 87
   Lösung durch öffnende Liebe 92
   Lösung durch Verbindung mit Weisheit und Würde 98
   Lösung durch Klärung und Bewusstsein 103
   Lösung durch Yoga Nidra – den »Schlaf« der Yogis 107

4. Den Gegenpol stärken 112
   Den Gegenpol von Angst finden 112
   Selbstakzeptanz üben 114

Die Lähmung überwinden und Angst ignorieren 120
Stabilität entwickeln 124
Die eigene Kraft spüren und ausdrücken 131
Entspannung und Wohlgefühl zulassen 137
Leichtigkeit üben und Glücksmomente sammeln 143

5. Dem Leben Sinn geben – Authentizität entwickeln 149
Das Konzept der Salutogenese 149
Yoga ist Selbstbegegnung 151
Die Sinnfrage in der Psychologie 152
Von der Angst zur Sinnerfahrung – eine persönliche Geschichte ... 154
Die Sinne als Verbindungsbrücke zur Welt 159
Wann ist ein Leben sinnvoll? 160
»Fürchtet euch nicht – ich verkündige euch Freude!« 163

Schluss 170

Dank 173

Anhang 174
Anmerkungen 174
Literatur 176
Verzeichnis der Übungen 179
Bildnachweis 181
Zitatnachweis 182

Einleitung

Bei Gesprächen mit meinen psychotherapeutischen Kolleginnen und Kollegen haben wir in letzter Zeit immer häufiger festgestellt, dass Menschen in unseren Praxen auftauchen, die nicht unter inneren, sondern vor allem unter äußeren Bedingungen leiden. Zunehmend kommen auch jüngere Leute und immer mehr männliche Patienten in die Praxen, die sich allesamt dem harten Leben »draußen in der feindlichen Welt« nicht mehr gewachsen fühlen. Die »neuen« Themen sind Zeitdruck, Überlastung, Arbeitsplatzunsicherheit, Mobbing durch Vorgesetzte, Versagensängste usw. Die Zahl der Angsterkrankungen hat sich in den letzten zehn Jahren mehr als verdoppelt. 40 % der Frühverrentungen finden aufgrund psychischer Probleme statt. Ich bin mit vielen Kolleginnen und Kollegen der Überzeugung, dass die jährliche Zunahme von Ängsten und Depressionen nicht nur individuell zu verantworten ist, sondern dass viele krank machende Faktoren auch in der gegenwärtigen gesellschaftlichen Entwicklung liegen. Vom Chefarzt einer psychosomatischen Klinik wurde eine Initiative ins Leben gerufen (www.psychosoziale-lage.de), die zu einem Umdenken aufruft und der sich viele Ärztinnen und Ärzte sowie Psychotherapeutinnen und Psychotherapeuten angeschlossen haben. Vielfältige gesellschaftliche Umbrüche machen das Leben heute immer unsicherer und unüberschaubarer. Angst liegt sozusagen »in der Luft«. Die Menschen merken, dass sich zurzeit sehr viel ändert und auch ändern muss, und das löst Angst, Panik oder irrationales Verhalten aus. Aus fachlicher Sicht ist es mir daher ein Anliegen, eine gesellschaftliche Stellungnahme abzugeben und ein Umdenken von Gewohnheiten anzuregen.

Da die Gründe für die Zunahme von Ängsten unter anderem auch im Zeitgeist und in krisenhaft zugespitzten gesellschaftlichen Entwicklungen gesehen werden können, möchte ich mit diesem Buch zunächst zu einer inneren Entlastung beitragen: »Es geht heute vielen Menschen so. Meine Sorgen und Ängste liegen nicht nur daran, dass ich zu schwach oder zu ängstlich bin!« Es stellen sich dann natürlich die weiteren Fragen: »Was kann ich als Einzelner tun? Wo lasse ich mich zu sehr vom Zeitgeist bestimmen oder präge ihn gar mit, was kann ich ändern? Wo gilt es, mehr Abstand und Gelassenheit zu entwickeln, ohne in Fatalismus oder Resignation zu verfallen, weil ich es nicht ändern kann?« Yoga ist ein Sanskritwort, das am besten übersetzt wird mit: »Verbinden von polaren Kräften«. Völlige Zufriedenheit macht träge, ein mittleres Maß an Angst und/oder Stress führt dazu, aktiv zu werden und das Leben zu gestalten, zu viel Angst dagegen lähmt und löst Ohnmachtsgefühle aus. Mir sind in diesem Buch die existentiellen Ängste ein besonderes Anliegen, die sich heute atmosphärisch breitmachen und die vor allem von feinfühligen Menschen wahrgenommen werden. Für die Bewältigung von sehr spezifischer Angst – wie Platzangst oder Angst vor Spinnen – gibt es gute verhaltenstherapeutisch orientierte Bücher.

Die Menschen haben heute mehr Entscheidungsfreiheiten als in früheren Zeiten. Das ist gleichzeitig eine Chance wie auch eine Last. Meist bieten weder Staat noch Kirche oder Familie ein hilfreiches Netz. Die Notwendigkeit, sich auf eine Option festlegen zu müssen, kann zur Belastung werden, die Angst auslöst. Wenn es nur zehn mögliche Berufe gibt, findet der Einzelne leichter heraus, was er will. Gibt es dagegen mehrere hundert berufliche Wege und herrscht gleichzeitig die Devise, dass jeder seines Glückes Schmied ist, kann die Berufswahl zu einer schweren Aufgabe werden, die einen ängstigt. Deshalb geht es zunächst darum, die eigene Angst als berechtigt anzuerkennen. Wenn der Einzelne sich in seiner individuellen Not mit anderen verbunden weiß, kann er den Mut finden, gemeinsam mit ihnen den krank machenden Faktoren etwas entgegenzusetzen. Dies Buch will ermutigen, die Kraft, die in jeder starken Emotion liegt, zu nutzen, um die eigene Umwelt und das Leben lebenswerter zu gestalten.

Ob in der Schule, der Universität oder am Arbeitsplatz, überall lässt sich eine Zunahme von äußerem Druck beobachten, der bewirkt, dass Menschen die Beziehung zu ihrer inneren Mitte verlieren. Von innen kommende Signale wie Müdigkeit oder andere körperliche Botschaften des Bauchgefühls werden beiseitegeschoben, um den äußeren Anforderungen gerecht zu werden. Ein Autopilot schaltet auf Funktionieren. Das ist eine Zeitlang möglich, nach einer Weile tauchen jedoch zunehmend Unzufriedenheit und ein Gefühl von innerer Leere auf. Eine Frage wird immer drängender: Ist das noch das Leben, das ich führen will, ist das mein Leben? Irgendetwas fehlt. Wenn heute ein Drittel der deutschen Bevölkerung sich ausgebrannt und leer fühlt, interpretiere ich dies als Selbstverlust.

Yoga ist ein Weg der Selbstbegegnung, der die Spürfähigkeit für ein gesundes Gleichgewicht fördert und so die eigene Authentizität entwickeln hilft. Ein Innehalten und Sich-Besinnen – im Yoga wird es Nachspüren genannt – führen zu einer gesunden Balance zwischen den Anforderungen der Außenwelt und der eigenen Seele. Immer wieder wird der Ausgleich zwischen Polaritäten gesucht: zwischen Anspannung und Entspannung genauso wie zwischen Leichtigkeit und Stabilität. Ängste und Krankheiten deuten auf einen Verlust der Beziehung zur inneren Mitte hin.

Yoga arbeitet mit und an den drei Energiequellen: Bewegung, Atem und Bewusstsein. Indem diese miteinander koordiniert werden, verstärken sie sich gegenseitig in ihrer positiven Wirkung. Wenn eine Bewegung – und jede Handlung besteht aus einer inneren und äußeren Bewegung – mit dem eigenen (Atem-)Rhythmus verbunden wird, kann die Seele mit dabei sein. Die drei Energieträger zusammenzuführen, steht damit in deutlichem Gegensatz zu dem heute oft gepriesenen Multitasking. Einige Yoga-Übungen sind in diesem Buch ausführlicher beschrieben, andere nur angedeutet. Dieses Buch kann keinen Yoga-Kurs ersetzen, und ich empfehle auf jeden Fall, die Feinheiten einer Übung unter genauer Anleitung einer erfahrenen Yogalehrerin oder eines -lehrers zu erlernen.

Yoga bietet viele Techniken, die sowohl Energie, kraftvollen Ausdruck als auch lösende Entspannung im Wechsel miteinander fördern. Durch achtsame Körperübungen wird der Körper immer mehr zu einem unterstützenden Freund. Wenn 80 % der Anmeldungen zu einem Yoga-Kurs aufgrund eines ärztlichen Rats oder wegen Rückenschmerzen stattfinden, deutet das darauf hin, dass viele Menschen den Bezug zu ihrem Körper verloren haben. Die Atemübungen wirken vor allem ausgleichend auf Stimmung und Gemüt. Die meditativen Übungen helfen, dem eigenem Leben eine Richtung zu geben. Klarheit und Orientierung bilden sich heraus und lassen deutlich werden, wo und wie eine Änderung möglich ist und wie Fakten, die sich nicht ändern lassen, durch eine andere Perspektive akzeptiert werden können. So möchte ich Menschen, die Unsicherheiten und Entscheidungsnotwendigkeiten spüren und denen die Beobachtung der gegenwärtigen gesellschaftlichen Krisen Angst macht, einladen, sich wieder aktiv an der Gestaltung der Welt, der kleinen wie der großen, zu beteiligen.

Es gibt heute viele Menschen, die nach der Erziehung durch Familie und Schule ihre Persönlichkeitsentwicklung selber gestalten wollen. Angst ist nicht nur ein unangenehmes Gefühl, sie hat mit ihren körperlichen Begleiterscheinungen auch negative Auswirkungen auf die eigene Gesundheit. Die Verantwortung für die eigene körperliche und seelische Gesundheit zu übernehmen, ist ein wichtiger Reifungsschritt. In diesem Lernprozess wird es möglich, die Erfahrung der Angst zu verwandeln, wie es sich in folgendem Satz ausdrückt: »Ich habe Angst, aber die Angst hat nicht (mehr) mich!« Yoga ist ein wunderbarer Weg, die im Körper, in der Seele und in den eigenen Bewusstseinskräften schlummernden Fähigkeiten für die persönliche Lebensgestaltung zu nutzen. So hoffe ich, mit diesem Buch Menschen zu ermutigen, in schwierigen Zeiten den eigenen Möglichkeiten mehr zu vertrauen.

Als Psychotherapeutin bin ich es gewohnt, eine Krise immer auch als Herausforderung und Chance zu sehen. Die Zeit, in der wir leben, stellt vielfältige Wachstumsaufgaben an uns. Es liegt mir fern, mit diesem Gedanken noch eine weitere Leistungsaufforderung zu stellen – sind es doch gerade die vielen gefühlten und von der Umwelt suggerierten Notwendigkeiten, die zu Überforderungsgefühlen und damit Ängsten führen. Eher möchte ich dazu ermutigen, eine gesunde Balance zu finden zwischen Gefordertsein und der Fähigkeit, sich von Forderungen ohne schlechtes Gewissen abgrenzen und distanzieren zu können. Und vielleicht gelingt es mir auch, etwas Hoffnung auf eine Welt zu machen, in der das Leben noch lebenswerter ist. Dazu müssen manche Dinge sich erst auflösen. Viele heute übliche Einstellungen und Gewohnheiten sind reif für einen Wechsel, sie dürfen neuen Prioritäten und Werten Platz machen.

Im Folgenden gebe ich einen Überblick über den Aufbau des Buches: Das erste Kapitel stellt das Phänomen Angst in einen größeren Zusammenhang. Informationen über das Gefühl Angst, seine Entstehung und seine Inhalte schaffen Abstand und helfen zu erkennen, dass auch andere Menschen Ängste haben. Angst ist ein allgemein menschliches und für die Entwicklung des Einzelnen notwendiges Gefühl. Jeder neue Entwicklungsschritt wird von Aufregung und Angst begleitet, mal dominiert mehr das eine, mal mehr das andere Gefühl. Jede neue Lebensphase bedeutet, einen Schritt ins Unbekannte zu wagen. Aufgeregtheit belebt, während Angst lähmt. Es gibt Menschen, die sich ganz in den Klauen ihrer Angst fühlen, als gäbe es gar keinen Unterschied zwischen ihnen und der Angst. Sie sind mit (nur) einem Teil ihrer Persönlichkeit identifiziert. Für sie ist es wichtig zu erkennen, dass sie in einem anderen Kontext auch ganz andere Aspekte ihrer Persönlichkeit mobilisieren können. Meine Übungen und Überlegungen wollen diejenigen ermutigen, einen notwendigen neuen Schritt zu wagen, die sich oft nicht einmischen, weil Angst sie sprachlos macht. Denn die Welt soll nicht nur denen überlassen werden, die am anderen Ende der Skala zu viel Waghalsigkeit besitzen.

Das zweite Kapitel widmet sich dem Weltbild des Yoga. Yoga wird oft als Körperübungsprogramm gesehen und verstanden. Dies ist jedoch nur ein kleiner Ausschnitt. Denkgewohnheiten zu überprüfen und innere Haltungen bewusst zu pflegen, ist ein ebenso wichtiger Teil des yogischen Systems. Angst spielt sich wesentlich auch im Kopf ab. Sie ist eine Vorstellung, die großen Einfluss auf bestimmte Zentren im Gehirn hat, die die Hormonproduktion beeinflussen und dadurch die körperlichen Begleiterscheinungen wie Schweißbildung, Atemnot, Magen- und Darmprobleme usw. auslösen. Gerade diese so offensichtlichen psychosomatischen und somatopsychischen Zusammenhänge lassen Yoga hilfreich und geeignet für die Bewältigung von Lebensängsten erscheinen. Die Yogis sehen die körperlichen, seelischen und geistigen Vorgänge als einen einheitlichen Prozess an, bei dem die Aufmerksamkeit mal mehr auf diesem und dann auf jenem Aspekt ruht. Die mögliche Frage, ob die Seele auf den Körper oder der Körper auf die Seele wirkt, ob also zuerst die Angstvorstellung da ist, die dann die körperlichen Symptome auslöst, oder ob umgekehrt die körperlichen Syptome die Angstgedanken auslösen, diese Frage würden die

Yogis so beantworten: Es gibt kein Vorher und Nachher, weil Körper, Seele und Geist immer eine Einheit sind.

In dem Kapitel über Yoga werden philosophische Betrachtungen dargestellt, die für das Thema Angst interessante Denkanstöße geben können. Dazwischen gibt es immer wieder Übungen, die auf die Angst von körperlicher Seite aus eine Antwort geben.

Da Angst sich ethymologisch von »Enge« ableitet, geht es im dritten Kapitel um Weite und Lösungen, sowohl körperliche wie emotionale und gedankliche. Von dem Atomphysiker Hans-Peter Dürr stammt der Satz: »Wenn ein System zu starr und unflexibel ist, muss mehr Freiraum gegeben werden und mehr Luft zugelassen werden.«[1] Das trifft sowohl auf materielle als auch auf geistige Systeme zu. In diesem Teil geht es also um Loslassen und Lösungen, damit Platz geschaffen werden kann für Neues: für etwas, das wünschenswerter ist als Angst. Dies leitet über zur Frage des vierten Kapitels: Was fehlt dem Ängstlichen als Ausgleich? Angst wird verstanden als Einseitigkeit, für die der Gegenpol fehlt. Braucht es, um zu einer gesunden Mitte finden zu können, mehr Mut und Power, mehr Selbstbewusstsein oder mehr Vertrauen in andere Menschen oder gar Vertrauen in eine übergeordnete Macht, nennen wir sie Schicksal oder Gott?

Last but not least wird im letzten Kapitel die Frage untersucht, ob Angst – wie jedes Symptom – auch einen Sinn hat. Der Sinn einer Angst vor Glatteis ist offensichtlich: Sie verweist auf einen Handlungsbedarf: ein zukünftiges Gehen oder Autofahren gefahrenfreier zu machen. Möglicherweise trifft dies auch auf andere Ängste zu: Sie rufen dazu auf, die Zukunft in die eigene Hand zu nehmen. In der Psychotherapie spricht man von »Reframing«, wenn eine zunächst störende Eigenschaft durch einen anderen Blickwinkel, durch einen anderen Rahmen, in einem neuen Licht erscheint. Die östliche Philosophie ist sich mit der westlichen darin einig, dass der Inhalt unseres Bewusstseins sich zur einen Hälfte aus der objektiven Realität und zur anderen Hälfte aus unserer Interpretation dieser Realität zusammensetzt. Die zutiefst menschliche Fähigkeit, Ereignissen eine Bedeutung und einen Wert zu geben, wird hier gewürdigt. Oft höre ich Menschen klagen, dass sie keinen Sinn mehr in ihrer Arbeit oder, schlimmer noch, in ihrem Leben sehen. Ereignisse können nicht mehr in das vorhandene Sinnkonzept integriert werden. Der Filmemacher und Autor Alexander Kluge hat in einem Interview anlässlich seines 80. Geburtstags treffend formuliert: »Wir leben heute in einer gesellschaftlichen Situation, in der das kollektive Lebensprogramm von Menschen schneller zerfällt, als die Menschen neue Programme entwerfen können.« Ich bin Optimistin: Während ich dies schreibe, ist es Frühling, und ich kann mal wieder beobachten, wie plötzlich innerhalb einer Woche die bunte Vielfalt aus allen Knospen hervorbricht. Gleichzeitig weiß ich, dass die dunkle Jahreszeit als Vorbereitung notwendig war, um all die Schönheit in Ruhe reifen zu lassen.

Ich habe in diesem Buch ganz bewusst Übungsanleitungen mit theoretischen Ausführungen abgewechselt. Das hat sich aus meinem Bedürfnis entwickelt, die rechte und linke Hirnhälfte der Leserin, des Lesers gleichermaßen anzusprechen. Es werden sich auch Gedanken der Yoga-Philosophie mit wissenschaftlichen Ergebnissen aus dem westlichen Kulturkreis abwechseln. Als Yogalehrerin ist mir das Verbinden der verschiedenen Ebenen ein Anliegen.

Das Buch kann von vorne bis hinten gelesen werden, oder die Leserin, der Leser sucht sich das Kapitel raus, das sie bzw. ihn im Moment besonders anspricht. Die Motivation und Aufmerksamkeit wird im zweiten Fall vermutlich stärker sein. Ich lade herzlich dazu ein, das Buch immer wieder für einen Moment beiseite zu legen, um der Übungsanleitung zu folgen. Es ist jedoch auch völlig in Ordnung, eine Übung »nur« zu lesen und innerlich in der Vorstellung mitzuvollziehen. Es gehört zu den Grundüberzeugungen dieses Buchs, dass innere Bilder und Vorstellungen eine ähnliche Wirkung erzielen wie tatsächliche Handlungen. Gedanken haben immer auch eine Wirkung auf den Körper und den Atem. Hier bestätigen die Ergebnisse der modernen Hirnforschung das alte Erfahrungswissen der Yogis.

Als mich Dr. Christiane Neuen vom Patmos Verlag fragte, ob ich Lust hätte, meine 25-jährige Erfahrung in der psychotherapeutischen Praxis zu einem Buch zu verarbeiten, war ich sofort begeistert. Ich habe meinen Beruf stets geliebt. Was gibt es Schöneres auf der Welt, als Menschen in ihrem inneren Wachstum zu begleiten? Die meisten meiner Patientinnen und Patienten kamen in einer Krisensituation zu mir, die viele Ängste auslöste: Das Alte löste sich auf und das Neue war noch nicht gefunden. Die therapeutische Begleitung endete dann oft mit der Erkenntnis, dass das Leben jetzt nach dieser Krise viel lebenswerter war als zuvor. Ein lästiges Symptom, eine Krankheit oder eine Trennung hatte eine ungünstige Entwicklung zu einem Höhepunkt getrieben, der sich als Wendepunkt zu einem besseren Leben nutzen ließ. In all den Jahren habe ich mindestens genauso viel von meinen Patientinnen und Patienten gelernt wie diese von mir, was ich mit diesem Buch gerne weitergeben möchte.

1. Was ist Angst?

Angst ist ein allgemein menschliches Gefühl, das durch eine bedrohliche Vorstellung oder durch eine plötzlich auftretende reale Gefahr ausgelöst wird und sich in spezifischen körperlichen, emotionalen und gedanklichen Phänomenen Ausdruck verschafft. In dem Interview, das die beiden Psychotherapeutinnen Christa Diegelmann und Margarete Isermann mit Gerald Hüther führen, wird Angst folgendermaßen definiert: »Angst ist ein innerseelischer Vorgang, der vergangene unangenehme Erfahrungen in die Zukunft projiziert und dabei verallgemeinert und wenig Raum für neue Erfahrungen zulässt.«[2] Dabei kann es sich um eine länger andauernde Stimmung oder um ein plötzlich auftauchendes Gefühl handeln. Das Wort »Angst« leitet sich von dem Wort »Enge« ab. Der Blickwinkel wird eingeengt, verliert Flexibilität, Weite und damit die Möglichkeit, verschiedene Perspektiven wahrnehmen zu können, so dass auch von einem »Tunnelblick« gesprochen wird. Dem von Angst überfallenen Menschen fällt es schwer, an etwas anderes zu denken, er ist wenig offen für andere Denk- oder Sichtweisen.

Es gibt wohl kaum einen Menschen, der dieses Gefühl des Sich-zusammen-Ziehens, des Zurückschreckens und Zurückweichens nicht kennt. In einem frühen, noch undifferenzierten Entwicklungszustand lassen sich gefühlsmotivierte Bewegungen in zwei Hauptrichtungen unterscheiden: Entweder wir gehen auf etwas zu oder wir weichen vor etwas zurück. Dabei drücken Freude, Neugier, Liebe, Staunen eine positive Beziehung zu einem Objekt aus, während Angst, Ekel oder Hass eine negative Beziehung zu einem Gegenüber bekunden. Beide Richtungen (Anziehung und Abstoßung) sind wichtig, gesund und zu gegebener Zeit angebracht, und dennoch wird die eine Bewegung – die sich abwendende – häufig als ungesund und damit in die Nähe des Krankhaften gebracht.

Der Unterschied zwischen einer Angst und einer Phobie soll hier etwas vereinfachend so beschrieben werden, dass bei einer Phobie das Angstobjekt klar abgegrenzt ist, es ist eine Angst vor Spinnen und nicht vor Marienkäfern oder eine Angst vor dem Fliegen mit dem Flugzeug und nicht vor dem Autofahren. Lebensangst, von der dieses Buch hauptsächlich handeln wird, wird dagegen oft als diffuses Gefühl erfahren und neigt zur Ausbreitung auf andere Gebiete. Bei einer Panik steht zumeist ein körperliches Empfinden im Vordergrund, das nicht recht eingeordnet werden kann. Eine Erklärung wirkt dann oft hilfreich und angstmindernd. Wird jedoch keine Erklärung gefunden, kann es – bei grüblerischer Veranlagung – zu weiteren Angstvorstellungen führen, z. B. in Bezug auf eine bedrohliche Erkrankung oder existenzgefährdende weitere Entwicklungen. Es gibt viele Mischformen, und die Übergänge sind fließend. So kann die Ursache einer Phobie auch in einer konfliktscheuen Veranlagung liegen.

Die folgenden beiden Beispiele (alle Namen und personenbezogenen Details wurden – wie in allen weiteren Fallbeispielen auch – zwecks Anonymisierung verändert) sollen verdeutlichen, was die Ursache für eine Phobie sein kann:

Herr Müller kam in meine Praxis, weil er Angst vor dem Fahrstuhlfahren hatte. Die Bedrängnis, die Enge und die Freiheitsbeschränkung ohne Fluchtmöglichkeit im Fahrstuhl – das sei alles so furchtbar und nicht aushaltbar. In den Gesprächen fanden wir bald heraus, dass die Fahrstuhlsituation ein Symbol für seine Lebenssituation war: Als einziger Sohn seiner alleinstehenden Mutter, die viele Erwartungen an ihn hatte, fühlte er sich zwischen Ehefrau und Mutter »eingeklemmt«, er wollte beide nicht enttäuschen und sah keinen Ausweg aus dieser Situation. Nachdem ihm das klar war und er lernte, liebevolle Zuneigung mit Abgrenzung zu verbinden, war die Angst vor dem Fahrstuhlfahren bald verschwunden.

Frau Meier hatte Angst vor Wasser, Baden und Schwimmen. In Gesprächen wurde ein Wunsch nach Leichtigkeit, Getragenwerden bis hin zu der Vorstellung, sich im Wasser ganz aufzulösen, deutlich. Sie hatte ein Bild von der ozeanisch-paradiesischen Verschmelzung als ahnungsvolle Erinnerung an die embryonale Erfahrung im Mutterleib, das sie auf den Aufenthalt im Wasser projizierte. Gleichzeitig gab es jedoch – zum Glück, kann man sagen – auch eine warnende Stimme, die dumpf spürte, dass es gefährlich sein könnte, dieser Sehnsucht nachzugeben. Für sie war es wichtig, unterscheiden zu lernen, in welchen Zusammenhängen Platz für dieses Bedürfnis war. So konnte sie langsam das Wasser auch als das sehen, was es ohne Projektionen ist.

Diese beiden Beispiele mögen genügen, um deutlich zu machen, dass auch Phobien oft einen komplexen Hintergrund haben.

Angst in Abhängigkeit von Alter, Zeitgeist und Kultur

Angst hängt von vielen Faktoren ab: Im Mittelalter mussten die Menschen Angst vor Pest und Cholera haben, in der jüngsten Vergangenheit hatten die Deutschen Angst vor der Schweinegrippe oder vor dem EHEC-Erreger. Die Holländer haben Angst vor einem Dammbruch, während die Menschen der

Alpenländer Angst vor Lawinengefahr haben. Aktienbesitzer haben Angst vor dem DAX und einem Kursverlust. Die globale Weltgemeinschaft hat heute Angst vor dem Euro-Verfall, vor dem Klimawandel, vor Krieg in der Welt oder davor, dass unseren Industriegesellschaften das bezahlbare Öl ausgeht. Und Angst ist genauso wie andere Gefühle ansteckend. Da in Journalistenkreisen das Motto gilt »Bad news are good news«, wird eine ohnehin vorhandene Angst durch die Medien noch verstärkt.

Kleine Kinder haben Angst, wenn die Mutter oder Bezugsperson den Raum verlässt. Kindergartenkinder haben Angst, dass ihnen der Spielkamerad das Spielzeug wegnimmt oder sie schlägt. Das Schulkind hat Angst vor einer Klassenarbeit oder einer schlechten Note. Pubertierende Jugendliche haben Angst vor der Ablehnung durch das andere Geschlecht oder vor dem ersten Sex. Zeitgenossen im mittleren Alter haben Angst vor einer Kündigung, und ältere Menschen haben Angst vor dem Verlust ihrer Fähigkeiten und Möglichkeiten bzw. dem Verlust ihrer Selbstständigkeit. Die Angstinhalte sind typisch für die verschiedenen Lebensabschnitte. Die je eigene psychische Disposition gibt den Ängsten die persönliche Intensität und Ausdrucksform. Damit soll nicht ihre Bedrohlichkeit und Dramatik bagatellisiert werden. Vielmehr ist es eine Einladung zu der Perspektive: Die Angst, die ich habe, ist ganz normal. Ich bin nicht allein mit meiner Angst.

Angst ist also – so kann man aus dieser Perspektive sagen – zeitlos, und der Angstinhalt sagt oft mehr über die Zeit, Kultur und Umwelt eines Menschen aus als über seine Psyche. Natürlich hat die Angst auch immer einen sehr persönlichen Aspekt. Sabine Bode hat ein Buch über die »vergessene Generation«[3] geschrieben, es ist die Generation, die während des Zweiten Weltkriegs und der Nachkriegszeit ihre Kindheit und Jugend erlebt hat. In den Interviews, die sie mit diesen Menschen führte, taucht häufig der Satz auf: »Ich habe keine Angst vor XY (z. B. Verarmung oder Hunger, ich habe erfahren, dass ich das überleben kann) wie die meisten Menschen, aber ich habe Angst vor YX (z. B. Sirenen, Flugzeuglärm oder Menschenmengen).« Die vergangene Erfahrung ist mit allen gleichzeitigen Sinneseindrücken zu einem Erlebnisnetzwerk verbunden und abgespeichert. Leider wird manchmal zu wenig – sowohl von den Betroffenen selbst wie auch von der Umwelt – gewürdigt und anerkannt, was diese Menschen fast »Übermenschliches« in dieser Zeit geleistet haben. Heilsam ist es, wenn der Aspekt »keine Angst vor XY« stärker wird als der Aspekt »Angst vor YX«. Diese Menschen haben uns vorgelebt, dass man Krisen und Umbrüche überleben kann. Ihre Erfahrung kann eine wichtige Botschaft für die heutige Zeit sein.

Es gibt Gründe dafür, den Inhalt der Angst zu vernachlässigen und Angst mehr unter dem energetisch-dynamischen Aspekt zu betrachten. In einem Experiment bekamen Versuchspersonen ein Mittel verabreicht, das den Adrenalinspiegel erhöht. Dadurch wurde eine Aktivierung des sympathischen Nervensystems ausgelöst, die subjektiv mit dem Gefühl der Aufregung und Spannung, wie es bei einem Krimi entsteht, verbunden ist. Anschließend wurden den Versuchspersonen Filme unterschiedlichen Inhalts vorgeführt und sie wurden danach über ihre Gefühle befragt. Die Gruppe, die einen bedrohlichen Film vorgeführt bekam, äußerte Angst. Die andere Gruppe, die einen abenteuerlichen Liebesfilm gesehen hatte, äußerte freudige Aufregung. Obwohl beiden Gruppen das gleiche Hormon gespritzt wurde, löste es sehr verschiedene Gefühle aus. Die durch den Film erzeugten Bilder färbten die innere Erregung mal in positive und mal in negative Richtung.

Der Adrenalinspiegel wird durch das Verliebtheitsgefühl genauso erhöht wie durch das der Angst. Adrenalin ist ein Hormon, das uns zum Handeln aktivieren will, wobei es möglich ist, dieses Handeln in sehr verschiedene Richtungen zu lenken. So wäre es im Zustand der Angst theoretisch möglich zu sagen: »Aha, ich befinde mich jetzt in einem erhöhten Erregungszustand, mal sehen, was ich mit dieser Übererregung machen kann.« Allerdings ist dieser Abstand in den seltensten Fällen möglich.

Übung: Angst und ihre Bewältigung

Wählen Sie einen ruhigen Ort, an dem Sie weder Handy, Telefon noch Nachbar- oder Kinderbitten stören. Diese Zeit darf ganz Ihnen gehören. Die Aufmerksamkeit geht nach innen.

Erinnern Sie sich nun an eine Angst, die Sie bereits hinter sich gelassen haben. Vielleicht haben Sie einmal im Bus oder in der Bahn einem Gespräch von jüngeren Zeitgenossen zuhören können, die sich über ihre Probleme ausgetauscht haben. Und das zufällig aufgeschnappte Gespräch hat Sie schmunzeln lassen, weil Sie dachten: »Ja, diese Sorgen hatte ich früher auch mal.«

Mit dieser Übung möchte ich Sie einladen, eine eher forschende Einstellung zu Ihrer Angst einzunehmen.

Versuchen Sie, sich an eine Situation zu erinnern, in der Sie Angst hatten. Sie sollte möglichst weit zurück in Ihrer Kindheit liegen. Vielleicht haben Sie sich irgendwo verlaufen und Papa oder Mama waren nicht mehr in Sicht. Oder Sie hatten in der Schulzeit die Befürchtung, das Lesen und Schreiben nie zu lernen. Oder Sie haben in Ihrer Pubertät eine so unreine Haut gehabt, dass Sie Angst hatten, deshalb nie einen Partner oder eine Partnerin zu finden. Es kann auch eine Situation sein, die nicht so weit zurückliegt, aber es sollte eine sein, die bei Ihnen heute keine Angst mehr auslöst.

Können Sie sich noch an das Gefühl der Angst von damals erinnern? Können Sie – heute im Rückblick – die oben beschriebene Enge wahrnehmen? Haben Sie heute, wenn Sie das angsterfüllte Kind sehen, Mitgefühl, gibt es da noch etwas an Trost nachzuholen? Äußerte die Angst sich eher körperlich oder eher gedanklich? Oft ist Angst mit

Bewegungshemmung oder gar Lähmung verbunden. Oder war es bei Ihnen eher so, dass Sie, wenn Sie ängstlich waren, eher dazu neigten, hektisch von einem Ort zum anderen laufen zu wollen, um der inneren Unruhe Ausdruck zu geben? Wie sind Sie mit der Angst umgegangen? Haben Sie sie eher versteckt, sich deshalb geschämt oder waren Sie mitteilungsbedürftig? Wie hat Ihre Umgebung darauf reagiert? Vielleicht gelingt es Ihnen, neugierig zu erkunden, wie Sie und Ihr Körper früher reagiert haben, wenn Sie Angst hatten, und wie Sie heute damit umgehen.

Und nun bitte ich Sie zu erforschen, wie Sie es geschafft haben, diese Angst heute nicht mehr zu haben.

Offensichtlich haben Sie gelernt, sich auch ohne Eltern in einer unbekannten Gegend zu orientieren. Sie haben Lesen und Schreiben gelernt und vielleicht auch erkannt, dass Äußerlichkeiten nicht der einzige Faktor sind, der zu einer Partnerschaft führt. Damals war diese Angst für Sie ganz schlimm, aber sie ist es heute nicht mehr. Glauben Sie, dass es einfach die vorübergehende Zeit war? Nach dem Motto: »Zeit heilt alle Wunden – Zeit lässt auch Ängste unwichtig werden«? Welche eigenen Fähigkeiten haben Ihnen geholfen, haben bewirkt, dass Sie sich etwas zutrauten? Gab es jemanden, der Sie ermutigt hat? Wer war das und wie sah diese Ermutigung aus? Hatte die Angst vielleicht im Nachhinein auch was Gutes?

Wenn Ihnen diese Beobachtungsübung ein wenig geholfen hat, auf den Fluss des Lebens zu vertrauen, der Sie mal mit Angst konfrontiert und dann auch wieder in eine Zeit der Angstfreiheit entlässt, dann würde ich Ihnen empfehlen, diese Erkenntnis in Worte zu fassen und in ein Büchlein zu schreiben, das Sie eigens für positive Berichte über sich selber reservieren – ein kleines Schatzkästchen sozusagen. Ich werde viele Übungen vorstellen, manche passen zu Ihnen, andere weniger. Was für Sie richtig ist, wissen Sie am besten. Sie können die Erkenntnis »Angst hört auch auf, sie ist nicht immer da, mal nimmt sie Besitz von mir, mal nicht« auch fest in Ihrer Seele verankern; das Büchlein haben Sie vielleicht gerade nicht dabei, wenn Sie es brauchen würden. Wählen Sie Ihre eigenen Worte. Indem Sie etwas in Worte fassen und davon auch wirklich angerührt werden, können Sie es sich als wichtige Erfahrung zu eigen machen und es kann in zukünftigen ähnlichen Situationen positiv wirksam werden.

Der bekannte Hirnforscher Gerald Hüther nennt Vertrauen das beste Gegenmittel gegen Angst. Es gibt drei Säulen, auf denen Vertrauen ruht: 1. Das Vertrauen in die eigene Kompetenz, 2. das Vertrauen darauf, dass es Menschen gibt, die hilfreich zur Seite stehen, und dass zur richtigen Zeit, nämlich dann, wenn Sie es dringend brauchen, jemand da ist, der Ihnen helfen kann, und 3. das Vertrauen darauf, dass es das Leben gut mit Ihnen meint und Ihnen nicht Aufgaben schickt, die unlösbar sind, das Vertrauen darin, dass alles einen Sinn hat und es wieder gut wird, manche nennen es auch Gottvertrauen.[4]

Eine Angst soll zum Schluss dieses Kapitels noch erwähnt werden, die zwar selten so benannt wird, aber im Verlauf von Therapien häufig sichtbar wird: die Angst vor der Stille und der Selbstbegegnung. Die in Ruhe und Stille erfahrbare Entspannung bedeutet Kontrollverlust und dies kann sowohl Glücksgefühle als auch Angst auslösen. Verdrängte Themen, abgespaltene Erlebniskomplexe oder Traumata, die auf eine Verarbeitung warten, können an die Oberfläche kommen. Der Hirnforscher Joachim Bauer spricht von einem Gedächtnis des Körpers und bringt eindrucksvolle Beispiele, wie Erfahrungen sich in körperlichen und seelischen Erkrankungen niederschlagen.[5] Lebenserfahrungen sind – oft aus Schutzgründen – unbewusst in den unteren Hirnzentren abgespeichert, weil sich der Mensch zum Zeitpunkt des Erlebnisses nicht in der Lage gefühlt hat, sie angemessen zu verarbeiten. Ist er heute dazu bereit und fähig? Manchmal wollen Trauer und Schmerz noch nachgeholt und anerkannt werden. Hier ist eine kompetente therapeutische Unterstützung sehr zu empfehlen. Trauma-Opfer waren in einer existenziell gefährlichen Situation völlig überfordert und neigen auch heute noch oft dazu, sich immer weiter selbst zu überfordern. Die Erfahrung, Hilfe zu bekommen und nicht alleine zu sein auf dieser Welt, stellt einen entscheidenden Heilungsimpuls dar.

Der ungarisch-amerikanische Glücksforscher Mihaly Csikszentmihalyi hat in einer groß angelegten internationalen Studie feststellen können, dass Menschen in Ruhezeiten eher unglücklich sind, da hier Freiraum entsteht für unangenehme, unverarbeitete Erlebnisse aus dem Unbewussten.[6] Obwohl die meisten Menschen sich mehr Freizeit wünschen, waren sie am glücklichsten, wenn sie von einer selbst gewählten Aufgabe gefesselt waren, die weder zu leicht noch zu schwer war. Stille konfrontiert mit wesentlichen Fragen, mit Fragen der Lebensführung und der Prioritätensetzung. Vielleicht steht eine Aussöhnung, ein ehrliches, klärendes Gespräch mit dem Partner, der Partnerin, eine berufliche oder private Neuorientierung an, die Überwindung und Mut kostet. Die Fähigkeit und Bereitschaft, sich darauf einzulassen, sind von Mensch zu Mensch und von Lebensphase zu Lebensphase verschieden. Dies sollte in jedem Fall von der Umwelt respektiert werden. Die Freizeitindustrie bietet heute so viele Möglichkeiten an, dass für Fragen wie die folgenden wenig Raum bleibt: »Lebe ich eigentlich noch das Leben, das ich mir mal vorgenommen hatte? Ist das wirklich noch mein eigenes Leben?« Manchmal kommt ein Schicksalsschlag oder eine Krise, die diese Fragen dann in den Vordergrund drängt.

Entwicklung vollzieht sich zwischen den Polen von Anpassung und Abgrenzung. Bereits das Kleinkind wechselt zwischen Bindungsverhalten, mit dem es sich ganz nah bei der Bezugsperson aufhält, und Neugier ab, durch die die Welt und all die spannenden Dinge jenseits der Bezugsperson erforscht werden. Auch im Erwachsenenalter ist ein ausgewogenes Verhältnis zwischen einerseits Anpassung an den Chef, die Marktlage, den Partner usw. und andererseits den

Notwendigkeiten der eigenen Seele wichtig. Sich Auszeiten für die Selbstbegegnung zu nehmen, lässt einen Menschen authentischer werden, und eine von innen kommende Kraft kann sich entwickeln. Diese hat in der Regel mehr Stoßkraft und Power als die Kraft, die aus einem Anpassungsdruck an das Außen erwächst.

Angst verstehen mit Hilfe von Ansätzen der Hirnforschung

Eine wichtige Funktion von Angst ist ihre Signalwirkung: Sie macht auf Gefahren aufmerksam. Taucht eine bedrohliche Situation auf, meldet die Amygdala – ein wichtiges Nervenkerngebiet im emotionalen Zentrum unseres Gehirns, das für die subjektive Bewertung einer Situation zuständig ist – an die Schaltzentrale im Hypothalamus: Alarm![7] Dieser wiederum sorgt dafür, dass Vorbereitungen für Kampf oder Flucht getroffen werden. Der Sympathikus, der aktivierende Teil unseres autonomen Nervensystems, wird hochgefahren. Über die Hypophyse werden Stresshormone ausgeschüttet, die die Nebennieren zur Ausschüttung von Cortison, Adrenalin und Noradrenalin veranlassen und dafür sorgen, dass Puls und Herzschlag beschleunigt werden, die Atemfrequenz steigt, die Hände feucht werden, die Pupillen und Bronchien sich erweitern und der Blutdruck in die Höhe getrieben wird usw. Der Parasympathikus, der beruhigende Teil unseres autonomen Nervensystems, der für Verdauung, Zellaufbau und Regeneration sorgt, wird gebremst. Dieser rasch vonstattengehende Automatismus ist ein wichtiger Überlebensschutz, er verbindet uns mit unseren Vorfahren: Die Schnelligkeit dieser körperlichen Reaktion bewahrte sie davor, von einem Tiger oder sonstigem Raubtier verschlungen zu werden. Zwar sind die Gefahren in der heutigen Welt andere, aber die physiologischen Vorgänge haben sich nicht verändert.

Während der Sympathikus zu einer schnellen Reaktion fähig ist, ist sein Gegenspieler, der Parasympathikus, etwas langsamer. So kann die Angst blitzschnell auftauchen, und es dauert deutlich länger, bis die Angst (von alleine) wieder abschwillt. In einem gesunden Organismus gibt es ein fein abgestimmtes Zusammenspiel dieser beiden Stränge unseres unwillkürlichen, d. h. unbewussten Nervensystems: Hat der aktivierende Teil seinen Höhepunkt überschritten, tritt langsam der beruhigende Teil wieder seine Arbeit an. Beide Mechanismen unterliegen nicht unserer bewussten Steuerung. Sie sind jedoch sehr sinnvoll und dienen unserem Schutz: Bei Gefahr ist ein schnelles Reagieren möglicherweise lebensrettend. Und auch das automatische Abklingen nach einiger Zeit ist sinnvoll, um das innere System nicht zu überlasten.

Unser Gehirn wird üblicherweise in drei Abschnitte unterteilt, die sich entwicklungsgeschichtlich herausgebildet haben: 1. das Stammhirn mit den wichtigen Lebens- und Überlebensinstinkten, auch Reptiliengehirn genannt, 2. das Säugetiergehirn mit den emotionalen Zentren, und 3. die Großhirnrinde, die uns die Fähigkeit zu Bewusstsein und Selbstreflexion schenkt. Besonders im vorderen Bereich des Großhirns, im präfrontalen Kortex, befindet sich ein Zentrum, das uns hilft, etwas Abstand zu gewinnen, die Situation zu bewerten und die Gefahr realistisch einzuschätzen. Bei akut auftretender Angst ist die Verbindung zu diesem Bereich allerdings blockiert.

Gerald Hüther nennt die Angst einen Ausnahmezustand im Gehirn, in dem das übererregte Gehirn nicht mehr in der Lage ist, normal, d. h. in diesem Fall logisch und sinnvoll, zu reagieren. Wenn eine Sicherheit, die gestern noch selbstverständlich war, heute plötzlich nicht mehr besteht, werden vor allem die komplexeren Fähigkeiten im Frontalhirn außer Kraft gesetzt. Es hängt nicht vom Bildungsgrad der Person ab, auch ein Universitätsprofessor kann »kopflos« reagieren, wenn z. B. sein geliebtes Kind in Gefahr ist.[8]

Der sogenannte Tunnelblick ist zunächst nichts Schlechtes, er hilft, alle verfügbaren Reserven zu mobilisieren, Unwichtiges auszublenden und kann daher als lebensrettende Notfallreaktion interpretiert werden: Durch Nachdenken würde nur unnötig Zeit verschwendet, es ist jetzt rasches Handeln gefordert. So kann man z. B. öfters Berichte hören, wie in einer Gefahrensituation spontan und ohne zu überlegen genau das Richtige getan wurde und die betreffende Person sich im Nachhinein fragt, wie sie das nur geschafft hat. In einer drohenden Unfallsituation wurde das Steuer des Autos genau in die richtige Richtung gelenkt, während eines Falls bei einer Kletterpartie wurde genau die richtige Bewegung gemacht, die Schlimmes verhindert hat, usw.

Problematisch wird es, wenn der Tunnelblick sich verselbstständigt und nach der Gefahrensituation weiter aufrechterhalten bleibt, da er die Flexibilität und das Wahrnehmen von möglichen kreativen Lösungen einschränkt. Durch Yoga, Meditation und andere Achtsamkeitsübungen wird dieser Teil unseres Neokortex, der für überlegtes, sinnvolles Handeln und Bewerten zuständig ist, trainiert. Neuere Forschungen um Ulrich Ott und Britta Hölzel konnten feststellen, dass Achtsamkeit und Meditation nicht nur die Vernetzungen und Verschaltungen im Gehirn ausbauen, sondern auch die messbare Anzahl der Nervenzellen in diesem so wichtigen Bereich des präfrontalen Kortex um fünf bis zehn Prozent wachsen lassen.[9]

Wie können die Ergebnisse der Hirnforschung für den Umgang mit Angst genutzt werden? Wenn wir wissen, dass es sich bei starker Angst um eine Übererregung des Sympathikus handelt, dann kann die Anregung seines Gegenspielers, des Parasympathikus, eine hilfreiche Möglichkeit bieten. Konkret heißt das, etwas zu tun, das zur Entspannung und Regeneration beiträgt: Das kann eine Tasse Tee oder eine kleine Mahlzeit sein – das Verdauungssystem unterliegt dem Einfluss des Parasympathikus –, ein schönes warmes Bad mit Lavendelduft, eine Fußmassage, eine Umarmung, sich liebevoll über die Wange streicheln, duschen, Mantren singen oder beruhigende Musik hören. Und natürlich – last but not least – sind meditative Techniken aus dem Yoga oder andere Achtsamkeitsübungen ein gutes Mittel, um den präfrontalen Kortex als Gegenspieler zur Übererregung zu stärken. Alles ist hilfreich, was den Kopf wieder einschaltet und Abstand gewinnen lässt, z. B. auch eine Tätigkeit auszuüben, bei der das logische Denken in aller Regel noch funktioniert (z. B. Zeitung lesen oder Kreuzworträtsel lösen).

Jeder hat eine emotionale Spannbreite, innerhalb der er in der Lage ist, von seiner Intelligenz auch Gebrauch zu machen. Das sogenannte Toleranzfenster beschreibt den Bereich, in dem der Einzelne gut ansprechbar, lernfähig und offen ist. Bei zu wenig Erregung besteht Müdigkeit, Desinteresse und keine Motivation. Bei zu viel Erregung ist das Gehirn in dem oben beschriebenen Ausnahmezustand, und der Betroffene ist für keine logische Ansprache mehr erreichbar. Es gibt jedoch die Möglichkeit, durch Achtsamkeitsübungen und Yoga dieses Fenster, innerhalb dessen ein vernunftgesteuertes Verhalten möglich ist, zu vergrößern. Natürlich kommt es dabei auf ein wiederholendes Üben an. Untersuchungen belegen, dass regelmäßig Meditierende auch in Stresssituationen überlegter und zielsicherer handeln können.

Die oben genannten kurzen Beispiele aus dem Straßenverkehr oder dem Extremsport betrafen eine momentane Gefahrensituation, die sich auflöste, so dass danach wieder der Normalzustand eintreten konnte. Eine völlig andere Situation ergibt sich jedoch, wenn plötzlich eine zukünftig zu erwartende Gefahr droht: Ein Arbeitnehmer erfährt von anstehenden Massenentlassungen in seiner Firma; das Haus, in dem die Familie lebt, soll abgerissen werden; eine Mutter wird mit der Diagnose Krebs konfrontiert usw. Hier ist der Tunnelblick zwar als erste Reaktion verständlich, auf Dauer aber nicht hilfreich. Die Botschaft lautet zunächst: »Das Leben geht nicht mehr so weiter wie bisher.« Aufgrund der Arbeitslosigkeit drohen massive Einschnitte im bisherigen Lebensstandard, die vertraute Umgebung muss wegen des erzwungenen Umzugs aufgegeben werden, das Leben ist durch die schwere Erkrankung existentiell bedroht. Die bisherige Art zu leben muss sich ändern, und das löst verständlicherweise Angst aus. Es dauert in der Regel einige Zeit, um sich von einem solchen Schock zu erholen. Erst danach kann sich die Fähigkeit entwickeln, mit Ruhe nach Alternativen zum bisherigen Lebensentwurf Ausschau zu halten.

Die Geschichte vom Bauern, seinem Sohn und dem Pferd

Ein Bauer hatte nur einen Sohn und ein Pferd. Eines Morgens, als er erwachte, war das Pferd verschwunden. Die Nachbarn kamen und bedauerten ihn. Der Bauer antwortete: »Wer weiß, ob das gut oder schlecht ist?« Eine Woche später kam das Pferd mit zehn Wildpferden zurück. Die Nachbarn kamen und gratulierten ihm: »Du Glücklicher, jetzt hast du elf Pferde.« Der Bauer antwortete wieder: »Wer weiß, ob das gut oder schlecht ist?« Der Sohn ritt die Wildpferde ein, und eines der Pferde warf ihn zu Boden, so dass er sich das Bein brach. Wieder kamen die Nachbarn und bedauerten ihn, wieder antwortete der Bauer mit der gleichen Antwort. Einen Monat später kam das Militär und nahm alle jungen Männer des Dorfes mit, außer dem Sohn, der wurde wegen des gebrochenen Beines nicht mitgenommen. Diesmal kamen die Nachbar und sagten: »Wie gut, dass du den Sohn behalten konntest.« Usw.

Nicht nur in dieser Geschichte, auch in meiner psychotherapeutischen Praxis habe ich erleben können, dass ein zunächst als Unglück interpretiertes Ereignis sich im Nachhinein als Wohltat für den weiteren Lebensweg erwies: Eine alleinerziehende Mutter muss in der Silvesternacht das Haus urplötzlich verlassen, weil es brennt. Danach wird ihr vom Sozialamt eine viel größere und schönere Wohnung zugewiesen. Ein von Kindheit an auf Leistung trainierter Manager wird mit der Diagnose Krebs konfrontiert und ist ein halbes Jahr krankgeschrieben. In dieser Zeit beschäftigt er sich mit Achtsamkeit und besucht Kurse. Als er danach wieder in seine Firma zurückkehrt, gründet er einen Arbeitskreis Achtsamkeit. Sein Leben ist heute gelassener und zufriedener geworden. Der in der Geschichte beschriebene Bauer ist eine Idealfigur, die in der Realität so sicher nicht anzutreffen ist. Das Unglück und die daraus entstehende Trauer müssen auf jeden Fall erst mal anerkannt werden. Daraus kann sich dann aber die Kraft entwickeln, neu in die Zukunft zu blicken.

Gerald Hüther betont in seinen Vorträgen gerne, dass Krisen und Fehlschläge in einem gewissen Ausmaß notwendig sind, um ein Gefühl von Kompetenz entwickeln zu können. Ohne Krisen tendieren wir dazu, uns immer in der gleichen Fahrbahn zu bewegen. In einer Stresssituation »merken wir, wie unsere Gedanken automatisch in die alten bequemen Bahnen der inzwischen unbrauchbar gewordenen Straßen unseres Denkens und Empfindens rutschen.«[9] Ein Kind, das in der Phase des Laufenlernens nie hingefallen ist, hat nicht gelernt, sich aus einem Missgeschick wieder aufzurappeln und es noch einmal zu probieren. Es wird daher viel Angst vor dem Hinfallen haben.[10] Kinder, die überbehütet und verwöhnt werden, haben es in der Regel schwerer im Leben. Um tief greifende Veränderungen, wirkliche Lernprozesse auszulösen, müssen starke Emotionen beteiligt sein. Eine Krise, so Hüther, schafft Chaos im Gehirn, festgefahrene Denkmuster lösen sich auf, und das ist die Voraussetzung für neue kreative Lösungen. Je mehr Krisen wir bewältigen, umso kompetenter werden wir. Unser Selbstvertrauen und die Zuversicht in das Lösen von zukünftigen Problemen wachsen. Angst ist eine Fessel, die uns an das Gewohnte bindet. Das Leben konfrontiert uns immer wieder auch mit der Notwendigkeit, etwas loslassen zu müssen. Natürlich gibt es auch ein Übermaß an Krisen,

Schicksalsschlägen und traumatisierenden Ereignissen, die in einem zu frühen Alter geschehen, als dass sie bewältigt werden könnten und die das persönliche Entwicklungspotential bei weitem überfordern. Ein Übermaß, das für alle Menschen eine zu starke Überforderung darstellen würde. Das Vertrauen in die eigenen Fähigkeiten kann sich dann nicht entwickeln, und es kann kein Lernen stattfinden, sondern eine therapeutische Begleitung wird notwendig.[11]

In einem ähnlichen Sinne ist auch der Spruch von Fritz Perls, dem Begründer der Gestalttherapie, zu verstehen: »Die Angst zeigt, wo es langgeht.« Eine angstvolle Stimmung, die mit einem erhöhten Adrenalinspiegel einhergeht, ist bei genauem Hinsehen oft eine Mischung aus Neugier und Angst. Eine Sache ist ganz spannend und aufregend. Sie lässt den Betroffenen erst dann wieder ruhig werden, wenn er sie ausprobiert hat. Das, wovor man Angst hat, ist gleichzeitig das, was einen am meisten zieht. Im tiefsten Inneren spürt man: »Ich habe zwar Angst, aber ich weiß: Das ist meine nächste Aufgabe.« Sigmund Freud nannte Wunsch und Angst ein Geschwisterpaar. Wenn ich Angst vor Wasser habe, wünsche ich mir unbewusst eine leichtere und unkomplizierte Beziehung zum Wasser. Angst vor einem Vortrag zu haben, mit dem ich im Mittelpunkt stehe, bedeutet, dass ich mir unbewusst genau diese Situation wünsche: »Im Mittelpunkt zu stehen, und alle schauen zu mir hin.«

Angst drückt eine Beziehung aus, die sowohl positiv als auch negativ gepolt sein kann. Daher hat Angst auch die Fähigkeit, Ereignisse anzuziehen. Ein Mensch mit der Angst, vom Partner verlassen zu werden, hat statistisch gesehen eine höhere Chance, auch tatsächlich verlassen zu werden. Kürzlich beobachtete ich mehrere Kinder, die in der Nähe eines Ententeichs spielten. Eine Mutter war dabei, die ihren Sohn immer wieder ermahnte, nicht ins Wasser zu fallen, und dieser Sohn war dann der Einzige, der schließlich tatsächlich ins Wasser fiel. Das Unbewusste kennt das Wort »nicht« nicht, deshalb war der Sohn unbewusst viel mit der Vorstellung »ins Wasser fallen« beschäftigt, bis diese Möglichkeit dann auch Realität wurde. Ein Satz, den meine Patientinnen und Patienten gut kennen, weil ich ihn gerne zitiere, lautet: »Alles, was Aufmerksamkeit bekommt, wächst (und entwickelt sich besser): eine Pflanze, ein Kind, eine Eigenschaft, aber auch Schmerzen und Ängste.« Deshalb empfiehlt es sich zu lernen, die Aufmerksamkeit in eine Richtung zu lenken, die selbst gewählt und selbst bestimmt ist.

Der dynamische Aspekt der Angst – gesunde versus krankhafte Angst

Im Märchen *Von einem der auszog, das Fürchten zu lernen* ist es dem Helden bewusst, dass ihm eine wichtige Fähigkeit, nämlich die Angst, fehlt. Es gibt verschiedene Varianten dieses Märchenmotivs. Am stimmigsten scheint mir die Fassung zu sein, in der die Seele des Helden erst dann Ruhe findet, als er diesen Entwicklungsschritt – im Märchen ist es der Respekt vor etwas Größerem (nämlich dem Tod) – vollzogen hat.

Märchen waren zu Zeiten, als die Menschen noch nicht lesen und schreiben konnten und zur Bildsprache noch einen unmittelbaren Zugang hatten, wichtige Bildungs- und Erziehungsmittel. Vermutlich befand sich der Held in der Pubertät, in der die vermehrte Ausschüttung von Testosteron ein risikofreudiges Verhalten fördert und das Leben unter dem Motto »No risk – no fun« steht. Wir leben in einer Kultur, in der sowohl Bücher als auch Radio- oder Fernsehkommentatoren zwar die Wichtigkeit von Grenzen betonen (z. B. Grenzen des Wachstums, des Konsumverhaltens, Grenzen der natürlichen Ressourcen usw.), aber weder im Großen, etwa in der Wirtschaft, noch im Kleinen, z. B. der Kindererziehung, wird das Setzen von Grenzen als Wert genügend anerkannt. Das rechte Maß zu finden, eine Kernübung im Yoga, ist eine reife Leistung. So will uns das Märchen darauf aufmerksam machen, dass zu einem gesunden Leben Angst gehört, weil sie hilft, Grenzen anzuerkennen, wodurch wichtige Entwicklungsschritte in Gang gebracht werden.

Eine solche Geschichte wird von dem Fürstensohn Gautama Buddha erzählt: Dem Vater wurde bei der Geburt des Sohnes prophezeit, dass sein Sohn entweder ein bedeutender weltlicher Herrscher oder – falls er mit Leid in Berührung komme – Weisheit in die Welt bringen würde. Da der Vater ihn an das fürstliche Schloss binden wollte, hielt er Armut, Krankheit und Tod von ihm fern. Alle Dienerinnen und Diener waren jung, gesund und schön. Als Heranwachsender spürte er die innere Notwendigkeit, diesen »goldenen Käfig« verlassen zu müssen. Kaum lag der väterliche Einflussbereich hinter ihm, begegnete er Armut, Krankheit und Tod, die ihn zutiefst erschreckten. Da er Menschen, die von Leid geplagt sind, vorher nicht gesehen hatte, übten sie einen nachhaltigen Einfluss auf ihn aus und bestimmten seinen weiteren Werdegang.

Mit diesen Geschichten soll das Leid, das mit Angst verbunden ist, nicht bagatellisiert werden. Es ist schwer, an etwas anderes zu denken, wenn das Herz bis zum Halse schlägt, sich auf der Stirn Angstschweiß bildet, man vor Angst zittert, nicht einschlafen kann oder einem schlecht vor Angst wird. In solchen Augenblicken herrscht nur noch die Angst, und der Betroffene fühlt sich ohnmächtig ausgeliefert. Um den Herrschaftsbereich der Angst zu verlassen, hilft manchmal nur Ablenkung. Es ist jedoch wichtig, auch die Momente bewusst wahrzunehmen, in denen die Angst sich etwas zurückgezogen hat. Die Informationen über das Nervensystem wollen helfen, der Angst ihren Schrecken zu nehmen. Ein Wissen um das natürliche Abklingen von Angst kann helfen, etwas Vertrauen in die Prozesse des Körpers zu gewinnen. Eine meiner Patientinnen, die zunächst sehr unter dem Druck der Angst litt, berichtete mir nach einiger Zeit, sie habe auf die Uhr geschaut, wie lange die Panik anhielt. Nach etwa fünf Minuten sei sie langsam wieder abgeklungen, und sie habe an etwas anderes denken können. Und nach sieben bis acht Minuten sei die Panikattacke ganz verschwunden gewesen. Durch das Beobachten des Uhrzeigers konnte sie das Erleben »Ich bin voller Angst« zu einem »Ich habe Angst – mal schauen, wie lange sie anhält« verwandeln und gewann dadurch Abstand.

Angst hat oft einen Sinn, der vielleicht zunächst nicht erkennbar ist, weil es Ruhe und Zeit braucht, damit er sichtbar wird. Das Gefühl der Angst ist in einer Situation der Bedrohung normal und gesund. Störend und krank machend ist es, wenn man auf die Vorstellung von ungeliebten Ereignissen in der Zukunft fixiert ist. Die Angst bekommt so zunehmend den Charakter einer Idee, einer Vorstellung, und ist nicht mehr Wirklichkeit. Dadurch wird ein langsames Abschwellen der Angst verhindert und alternative Denkmöglichkeiten werden auf Dauer gelähmt.

Als Psychotherapeutin und Yogalehrerin bin ich der Meinung, dass keine Angst zu haben genauso »ungesund« ist, wie viel Angst zu haben. Alles Leben spielt sich zwischen Ausdehnung und Zusammenziehen ab. Zu viel Angst lähmt und führt zum Rückzug von der Welt. Ein Leben, in dem alles Ängstigende vermieden wird, kann auf Dauer fade und langweilig werden; sich Herausforderungen zu stellen, gehört zum Lebendigsein. Und viele ungewohnte Aufgaben sind zunächst mit Aufregung und Lampenfieber verbunden, die sich bis zu Angst steigern können. Ob eine selbst gestellte oder von außen erteilte Aufgabe Angst auslöst, hängt nicht nur vom Schwierigkeitsgrad der Aufgabe, sondern auch vom Selbstvertrauen der Person ab. Andererseits kann zu wenig Angst ein riskantes Verhalten fördern, viel Unordnung stiften und ungewünschte Folgen haben. Hinter einem sehr gewagten, Risiko aufsuchenden Verhalten, das von außen betrachtet angstfrei wirkt, kann sich jedoch auch eine tiefe Angst vor Ruhe und Selbstbegegnung verbergen. So betrachtet gehört Angst in seinen vielfältigsten Ausformungen zum Menschsein dazu, es gibt kein Leben ohne Angst. Es gibt jedoch eine Angst, die kein Leben mehr zulässt: eine Angst, die jede Freude und jedes Lebendigsein abtötet, eine Angst, der ein gesunder Gegenspieler fehlt. Dieses Fixiertsein in einer ängstigenden Beziehung zur Welt ist die krankhafte Variante der Angst.

Eine Patientin von mir hatte sich den Fuß gebrochen und musste eine Zeitlang mit Gipsbein durch die Gegend humpeln. Als sie nach einem Jahr immer noch humpelte, wurde sie von einer Freundin gefragt, ob das denn immer noch nötig sei, das sei doch schon ein Jahr her mit dem Bruch. Da wurde ihr deutlich, dass ihr das Humpeln im vergangenen Jahr zur Gewohnheit geworden war. Und wenn sie heute genau zum Fuß hinspüre, merke sie, dass sie durchaus mit beiden Beinen gleich stark auftreten könne. So kann auch die Frage, ob Angst einmal eine verständliche und natürliche Reaktion auf ein äußeres Ereignis war, für die heute aber keine Notwendigkeit mehr vorliegt, gelegentlich einen sinnvollen Denkanstoß liefern.

Angstentwicklung als Persönlichkeitsstil

Das Krankhafte der Angst äußert sich also in Verfestigung, Verengung, Einseitigkeit. Dieses Gebundensein kann sich auf eine vergangene Erfahrung oder ein zukünftiges Ereignis beziehen. So gibt es Menschen, die ein schreckliches Erlebnis der Vergangenheit, das mit viel Schmerz und Leid verbunden war, nicht vergessen können und daher hauptsächlich Angst vor der Wiederholung dieses leidvollen Ereignisses kennen. Andere Menschen leiden dagegen hauptsächlich unter Zukunftsängsten. Natürlich bedingen sich diese beiden Orientierungen gegenseitig.

Ein überforderndes Erlebnis, in dem tiefe Ohnmacht erfahren wurde, stellt alle anderen zukünftigen Erfahrungen in den Schatten. Eine traumatisierende Erfahrung, Schläge oder demütigende Mobbing-Erlebnisse lösen nicht nur im Augenblick selbst tiefe Angst- und Ohnmachtsgefühle aus, sondern führen dazu, dass auch in der Zukunft ähnliche Erfahrungen erwartet werden. Es dauert dann einige Zeit, bis die Seele wieder bereit ist, sich für andere Erfahrungen zu öffnen. Es leben heute noch viele Menschen, die ihre Kindheit in der Kriegs- oder Nachkriegszeit verbracht haben. Die schmerzlichen Erfahrungen von damals können tiefe Spuren in der Persönlichkeit hinterlassen haben, die bis heute mit einer Neigung zu Schreckhaftigkeit und/oder Ängstlichkeit einhergehen. Es fällt dann schwer, offen für die Gegenwart zu sein und anderen Erfahrungen den gleichen Raum zur Entfaltung in der Seele einzuräumen. Yoga-Übungen, die die Verdauungsorgane anregen und fördern, wie z. B. der Feueratem, sind hilfreich, um etwas Schwerverdauliches, wie festsitzende Erfahrungen, langsam zu verwandeln und loslassen zu können (siehe den Abschnitt »Lösung durch Vertiefung der Ausatmung« in Kapitel 3, S. 87 ff.). Atemübungen stärken nicht nur das allgemeine Energieniveau, sie fördern auch die Wachheit und Präsenz in der Gegenwart. Jeder gesunde Zyklus besteht aus Aufnahme, Verarbeitung und Trennung des Brauchbaren vom Nichtverwertbaren, das dann losgelassen wird. Der Atemvorgang macht diesen Ablauf vor und unterstützt ihn.

Auch ein erwartetes Ereignis in der Zukunft kann ängstigende Schatten auf die Gegenwart werfen: Zu einer Prüfung, einer Beförderung, einem Umzug oder einer Hochzeit wird nur Negatives assoziiert. In Bezug auf die Prüfung existiert nur die Vorstellung, dass der Kopf leer sein wird, nichts Kluges einfällt und man am Ende durchgefallen sein wird. Die Beförderung wird ebenfalls mit Unfähigkeits- und Versagensgefühlen verbunden usw. Hier sind Mut-Übungen und Übungen aus dem Yoga, bei denen die eigene Kraft gespürt wird (siehe Kapitel 4, S. 131 ff.), hilfreich.

Vielleicht kennen Sie den Trick: Sich das Schlimmste vorzustellen und sich darin einzurichten, das heißt also einen Plan B (Plan A wäre der positive Ausgang) zu entwerfen und eine Phantasie zu entwickeln, wie es sich auch mit dieser Variante leben ließe. Die Beliebtheit dieses Vorgehens wird häufig damit begründet, dass man ja dann nicht mehr enttäuscht werden könne. Das Argument hat etwas für sich. Und die Vorstellung, dass man auch bei Plan B nicht sterben würde, trägt zu einer Entspannung bei.

Dieses Vorgehen hat jedoch den Nachteil, dass es die Aufmerksamkeit zu sehr in die ungünstige Richtung zieht und so möglicherweise zu einer sich selbst erfüllenden Prophezeiung werden kann. Ich möchte Ihnen daher eine andere Übung nahelegen, denn:

»Man muss mit allem rechnen – auch mit dem Besten.«

Übung: Sich-Drehen auf dem Stuhl

Bevor Sie mit der Übung beginnen, wählen Sie bitte zwei Gegenstände aus, die symbolisch für Plan A (positiver Ausgang) und Plan B (negativer Ausgang) stehen, und platzieren den einen auf der rechten und den anderen auf der linken Seite. Natürlich ist auch eine umgekehrte Platzierung möglich. Bei der folgenden Anleitung habe ich mich jedoch für eine Variante entschieden müssen.

Abb. 1: Drehübung auf dem Stuhl (1)

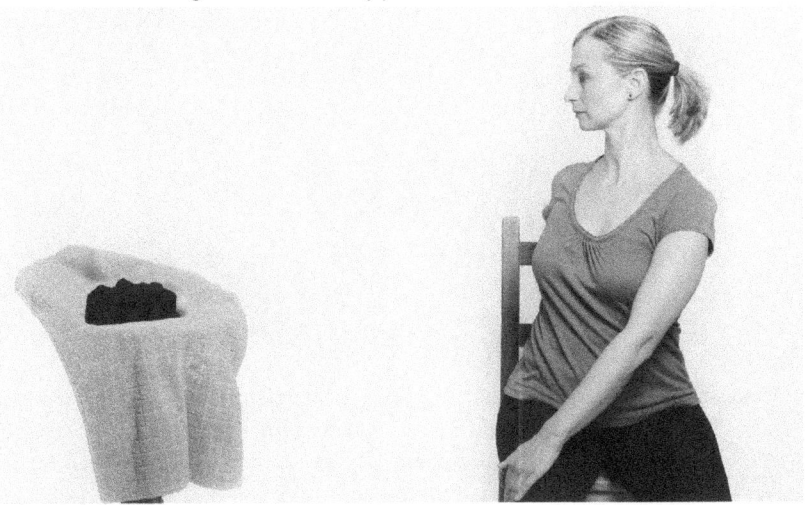

Ich kann mich entscheiden, wohin ich schaue.

Setzen Sie sich mit aufgerichteter Wirbelsäule auf einen Stuhl (zur Sitzhaltung siehe S. 47 im Abschnitt »Asana – die richtige Sitzhaltung« in Kapitel 2). Achten Sie darauf, dass der Scheitelpunkt Ihres Kopfes senkrecht über der Mitte Ihres Beckens ist, so dass Ihre Wirbelsäule eine senkrechte Achse bildet, um die Sie sich drehen können. Spüren Sie, dass Sie in der Mitte zwischen zwei Möglichkeiten sitzen. Nun atmen Sie ein und drehen sich ausatmend um die Achse Ihrer Wirbelsäule zu der Seite mit Plan B und verweilen etwa eine Minute – normal weiteratmend – in der gedanklichen Verbindung mit dieser Möglichkeit. Welche Wirkung hat dies auf den Atem und auf Ihre Körperhaltung? Welche Erinnerungen und Assoziationen tauchen auf? Nach etwa einer Minute stoppen Sie, kommen einatmend zur Mitte zurück und drehen sich ausatmend zur Seite mit Plan A. Auch hier beobachten Sie – normal weiteratmend –, welche Wirkung diese Vorstellung auf Ihren Körper, Ihren Atem und Ihr weiteres Denken hat. Nach etwa einer Minute wechseln Sie abermals die Blickrichtung hin zur Seite mit Plan B, dann wieder zurück usw. Beenden Sie die Übung, wenn Sie sich dreimal jeweils zu beiden Seiten gedreht haben und mit der Seite von Plan A geendet haben.

Abb. 2: Drehübung auf dem Stuhl (2)

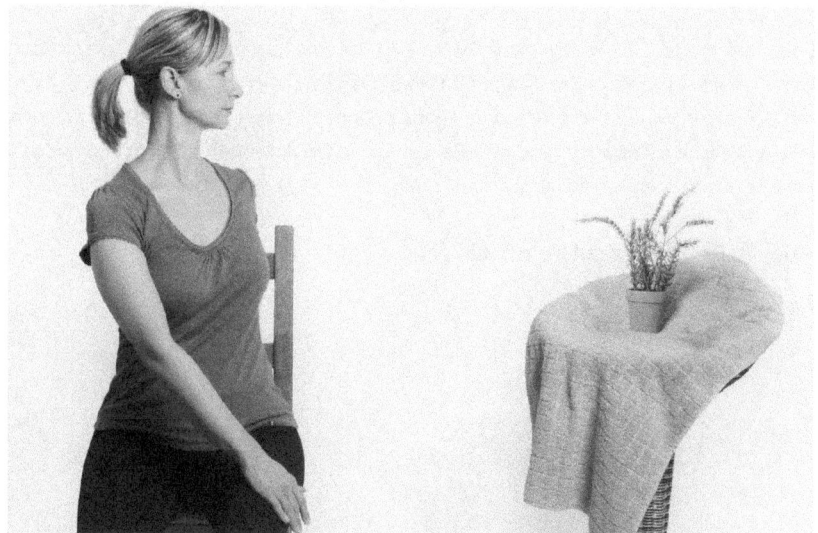

Flexibel sein heißt, beide Seiten sehen und akzeptieren.

Nun verweilen Sie einen Augenblick in der Mitte und sammeln die Ergebnisse ein. Was hat die Übung bewirkt? Konnten Sie die Wirkung einer der beiden Vorstellungen auch körperlich spüren? Können Sie wahrnehmen, dass es einen Unterschied macht, ob Sie nach links oder nach rechts blicken? Was löst es in Ihrem Körper und Ihrer Seele aus, wenn Sie sich mit der Vorstellung von Plan A verbinden, und was, wenn Sie dies mit dem

Gedanken an Plan B tun? Vielleicht können Sie demnächst, wenn Sie sich bei Plan B entdecken, entscheiden, Plan A ebenfalls in den Raum Ihres Bewusstseins einzuladen.

Eine Patientin, die als Kleinkind mehrere Wochen lang in einem Krankenhaus hatte verbringen müssen und sich von den Eltern, die sie nicht besuchen durften, alleine gelassen gefühlt hatte, entwickelte eine ängstliche Haltung in den verschiedensten Bereichen des Lebens. Nachdem ich mit ihr das erste Mal diese Übung gemacht hatte, sagte sie spontan: »Ich wusste gar nicht, dass ich so schnell meine Stimmung ändern kann.« Sie hatte bereits in früheren therapeutischen Sitzungen erlebt, dass sie nach einer kurzen Yoga-Sequenz manchmal gar keine Lust mehr hatte, über ihre Ängste und Probleme zu sprechen.

Der Psychoanalytiker Fritz Riemann hat ein Persönlichkeitsmodell entwickelt,[12] mit dem er die Menschen nach ihrer zugrunde liegenden Angst einteilt: Der schizoid veranlagte Mensch hat Angst vor Nähe. Menschen zu vertrauen fällt ihm schwer, er fühlt sich alleine am sichersten. Bei einer Betriebsversammlung oder einem Familienfest wird er vermutlich einer der Ersten sein, die sich wieder verabschieden. Der depressiv strukturierte Mensch dagegen hat Angst vor Liebesverlust, er meidet Konflikte und passt sich lieber an, als auf seinem Recht zu bestehen. Er sorgt bei der gleichen Versammlung dafür, dass alle sich wohlfühlen und dass es etwas Leckeres zu essen gibt. Sollten unangenehme Themen oder Kontroversen im Gespräch auftauchen, versucht er auszugleichen und zu vermitteln. Der zwanghafte Persönlichkeitstyp hat Angst vor Kontrollverlust, eine neue, unüberschaubare, unkontrollierbare Situation macht ihm großen Stress. Er möchte wissen, wer alles eingeladen ist, und würde unangemeldet, spontan eintreffende Mitglieder möglicherweise nicht begrüßen wollen. Anfang und Ende des Treffens hält er pünktlich ein. Der hysterisch veranlagte Mensch hat Angst vor Hingabe und Bindung, er mag sich nicht festlegen, weder in einer Beziehung noch im Job. Er flirtet gerne, liebt Abenteuer und im Mittelpunkt zu sein und unterhält gerne eine Gesellschaft.

Allerdings besteht im Unbewussten oft ein Ambivalenzkonflikt. So hat der Hysteriker zwar Angst vor Hingabe und Festlegung, aber gleichzeitig auch den Wunsch danach. Der unbewusste Gegenpol wird dabei gerne im Partner gesucht und gefunden. So findet man oft Partnerschaften oder Ehen zwischen einem hysteroid und einem zwanghaft strukturierten Menschen. Der unruhigquirlige schätzt dabei die Ruhe dessen, der Angst vor Veränderung hat. Dieser dagegen schätzt die Lebendigkeit des Erstgenannten. Der depressiv Veranlagte schätzt die Autonomie und Unabhängigkeit des schizoid Veranlagten, während diesen wiederum die Geselligkeit und Verbundenheit des Ersteren anzieht. In Riemanns Modell, an dem sich psychoanalytisch arbeitende Psychotherapeutinnen und -therapeuten lange Zeit orientiert haben, lassen sich alle Menschen einer dieser vier Strukturierungen zuordnen. Dem je unterschiedlichen Angsttyp wird dabei ein prägender Einfluss auf die Persönlichkeitsbildung zugeschrieben, was ein weites Spektrum von verschiedenen Varianten möglich macht.

Die Veranlagungen lassen sich auch als wichtige Fähigkeiten und Ressourcen sehen: Der Schizoide ist in der Lage, klare, autonome Handlungen zu verrichten und Entscheidungen authentisch, unabhängig und selbstbestimmt zu fällen. Der Depressive sorgt für Verbundenheit, Harmonie und eine angenehme Stimmung, in der sich alle wohlfühlen, sowohl in der Firma wie in der Familie. Der zwanghaft Veranlagte sorgt für Ordnung und Struktur, mit seiner Regelmäßigkeit und Zuverlässigkeit gibt er dem Ganzen ein stabiles Fundament. Der Hysteriker bringt mit seinen vielfältigen Ideen Pfiff und Abwechslung in die Runde, damit keine Langeweile aufkommt. Auch hier entscheidet lediglich das Ausmaß darüber, wann etwas als sehr störend oder gar krankhaft bezeichnet werden muss.

Die von Fritz Riemann beschriebenen Persönlichkeitsstile orientieren sich an der psychoanalytischen Phasenlehre: Ungünstige Entwicklungsbedingungen, wie z. B. mangelnde Zuwendung durch eine Bindungsperson im ersten Lebensjahr, in dem Vertrauen und Bindung gelernt werden, können zur Ausbildung des schizoiden Charakters führen. Eine Störung in der nächsten, der oralen Phase, kann eine depressive Charakterbildung begünstigen. In der nächsten, der analen Phase, geht es um Sauberkeitserziehung und Kontrolle der Ausscheidungsorgane; ein unglücklicher Verlauf in dieser Zeit kann eine zwanghafte Neigung ausbilden. In der phallischen Phase, in der die Vorschulkinder gerne mit ihrem Charme und ihren Fähigkeiten vor allem bei dem gegengeschlechtlichen Elternteil kokettieren, kann eine ungünstige Entwicklung zur Ausbildung einer hysteroiden Veranlagung führen.

Weniger an der psychoanalytischen Theorie, sondern an der besonderen Qualität der Bindung zwischen Säugling und Bezugsperson orientiert, hat sich in den letzten Jahren die Bindungsforschung durch Karl Heinz Brisch entwickelt.[13] Die Bindungsfähigkeit ist für das physische und psychische Überleben des Kleinkinds existentiell notwendig. Deshalb ist sein Denken und Verhalten (Lächeln, Schreien, Festklammern, Hinkrabbeln) vor allem darauf ausgerichtet, dass die Bindung nicht gefährdet wird. Erst danach kann sich ein gesundes Autonomieverhalten entwickeln, das sich zwischen den Polen von Neugier und Exploration einerseits und Bindungssuche andererseits bewegt.

Die aus den frühen Erfahrungen abgeleiteten Erwartungen an die Umwelt beeinflussen oft das gesamte spätere Leben. Sie bestimmen, wie das Verhalten von wichtigen anderen Menschen wahrgenommen und interpretiert wird. Das »Bauchgefühl«, das aus einer Verdichtung aller bisherigen Erfahrungen einer Person besteht, hat den Vorteil, dass es eine blitzschnelle Orientierung bietet, was von einer fremden Person zu erwarten sein wird. Sein Nachteil besteht jedoch darin, dass es meist wenig über das wirkliche Gegenüber aussagt. Das subjektive Muster der spontanen Einschätzung anderer Personen kann nämlich – gewohnheitsmäßig – sowohl einseitig sehr positiv als auch viel zu misstrauisch gefärbt sein.

Ob ein heranwachsender Mensch sich im Leben sicher gebunden fühlen und Vertrauen zu anderen Menschen entwickeln kann, hängt entscheidend von der Feinfühligkeit der Bezugsperson in seiner frühen Kindheit ab. Feinfühligkeit wird definiert als das adäquate und prompte Reagieren der erwachsenen Bezugsperson auf die Äußerungen und Bedürfnisse des Kindes. Dazu gehört 1. das Verhalten wahrzunehmen, 2. es richtig zu interpretieren und dann 3. angemessen und 4. zeitnah darauf zu reagieren.[14]

Ein sicher gebundener Mensch kann sowohl sich selbst als auch anderen vertrauen. Aus den beiden Variablen – Selbstwirksamkeit einerseits und Vertrauen in eine tragfähige Beziehung andererseits – lassen sich vier Bindungsstile konstruieren, die persönlichkeitsprägend wirken:

1. Sicher gebundene Menschen, die das Gefühl haben: »Wenn ich einen Menschen brauche, ist er für mich da. Aber ich kann auch alleine etwas bewirken und vertraue dabei auf meine eigenen Fähigkeiten.«
2. Sicher gebundene Menschen, die sich auf andere verlassen können, aber sich selbst nichts zutrauen. Sie neigen dazu, Abhängigkeitsbeziehungen einzugehen.
3. Unsicher gebundene Menschen, die es schwer haben, anderen zu vertrauen, und der Meinung sind: »Ich kann mich nur auf mich selbst verlassen, sonst bin ich verlassen.« Das Gefühl der Selbstwirksamkeit ist hoch, aber das Vertrauen in andere gering.
4. Am schwersten haben es unsicher gebundene Menschen, die sich selber für unfähig halten und sich auch nicht auf andere verlassen können. Diese Menschen haben verständlicherweise am meisten unter Ängsten zu leiden.

Für einen konstruktiven Umgang mit den eigenen Ängsten ist es gut zu wissen, ob es einem schwerer fällt, den eigenen Fähigkeiten zu vertrauen, oder ob man eher ein Problem damit hat, sich auf andere zu verlassen.[15]

Die Vertreibung aus dem Paradies – eine »Fall«-Geschichte

Ich erinnere mich noch gut an das erste Auftauchen von Angst bei unserer damals etwa anderthalb Jahre alten Tochter, was wir Eltern als neuen Entwicklungsschritt begrüßten. Sie hatte eine schmerzliche Erfahrung mit der Ecke eines Möbelstücks gemacht und konnte diese Erfahrung nun in die Zukunft projizieren. Sie wusste: Wenn ich nicht aufpasse, kann ich mich noch mal an dieser Kante stoßen. Während sie zuvor mit Vorliebe sich vertrauensvoll in die Arme der Eltern, aufs Sofa, Bett oder ein Kissen fallen ließ, hatte sie nun die Erfahrung des »Bösen« und des Schmerzes gemacht, die sich in Worten etwa so ausdrücken lässt: »Die Welt ist leider nicht nur weich und schön« – eine wichtige Erkenntnis. Zugleich hatte sich die Zeit in Vergangenheit (gestern gestoßen), Zukunft (es könnte bald wieder passieren) und Gegenwart (das will ich nicht) differenziert. Ich nenne diese Erfahrung »die Vertreibung aus dem Paradies«. Im Fall meiner Tochter mag das banal klingen. Die Erfahrung in meiner psychotherapeutischen Praxis (für Erwachsene) hat mir jedoch gezeigt, dass es gar nicht selbstverständlich ist, aus vergangenen schmerzlichen Erfahrungen zu lernen und die richtigen Schlüsse zu ziehen. Auch lässt sich der Glauben daran, dass die Welt und alle darin lebenden Menschen gut sind und mir nichts passieren kann, in etwas versteckter Form noch bei vielen Erwachsenen finden.

Der Wunsch, dass es keinen Streit, keine Verletzungen, weder durch Objekte noch durch andere Menschen gibt, ist nur allzu verständlich. Es wäre schön, wenn alle Menschen rücksichtsvoll und einsichtig wären und außerdem nicht nur ich selbst, sondern auch andere Menschen jeden Tag gut gelaunt und gesund wären. Nach einer schmerzlichen Erfahrung kommt oft der Seufzer: »Die Welt müsste besser sein!« Die Enttäuschung darf sich Luft machen. Und doch ist es wichtig, der Realität von Verletzung, Schmerz und Streit ins Auge zu sehen, und dabei hilft uns nicht zuletzt das Gefühl der Angst: Angst hat die Funktion, mich vor Naivität zu schützen und vor unangenehmen Folgen zu bewahren. Auch das dreieckige Verkehrsschild mit der Spitze nach oben weist auf eine Gefahrenquelle hin, die beachtet werden will, und stellt eine nützliche Warnung dar.

Der Wunsch nach einer heilen Welt kann an vielen Tagen bestimmend sein. An anderen Tagen löst dagegen möglicherweise die Vorstellung einer nur lieben und netten Welt ein entschiedenes, klares Kopfschütteln aus mit dem Kommentar: »Wie schrecklich langweilig!« Die Stärke des einen und des anderen Wunsches ist verschieden von Mensch zu Mensch und sicher auch von Tag zu Tag. Nicht nur in östlichen Philosophien, sondern auch im Christentum findet man die Überzeugung, dass wir als Menschen in die Zweiheit, in die Dualität geworfen sind. Der Wunsch nach der Einheit bleibt. Ein gelingender Reifungsprozess zeigt sich in fortgeschrittenem Alter unter anderem darin, dass Einseitigkeiten ausgeglichen und integriert werden. In meiner Praxis habe ich oft erlebt, dass Männer, die in jüngerem Alter sehr forsch und leistungsbetont waren, in fortgeschrittenem Alter empathische und soziale Fähigkeiten entwickelten und dass angepasste, altruistische Frauen im reiferen Alter zu erstaunlicher Kraft und Klarheit fanden. Yoga fördert diesen Prozess, indem es dem Tun und Lassen die gleiche Wertigkeit beimisst.

Nochmals zurück zu meiner Tochter. Ihre Entwicklung verlief, wie vermutlich bei vielen anderen Kindern dieser Erde auch, bei diesem Entwicklungsschritt positiv, sie mündete in eine Lernerfahrung: Eine Zeitlang zeigte sie jedes Mal, wenn sie einen Bogen um dieses Möbelstück machte, auf die Ecke und sagte: »Böse Kante.« Nun wären bereits an dieser Stelle aber auch Fehlentwicklungen möglich gewesen. Meine Tochter hätte sich auch an den folgenden Tagen immer wieder an der gleichen Kante stoßen können oder sie hätte »verängstigt« nur noch auf meinen Arm gewollt, damit ihr das nicht noch einmal passiert. Bei beiden Varianten wäre also das wünschenswerte Lernergebnis ausgeblieben. Das Wort »verängstigt« verweist wieder auf ein Zuviel: Angst, die einengt und nur noch den totalen Rückzug von der Welt duldet. Wir werden uns dieser Angst später noch intensiver zuwenden. An dieser Stelle ist es mir wichtig, die Anfänge und den Entstehungsprozess von Angst aufzeigen.

Nun sind spitze Kanten, heiße Herdplatten oder wacklige, zu hohe Tische zwar »harte Realitäten«, deren Handhabung aber in der Regel von Kindern gelernt wird. Schwieriger wird es, mit der Härte in sozialen Beziehungen umzugehen. So muss ein Kind z. B. lernen, dass Mutter oder Vater zwar (hoffentlich!) meist zugewandt ist, aber auch nicht immer Zeit hat, mit dem Kind zu spielen, oder manchmal auch keine Lust hat, mit ihm zu schmusen oder es auf den Arm zu nehmen. Dies ist bereits eine etwas schwierigere Lernaufgabe, und wie bei allen Lernvorgängen spielt das Alter, in dem die Bewältigung dieser Aufgabe ansteht, eine wichtige Rolle. Der optimale Zeitpunkt ist dann gegeben, wenn die Aufgabe weder zu schwer noch zu leicht ist. Eine gewisse Herausforderung, die nach ihrer Bewältigung mit einem Gefühl von Stolz belohnt wird, ist notwendig, damit das Ergebnis sich auch in den Tiefen der Seele verankern kann. Im ersten Lebensjahr wird der Säugling nur kürzere Zeitspannen elterlicher Abwesenheit verkraften können, während ein Kleinkind von drei bis vier Jahren vielleicht bereits stolz erzählt, was es alles schon alleine kann. Meine Tochter bewältigte diesen Lernschritt, indem sie mir morgens, wenn ich zu ihr ans Bett kam, eine Puppe entgegenhielt, die ich – vor ihr – begrüßen und in den Arm nehmen musste. Es war gewissermaßen der Vorbote, an dem sie testete, wie meine Stimmung an dem Tag war. Hatte ich es eilig und wenig Zeit, musste sie sich innerlich darauf einstellen und etwas davor »schützen«. Freute ich mich jedoch, die Puppe wiederzusehen und erkundigte mich ausführlich danach, wie diese denn wohl geschlafen habe, dann wusste meine Tochter, dass der kommende Tag ein schöner würde und sie ganz entspannt sein konnte.

Dass dies nicht einfach nur banaler Kinderkram ist, zeigt die folgende Geschichte einer Sekretärin, die zu mir in die Praxis kam, weil sie unter den Wutanfällen ihres Chefs litt. Er habe es offensichtlich immer auf sie abgesehen, obwohl noch mehrere andere Damen im Raum seien. Der Chef sei zwar nicht immer so aufbrausend, aber oftmals betrete sie am Morgen schon mit großer

Angst das Büro. Ich erzählte ihr die Geschichte von meiner Tochter und der Puppe und bat sie, genau zu beobachten, woran sie bereits vor seinem Wutausbruch erkennen könne, wie der Chef heute »drauf« sei: Wie schnell und fest ist sein Auftritt, wie hört sich das Türöffnen im einen und im anderen Fall an, wie ist sein Blick, seine Körperhaltung heute? Sie solle genau beobachten, um im Vorhinein zu wissen, ob sie sich heute schützen müsse oder ob es an diesem Tag »ungefährlich« sei. Nachdem ihr dies gelungen war – der erste Schritt heraus aus der Opferrolle –, bestand der nächste Schritt darin, an »gefährlichen« Tagen zu lernen, sich unsichtbar zu machen oder – wie man im Volksmund sagt – »aus der Schusslinie zu gehen«. Dazu boten sich verschiedene Möglichkeiten: sich eifrig in einer Akte zu vergraben, in einer Schublade der hintersten Ecke etwas zu suchen usw. Ähnliche Konstellationen finden sich auch in Partnerschaften, bei denen sich manchmal ein Wüterich und ein Angsthase gefunden zu haben scheinen. Mit dem ersten Schritt der genauen Beobachtung – etwa: Wie ist die Stimmlage, wie zieht er/sie die Augenbrauen hoch? – wird eine anfängliche Distanzierung erreicht. Mehr dazu in einem späteren Kapitel.

Kehren wir zu dem Kind zurück, das lernen muss, mit den sozialen Härten des Lebens umgehen zu können. Die Lernerfahrung, dass wichtige Bezugspersonen nicht immer gleichermaßen zugewandt sind und dass sich eine Möglichkeit finden lässt, damit adäquat umzugehen, misslingt mitunter. Das Kind kann seine Umgebung als unberechenbar und willkürlich erleben und den inneren Glaubenssatz bilden: »Ich bin hilflos den Launen meiner Eltern ausgesetzt«, womit je nach Temperament die Grundlage für eine ängstliche oder für eine trotzige Persönlichkeitsentwicklung gelegt wird. Bleiben wir jedoch noch eine Weile im Umfeld der durchschnittlich guten Eltern. Psychologinnen und Psychologen sprechen hier von »hinreichend guten Eltern«.

Der Vater erlaubt anderes als die Mutter. Der eine Elternteil möchte das Kind vielleicht gerne brav und angepasst haben, der andere möglicherweise lieber etwas frecher und selbstbewusster. Wenn hier das Kind lernt, dass beides okay ist und es zu beiden Elternteilen eine Beziehung entwickelt, wird es sich im späteren Leben besser zurechtfinden als das Kind eines alleinerziehenden Elternteils, der negativ über den abwesenden Partner spricht. Wenn Papa anders ist als Mama und beide anders sind als die Kindergärtnerin oder der Lehrer, gewöhnt sich das Kind früh daran, auch später mit vielen verschiedenen Menschen klarzukommen. Das Kind, das nur ein Beziehungsmodell erfährt, wird eher zur Angst neigen, wenn es Menschen mit anderen Wertvorstellungen begegnet.

Vieles gilt es bereits in jungen Jahren zu lernen und zu bewältigen: Ein neues Geschwisterkind taucht auf, und die Mutter, der Vater, interessiert sich plötzlich viel mehr für das Neugeborene. Im Kindergarten sind so viele Kinder, die laut und frech sind, wie kann es dort eigene Wünsche durchsetzen? All diese

Aufgaben können mehr oder weniger zufriedenstellend gemeistert werden. Und so lässt sich oft bereits in frühem Alter eine Anlage zu einer eher ängstlichen oder einer eher mutigen Persönlichkeitsentwicklung beobachten. Es soll hier nicht der Frage nachgegangen werden, ob es Vererbung oder Umweltfaktoren sind, die darüber entscheiden. Solche Debatten münden nach heutigem Wissensstand meist in der Erkenntnis: Zu einem Drittel ist es Vererbung – ängstliche Kinder haben oft auch ängstliche Eltern –, zu einem weiteren Drittel sind es Umweltfaktoren, die sich eher begünstigend oder ungünstig auf die oben genannten Lernschritte auswirken, und zu einem letzten Drittel ist auch jedes Kind und jeder Mensch einmalig, d. h. weder durch Umwelt noch durch Vererbung geprägt. Und natürlich gibt es sehr heftige, traumatisierende Erlebnisse, die ein bisher unternehmungslustiges, mutiges Kind zu einem ängstlichen Kind werden lassen können.

Der Angsthase als Teilpersönlichkeit

> *Zwei Seelen wohnen, ach! in meiner Brust,*
> *die eine will sich von der andern trennen.*
> *Die eine hält, in derber Liebeslust,*
> *sich an die Welt mit klammernden Organen,*
> *die andere hebt gewaltsam sich vom Dust (= Staub)*
> *zu den Gefilden hoher Ahnen.*

Dieses berühmte Zitat aus Goethes *Faust* beschreibt den Zielkonflikt, den wohl die meisten Menschen kennen. Man möchte gerne ein guter Mensch sein, hat aber keine Lust dazu. Man möchte gerne endlich mal dem Vorgesetzten die eigene Meinung sagen, traut sich aber nicht. Man möchte endlich weniger arbeiten, aber die damit verbundene Rentenkürzung will man nicht. Es wurde bereits an anderer Stelle erwähnt, dass dieses Sowohl-als-auch einen Konflikt schafft. Ein ängstlicher Mensch, der keine Erwartungen an sich stellt und sich selbst als auch die Welt so nimmt, wie sie ist, hat kein Problem. Er hat sich an seine Angst gewöhnt, macht sich keine Gedanken darüber, was ihm möglicherweise dadurch entgeht, und kann daher völlig zufrieden mit sich selbst leben. Auch wenn ich an dem einen Tag mutig und am nächsten Tag angepasst bin, habe ich kein Problem, weil jeder Persönlichkeitsteil in mir zu seinem Recht kommt. Das Problem entsteht erst durch die Gleichzeitigkeit von unterschiedlichen Anteilen in mir selbst.

Es hat sich daher in der Psychotherapie der letzten Jahre das Modell der verschiedenen Teilpersönlichkeiten bewährt, die ein »inneres Team« bilden und jeweils zu unterschiedlichen Zeiten die »innere Bühne«[16] oder »das Wohnzimmer«[17] betreten. In einer Situation, in der z. B. der Partner oder Chef einen Wutanfall hat, kann an dem einen Tag der innere Angsthase das Wohnzimmer betreten, während der Trotzkopf oder harmonisierende Vermittler im Hintergrund bleibt. Am nächsten Tag betritt vielleicht der Trotzkopf das Wohnzimmer und der Angsthase hält sich in den hinteren Räumen versteckt. Ich spreche gerne von den verschiedenen inneren Mitarbeitern, die alle ihre Funktion im Dienste des Ichs ausüben und gute Absichten für das Gesamtsystem verfolgen. Für ein reibungsloses Funktionieren ist es wichtig, dass es einen Chef gibt, der Autorität gegenüber seinen Mitarbeitern besitzt, der entscheiden kann, welcher Mitarbeiter mit der Aufgabe, die gerade ansteht, betreut wird. Er wird üblicherweise das Selbst, der Beobachter oder Zeuge genannt. Ein Chef ist umso besser, je mehr es ihm gelingt, die Mitarbeiter in ihrem Dienst für die gemeinsame Sache wertzuschätzen und – falls Kritik notwendig ist – diese in einer konstruktiven Art zu üben.

Das Modell der »inneren Familie«[18] kann helfen, sich von der Identifikation mit der Angst zu lösen, indem klar wird: »Aha, jetzt ist mein ängstlicher Teil im Wohnzimmer. Aber ich kenne mich ja auch in anderen Zusammenhängen ganz anders.« Viele Autorinnen und Autoren sprechen daher auch von »Ego-States«. Ein Ego-State ist ein Zustand, der jetzt gerade besteht, der im nächsten Augenblick schon anders sein kann. Manchmal kann bereits der Moment, in dem eine andere Person auftaucht, plötzlich einen anderen Teil aktivieren. Nehmen wir z. B. an, Sie stehen alleine etwas hilflos und ängstlich vor dem Chef und jemand, den Sie als sehr mutig und bestimmt kennen, kommt hinzu. Oder Sie sind gerade in einer wütenden, unschönen Auseinandersetzung mit einer Kollegin und eine Person des anderen Geschlechts, vor der Sie einen guten Eindruck machen wollen, betritt den Raum. Vermutlich wird ein anderer Teil Ihres inneren Systems in den Vordergrund treten. Es ist sinnvoll, diesen Wechsel wahrzunehmen, weil Sie dadurch den nicht wertenden Beobachter stärken.

Nehmen wir an, jemand hat ein kleines Appartement in Italien als Geldanlage gekauft und wohnt hier in Deutschland in einer Mietwohnung. Er möchte natürlich für das italienische Appartement möglichst viel Mieteinkunft erzielen und hier in Deutschland wenig Miete bezahlen. Der innere Finanzberater setzt sich in dem einen Fall für höhere und in dem anderen Fall für niedrigere Mieten ein. Als Arbeiter in einer Autofabrik wünscht er sich, dass die Autos zu einem hohen Preis verkauft werden können, als Käufer eines Autos wünscht sich der gleiche Mensch einen Schnäppchenpreis. Ob es sich um Konflikte zwischen Staaten oder um die Interessen von Aktienbesitzern handelt, beide Seiten haben Berechtigung. Es verlangt nach einem Moderator, der beide Seiten würdigt und Bedingungen für einen gesunden Ausgleich schafft. Konflikte sind ein Zeichen von Differenziertheit, sie machen deutlich, dass die Welt von sehr verschiedenen Perspektiven aus gesehen werden kann. Die Globalisierung macht die Welt vielfältiger und spannender. Die menschliche Entwicklung verläuft in aller Regel vom Einfachen zum Komplizierten. Komplexe Systeme sind allerdings schwerer steuerbar als einfache Systeme und angewiesen auf eine ordnende Kraft, die sachlich den Überblick behält.

In Partnerschaften lässt sich manchmal eine Dynamik beobachten, bei der ein Angsthase und ein Wüterich sich gegenseitig immer mehr in ihre Einseitigkeiten hineinsteigern: Je ängstlicher der Angsthase wird, desto wütender wird der Wüterich, und das steigert wiederum die Angst des ängstlicheren Partners. Diese Dynamik findet sich auch innerseelisch, wenn ein Mensch wütend auf seine Angst ist, da sie ihn an einigen Vorhaben hindert. Durch eine Würdigung der Angst können jedoch wichtige Informationen über den eigenen Körper und über die Umwelt deutlich werden, die nützlich sind zu wissen.

Oftmals ist der ängstliche Teil ein abgelehnter Teil, der gesehen werden will und erst mal Anerkennung braucht. In einem inneren Zwiegespräch, bei dem ein starkes Ich die Moderation übernimmt, geht es zuerst darum, beiden Seiten zuzuhören. Nachdem der Kritiker seine Argumente vorgebracht hat, warum es gut ist, keine Angst zu haben, und der Angsthase zugehört hat, ist dieser jetzt dran zu berichten, was aus seiner Sicht so gefährlich und unangenehm ist. Ob ein einvernehmlicher Kompromiss gefunden wird, hängt von der Bereitschaft beider Seiten zum Zuhören ab.

Wir haben in der Sprache die reflexiven Verben: Ich setze *mich*, ich berühre *mich*, ich traue *mir* etwas zu usw. Wenn wir auf die Weisheit der Sprache lauschen, können wir hier zwei Anteile entdecken: Einen aktiven Teil, der etwas tut und eine Handlung initiiert, nämlich das Setzen, Berühren, Zutrauen. Und es gibt einen Teil, der das mit sich geschehen lässt. Der aktive Teil traut dem zögerlichen Teil etwas zu. Diese Zweiheit, die es zu einer höheren Einheit zu verbinden gilt, wird uns im Ha(Sonne)-Tha(Mond)-Yoga immer wieder begegnen. Wenn sich mit dem ängstlichen Teil ein tröstend hilfsbereiter starker Teil verbindet, können wunderbare Ergebnisse erzielt werden.

Wenn Sie das Modell der Teilpersönlichkeiten anspricht, können Sie in einem nächsten Schritt den mutigen und den ängstlichen Teil in sich begrüßen. Sie können für die beiden Anteile zwei Symbole oder Stellvertreter finden und die beiden auf zwei Stühlen einander gegenübersetzen, um bei einem Gespräch der beiden zuzuhören. Indem Sie ihnen Namen geben und ein stellvertretendes Symbol für sie finden, gewinnen Sie bereits etwas Abstand.

Die Fähigkeit, Gefühle zu benennen und auszudrücken, entscheidet maßgeblich darüber, wie jemand mit seinen Gefühlen umgehen kann. Die beiden Traumaforscher Ellert Nijenhuis und Onno van der Hart nennen das Trainieren der Mentalisierungs- und Handlungsfähigkeit wirksame therapeutische Mittel, um sich von dem lähmenden Gefühl des Opferseins zu befreien.[19] Wenn Eltern die Gefühle des Kindes spiegeln, indem sie z. B. sagen: »Ja, das war sehr ärgerlich für dich«, oder: »Ich kann verstehen, dass dich das traurig macht«, lernt das Kind ein dumpfes Empfinden zu identifizieren und als etwas Normales anzusehen, das gelegentlich einen Ausdruck braucht.[20]

Es kommt gar nicht so selten vor, dass zwei Anteile unbemerkt ein Gespräch im Kopf führen. Damit es nicht zu einem Grübeln wird, ist jemand wichtig, der aufmerksam zuhört. Es kann hilfreich sein, die Äußerungen und Argumente von beiden Seiten schriftlich im Tagebuch zu notieren. Nehmen Sie sich Zeit dafür, es sind mächtige seelische Energien. Wenn Sie sie ins Bewusstsein heben, verrichten sie ihr Werk nicht im Dunklen, und Sie haben mehr Mitbestimmungsmöglichkeiten über ihr Wirken. Zu Beginn sollte stets eine Würdigung stehen, die zum Ausdruck bringt, dass beide Seiten okay sind. Die Zuwendung zu diesen beiden Teilpersönlichkeiten lässt sich gut mit der oben beschriebenen Drehübung (S. 27 ff.) verbinden: Auf der einen Seite sitzt der Angsthase und auf der anderen Seite der kompetente, mutige (oder der tröstende, helfende) Teil von Ihnen. Die Übung »Schildkröte« in Kapitel 2 (S. 74 ff.) kann Sie an die ängstliche Teilpersönlichkeit erinnern und der Held in Kapitel 4 (S. 136 f.) an den mutigen Teil in Ihnen.

Lerngesetze

Vielleicht erstaunt es Sie, wenn in einem Buch über Yoga und Ängste ein Kapitel über Lerngesetze auftaucht. Angst ist jedoch ein gelerntes Verhalten (vgl. den vorangegangenen Abschnitt »Die Vertreibung aus dem Paradies – eine ›Fall‹-Geschichte«, S. 31 ff.). Erwachsene erschrecken manchmal, wenn sie beobachten, wie unbefangen ihr Kind mit einem bissigen Hund oder einer Giftschlange spielen kann. Da es noch nichts von der Gefährlichkeit der Welt weiß, kann es sorglos und glücklich alles erforschen. Wenn in diesem Abschnitt von »Lernen« gesprochen wird, sind nicht Vokabeln oder mathematische Gesetze gemeint, sondern Einstellungen und Verhaltensweisen, die sich durch die Begegnung mit anderen Menschen oder bestimmte einschneidende Erlebnisse bilden. Ein lerntheoretisches Grundgesetz lautet: Je mehr Emotionen mit dem Ereignis verknüpft sind, desto stärker prägt es sich ein.

Ein auf den ersten Blick verwunderliches Ergebnis der Lernforschung ist, dass es schneller geht, etwas zu lernen, als etwas zu verlernen.[21] Manchmal reicht ein einziges Erlebnis – vor allem wenn es mit starken Emotionen verbunden ist –, um eine bleibende Erinnerung und damit eine feste Verknüpfung im Gehirn zu bewirken. Eine einzige schlechte Erfahrung mit einem Finanzberater kann dazu führen, in Zukunft allen Bankberatern zu misstrauen. Oder wenn die erste große Liebe während eines Urlaubs auf Korsika tragisch zu Ende gegangen ist, so möchte man nie wieder nach Korsika fahren.

Im zweiten Beispiel wird deutlich, dass oft auch die Umstände, die zufällig mit dem negativen Ereignis zusammenfielen, mit in die Generalisierung einbezogen werden. Hatte die Partnerin oder der Partner schwarze Locken, kommen in Zukunft alle schwarz gelockten Menschen für die Partnerwahl nicht mehr in Frage. In der Hirnforschung heißt es: Was zusammen feuert, verknüpft sich. Und hier gilt: »Je höher dabei die gefühlsmäßige Beteiligung ist, umso besser gelingt dies.«[22] Nehmen wir an, die zum Beziehungsende führende Kontroverse fand in einem Strandlokal bei Sonnenuntergang statt, während das Noch-Paar ein Fischgericht mit viel Knoblauch aß. Würde in diesem Moment das Gehirn gescannt, könnte man feststellen, dass die Amygdala (unser emotionales Zentrum) sowie die sensorischen Areale im Gehirn, die fürs Sehen, für den Geruch und für den Geschmack zuständig sind, aktiviert werden und gleichzeitig »feuern«. Stresshormone werden ausgeschüttet, die bestimmte Körperempfindungen auslösen. Alle diese Eindrücke verknüpfen sich im Gehirn zu einem Netzwerk. Ein Detail (z. B. Knoblauch oder Mittelmeerinsel) kann dann das ganze Netzwerk hervorrufen. Es dauert manchmal lange, diese Verknüpfung wieder zu verlernen.

Eine weitere Eigentümlichkeit zeigt sich darin, dass es zur Heilung von Angst einerseits wichtig ist, Distanz zu dem Gefühl zu gewinnen, andererseits jedoch eine Annäherung an das Angstobjekt hilfreich ist. In dem berühmten Kinderbuch von Michael Ende begegnen Jim Knopf und Lukas der Lokomotivführer dem Riesen Turtur.[23] Seine riesige Gestalt flößte ihnen Angst ein, jedoch erstaunlicherweise wurde der Riese immer kleiner, je näher die beiden ihm kamen – ein stimmiges Bild für den Umgang mit einem Angstobjekt. Eine vorurteilsfreie, interessierte Beschäftigung mit dem Objekt der Angst, wie es in der Verhaltenstherapie bei einer Spinnenphobie oder Höhenangst geübt wird, lässt die Angst geringer werden. Nach einem solchen Prozess hört man dann die Patientinnen und Patienten erstaunt sagen: »Das ist doch völlig harmlos. Heute verstehe ich gar nicht mehr, warum ich so eine Angst davor hatte. Das lag nur daran, dass ich es nicht kannte.«

Die Methode der langsamen Annäherung an das Angstobjekt in kleinen Schritten, die leicht zu bewältigen sind, eignet sich vor allem für den Umgang mit konkreten Ängsten. Es ist das Verdienst der Verhaltenstherapie, die Lerngesetze für die therapeutische Arbeit konkret umgesetzt und nutzbar gemacht zu haben. Während Sigmund Freud, der Begründer der Psychoanalyse, besonders die Prägungen während der Kindheit und die Beziehungen des Kindes zu seinen Eltern hervorhob, beschäftigt sich die Verhaltenstherapie vor allem mit der Wirkung eines Verhaltens. Wenn ein Verhalten ein angenehmes Ergebnis zur Folge hat, wird es wiederholt. Folgt eine unangenehme Reaktion, wird das gleiche Verhalten in Zukunft gemieden, etwa wenn ein Kind von einem Hund gebissen worden ist und in Zukunft nur noch einen großen Bogen um jeden

Hund macht. Oder noch schlimmer: Ein Mensch hat enttäuschende Erfahrungen mit seiner ersten großen Liebe gemacht und meidet in Zukunft alle Begegnungen mit dem anderen Geschlecht. Jedes Vermeidungsverhalten engt den persönlichen Spielraum ein und macht das Leben leerer und ärmer.

Ein weiteres wichtiges Gesetz der Lernpsychologie hilft, eine zunächst schwierig erscheinende Aufgabe in kleinere Lerneinheiten aufzugliedern und nach dem Schwierigkeitsgrad anzuordnen, nach dem Prinzip: vom Leichten zum Schweren. Für die Angst vor Hunden, die sich unbehandelt manchmal bis zur Angst, auf die Straße zu gehen, steigern kann (weil dort ein Hund sein könnte), wäre dann folgender Weg möglich: Das Kind bekommt einen Hund als Kuscheltier, gemeinsam sehen sich die Eltern ein Buch über Hunde oder einen Film mit niedlichen Hunden an. Als nächsten Schritt könnten die Eltern gemeinsam mit dem Kind eine Familie besuchen, in der das ängstliche Kind beobachten kann, wie ein anderes Kind entspannt und lustvoll mit einem Hund spielt. Möglicherweise wird es dann bereits beim nächsten oder übernächsten Besuch möglich, dass auch das zuvor ängstliche Kind den Hund vorsichtig streicheln kann, anderenfalls müsste über einen weiteren, noch kleineren Zwischenschritt nachgedacht werden.

Wichtig bei allen Lernprozessen ist die Geduld. Ob es sich um die beharrliche Konfrontation mit einem ängstigenden Objekt oder – im Üben von Yoga – um das Entwickeln von Kraft und Ausdauer einerseits und das achtsame Loslassen andererseits in einer Entspannungsposition handelt, jede Entwicklung braucht Zeit.

> Ein Grashalm wächst nicht schneller, wenn man daran zieht.
> (Indianische Weisheit)

> Auch eine weite Reise beginnt mit dem ersten (kleinen) Schritt.
> (Asiatische Weisheit)

Es ist logisch und selbstverständlich, dass bei jedem Lernprozess zuerst mit einer einfachen und leichten Aufgabe begonnen und der Schwierigkeitsgrad dann langsam gesteigert wird. So bleibt die Motivation erhalten. Wenn die Aufgabe zu schwer ist, löst sie Ängste und Verspannungen aus, die demotivierend wirken. Ist sie zu leicht, dann entfällt das wunderbare Belohnungsgefühl, das sich einstellt, wenn man eine Herausforderung bewältigt hat.

In der Verhaltenstherapie werden die einzelnen Schwierigkeitsgrade als Stufen nummeriert. Für jeden Menschen findet man individuell heraus, wie schwer ihm die einzelnen Schritte fallen, so dass er sie in der für ihn richtigen Reihenfolge üben kann. Dabei sind Pausen mit einem zufriedenen Zurückblicken auf das Erreichte und eine kleine Belohnung, die jeder sich selbst geben kann, wichtig. Ein Sprichwort sagt: »Erfolg ist der beste Lehrmeister.« Die Belohnung nach der erfolgreichen Bewältigung eines weiteren Schrittes auf der Angst-Stufenleiter wird in der Verhaltenstherapie Verstärkung genannt. Der Begriff bringt deutlich zum Ausdruck, worum es geht: Das gewünschte Verhalten wird durch eine nachfolgende Belohnung stärker. Es ist ein wertvolles Geschenk der Verhaltenstherapie, diese Lerngesetze detailliert ausgearbeitet und konkretisiert zu haben.

Auch wenn die Vermessenheit der ersten Verhaltenstherapeutinnen und -therapeuten, die behaupteten, dass jeder Mensch alles lernen kann, revidiert werden musste, bleibt die Botschaft weiterhin optimistisch: Sehr vieles kann gelernt werden, wenn es auf gesunde und konstruktive Weise angegangen wird.

Der zu Beginn dieses Kapitels erwähnte Herr Müller (siehe S. 14) mit seiner Angst vor dem Fahrstuhlfahren, der sich zwischen den Erwartungen seiner Mutter und denen seiner Frau »eingeklemmt« fühlte, hatte also zu lernen, sich selbst in seinem Bedürfnis nach Bewegungsspielraum ernst zu nehmen und vor allem auch dies zu äußern. Dafür war es wichtig, Mut und Abgrenzungsfähigkeit zu lernen. Ein erster Schritt bestand darin, beim Essen – egal, ob es von seiner Frau oder seiner Mutter zubereitet worden war – klarer zu sagen, was er mag und was er nicht mag. In einem nächsten Schritt lernte er, in Fragen der Freizeitgestaltung seine Vorlieben den beiden klarer mitzuteilen, unabhängig von der Beeinflussung durch eine der beiden Frauen. Immer wieder brachte die Mutter ihn in Situationen, die von ihm eine Entscheidung verlangten: entweder für die Mutter oder für seine Frau. Schließlich erkannte er, dass ihm die Beziehung zu seiner Frau wichtiger war, und er verlangte von seiner Mutter, nicht mehr negativ über seine Frau zu sprechen. Frau Meiers Weg (siehe S. 14) bestand darin, ihrem Bedürfnis nach Hingabe und Sich-fallen-Lassen im Hier und Jetzt kleinschrittig und daher »ungefährlich« entgegenzukommen. Ihre Angst vor dem Wasser war völlig berechtigt, da dieses nicht der richtige Ort für das Bedürfnis ist, um das es eigentlich geht.

Yoga hat sich über die Jahrhunderte hinweg zu einem sehr ausgefeilten System entwickelt, es gibt Übungen für Anfänger und Übungen für Fortgeschrittene, Übungsreihen für Kinder und Jugendliche oder Reihen für Senioren. Im therapeutischen Yoga üben Menschen mit Bluthochdruck andere Asanas als Menschen mit Rückenschmerzen. Eine Yoga-Stunde beginnt in aller Regel mit leichten Aufwärmübungen, im weiteren Verlauf wird der geforderte Krafteinsatz gesteigert, um gegen Ende der Stunde dann in eine Entspannungsphase überzugehen. Der achtstufige Pfad nach Patanjali (siehe S. 55 f.) macht deutlich, mit welchen Übungen begonnen werden sollte, damit sich – als Belohnung oder Geschenk – ein besonderer Bewusstseinszustand einstellen kann.

Das Thema Entspannung und Sich-Fallenlassen verlangt ebenfalls eine langsame Hinführung, indem zunächst dem natürlichen Bedürfnis nach Entspannung im Anschluss an eine fordernde Übung mehr Beachtung und Raum gegeben wird und das Nachspüren verlängert wird. Die meditativen Entspannungphasen können zunächst im Sitzen geübt werden, bevor die innere Bereitschaft zum entspannten Liegen möglich ist. Auch spirituelle Tiefe kann sich nur langsam entwickeln und muss Schritt für Schritt erfahren werden, damit sie integriert werden kann. Als spirituell ausgerichtete Therapeutin sind mir öfters Menschen begegnet, die durch forcierende Meditationstechniken in eine traumatisierende Situation gerieten und die Notwendigkeiten des Alltags nicht mehr in den Griff bekamen (siehe S. 263 f. im Abschitt »Fürchtet euch nicht – ich verkündige euch Freude« in Kapitel 5).

2. Was ist Yoga?

Ein ganzheitliches, systemisches Bewusstsein

Yoga ist ein über 2000 Jahre altes philosophisches System aus Indien, das sich im Laufe der Jahrhunderte immer weiter entwickelt hat und daher bis heute nichts an Aktualität eingebüßt hat. Es betrachtet den Menschen als Ganzheit, bestehend aus Körper, Seele und Geist. Diese drei Wesensglieder bedingen und beeinflussen sich auf vielfältige Weise gegenseitig und befinden sich auch mit der Umwelt in ständiger Wechselwirkung. Indem Yoga dem Einfluss des Bewusstseins auf materielle Vorgänge, einschließlich der physiologischen Prozesse im Körper, einen großen Stellenwert einräumt, berührt es sich mit den Erkenntnissen der Relativitätstheorie und Quantenphysik, die sich Anfang des 20. Jahrhunderts bei uns im Westen entwickelt haben.

Seit Einstein wissen wir, dass das einzige Reale das Feld ist und dass wir aus einem Bündel von Energien bestehen, das sich durch Interferenzen verdichtet hat. Objektive Ergebnisse sind im strengen wissenschaftlichen Sinne nicht möglich, da der Beobachter zum Feld gehört und durch seine Perspektive und seine Überzeugungen stets das zu Beobachtende mitbestimmt. Das Subjekt, die Ich-Position des Wissenschaftlers, der Wissenschaftlerin beeinflusst das Objekt, das Phänomen, das untersucht werden soll. Und umgekehrt übt das Objekt einen Einfluss auf das Subjekt aus.

Ähnliche Resultate finden wir auch im Yoga: Das Beobachten des Atems verändert den Atem. Der veränderte Atem seinerseits wirkt auf die Übenden, ihr Denken und Fühlen zurück. Eine bewusste, von wacher Achtsamkeit begleitete Bewegung verändert den Bewegungsablauf, er wird ökonomischer, besser durchgestaltet und effizienter, eine formvollendete Bewegung löst ihrerseits harmonisierende Prozesse im Atem und im Gehirn aus.

Ähnlichkeiten bestehen auch zu dem konstruktivistischen Denkmodell, das mit folgendem Spruch gut auf den Punkt gebracht wird:

»Ob du nun glaubst, dass du etwas tun kannst,
oder ob du glaubst, dass du es nicht kannst,
du wirst in beiden Fällen recht behalten.«

Der Konstruktivismus geht davon aus, dass die Produkte unseres Denkens nur etwa die Hälfte dessen abbilden, was tatsächlich gegeben ist. Die andere Hälfte wird durch unsere meist unbewusst ablaufenden Bewertungen, Programmierungen und Filter bestimmt. Wenn etwa eine gegebene Konstellation als Krise bezeichnet wird, verbirgt sich in dieser Beschreibung bereits eine Interpretation. Die gleiche Situation ließe sich auch anders beschreiben, z. B. als Herausforderung zum Wachstum. In diesem Sinne setzt sich auch Angst aus objektiven Tatsachen und deren Bewertung zusammen. Wie wir einen Schicksalsschlag interpretieren, hängt von gemachten Erfahrungen ab, die unser Gefühl von Kompetenz und Zutrauen in die eigene Leistungsfähigkeit geprägt haben.

Diese Prozesse laufen in aller Regel unbewusst ab. Yoga gibt uns Mittel an die Hand, mit denen wir uns diesen zweiten, unterschwelligen Teil jenseits der Fakten bewusst machen und ihn kultivieren können. Durch Bewegung, Atem und fokussierendes Bewusstsein konstruieren wir unser seelisches Erleben und unseren physischen Körper.

Die Philosophie des Yoga ist konsequent systemisch: Alle Zellen im menschlichen Körper haben Einfluss auf das große Ganze. Und umgekehrt beeinflusst der Gesamtorganismus, bestehend aus unserem Körper, unserem Fühlen und unserem Denken, seinerseits jede einzelne Zelle, jedes Gewebe, jeden Knochen usw. Wenn an einer Stelle des Körpers etwas fehlt oder blockiert ist, hat dies Auswirkungen auf alle anderen Teile. Die drei Systeme, die durch die Übungen des Hatha-Yoga entwickelt und gepflegt werden – der Körper, der Atem und der Geist – hängen unmittelbar zusammen und beeinflussen sich in jeder Minute im Sinne einer Rückkopplungsschleife gegenseitig.

Jeder Mensch ist geprägt durch die Zeit, Kultur und Umwelt, in der er lebt, und trägt seinen, wenn auch kleinen Anteil dazu bei, wie die Welt, in der er lebt, beschaffen ist. Damit steht das Yoga-System im Gegensatz zu einem naturwissenschaftlichen Denken, das bei uns im Westen lange Zeit üblich war: Zusammenhänge werden linear, kausal im Sinne von Ursache-Wirkungs-Beziehungen erklärt. Für komplexe Systeme wie den menschlichen Geist, der sich zudem noch in seiner lebendigen Dynamik von toter Materie unterscheidet, braucht es jedoch den phänomenologischen Zugang, aus dem das Yoga-System entwickelt wurde. Wissenschaftliche Unterstützung erfährt Yoga durch die neueren Erkenntnisse aus der Neurobiologie und der Hirnforschung, die ebenfalls von Netzwerken und Wechselwirkungen sprechen. Da Yoga seit seinem Beginn stets ein offenes System war, hat die Berührung mit dem westlich geprägten Denken im vergangenen Jahrhundert auch Spuren in den östlichen Yoga-Zentren hinterlassen. So gibt es mittlerweile auch in Indien Forschungseinrichtungen, die Vorher-/Nachher-Vergleiche anstellen.

Von den vier Hauptrichtungen des Yoga hat sich bei uns im Westen vor allem das *Hatha*-Yoga verbreitet. Für das Thema des vorliegenden Buchs können jedoch auch die anderen Linien wichtige Denkanstöße liefern, deshalb möchte ich diese Teildisziplinen kurz erwähnen: Das *Jnana*-Yoga ist das Yoga des Denkens; viele seiner philosophischen Werke liefern auch heute noch sehr aktuelle Erkenntnisse über verschiedene Bewusstseinszustände, über die Entstehung von Leid, über Entspannung usw. Das *Karma*-Yoga ist das Yoga des Handelns und stellt den Dienst an der Welt in einen größeren Zusammenhang. Der Yogi verbindet sich durch sein selbstloses Tun mit den Notwendigkeiten dieser Welt. Im *Bhakti*-Yoga, dem Yoga der Liebe und Hingabe, geht es darum, liebend eins zu werden mit dem Göttlichen und es in allen Dingen zu erfahren. Durch Mantren, meditative Loblieder und rituelle Handlungen wird die Hinwendung vertieft und gepflegt. Das *Raja*-Yoga ist das Yoga der Disziplin und des Übens. Hatha-Yoga gehört zum Yoga der Disziplin. Jnana-, Karma-, Bhakti- und Raja-Yoga hängen zusammen und beeinflussen sich gegenseitig.

Asana – die richtige Sitzhaltung

Bei uns im Westen ist Yoga zwischen Sport und Gesundheitspflege bzw. Prävention angesiedelt. In Indien hat es sich jedoch mit dem Ziel entwickelt, Klarheit des Bewusstseins zu erlangen. So erklärt sich die häufig anzutreffende Definition: Yoga ist das Zur-Ruhe-Bringen der Denksubstanz. Die frühen Yogis zogen sich von der Welt zurück, um ohne Ablenkung durch äußere Sinneseindrücke das eigene Bewusstsein zu erforschen. Stundenlanges Sitzen und Meditieren war jedoch nicht möglich, ohne dem Körper, seinem Bewegungsbedürfnis und der Sitzhaltung Beachtung zu schenken. So entwickelten sich die bei uns bekannten Asanas. Das Wort *Asana* wird heute zur Bezeichnung verschiedenster Körperpositionen benutzt, seine ursprüngliche Bedeutung aus dem Sanskrit ist jedoch lediglich »Sitzhaltung«. Damit fing die Entwicklung des Yoga an und deshalb soll auch in einem Kapitel über Yoga der aufrechte Sitz an erster Stelle stehen.

Vorbereitung für einen guten Sitz = Asana

Obwohl oft davon gesprochen wird, dass wir in einer »Sitz-Kultur« leben und ergonomisch gestaltete Stühle kennen, ist das Wissen über eine gesunde Sitzhaltung wenig verbreitet, deshalb ein paar Vorbemerkungen. Der Sitz hat gleichermaßen kraftvoll und entspannt zu sein. Alle Spannung, Kraft und Power sollte in der aufgerichteten Wirbelsäule spürbar und sichtbar werden. Im Begriff »der aufrechte Gang des Menschen« finden sich die Würde und Selbst-Bewusstheit des spezifisch Menschlichen widergespiegelt. Die Entspannung darf sich in den verschiedenen Muskeln und Muskelgruppen des Oberkörpers zeigen: von den Halsmuskeln über die Muskeln an den Schultergelenken bis hin zu den Bauch- und Beckenmuskeln.

Die aufgerichtete, entspannte Sitzhaltung lässt die Bewegung des Atems gleichermaßen im vorderen wie im hinteren Bereich des Rückens zu und gibt dem Atem die Möglichkeit, alle Winkel und Ecken des Körpers mit genügend Sauerstoff zu versorgen. Einatmend kann jeder Körperteil durch die Weitung im Brust- und Bauchraum gedehnt werden und sanft mit der Bewegung des Atems mitschwingen; ausatmend können die eben gedehnten Bereiche entspannt werden. Die Beine sind entweder im Schneidersitz vor dem Rumpf gekreuzt, oder ein Fuß wird, mit der Fußsohle nach oben, auf den Unterschenkel des gegenüberliegenden Beines gelegt (halber Lotossitz), oder beide Füße werden überkreuzt auf den Oberschenkel des jeweils gegenüberliegenden Beines gelegt (voller Lotossitz). Bei längerem Sitzen empfiehlt es sich, die Beinposition zwischenzeitlich zu verändern. Im Kniesitz auf einem Meditationskissen, kleinem Hocker oder einer zusammengerollten Decke werden rechter Fuß und Unterschenkel rechts und linker Fuß und Unterschenkel links neben dem Sitz abgelegt. Wenn die Knie oder der Fußspann sich unangenehm anfühlen, sollten kleine Kissen unter die Kniescheiben und/oder unter den Fußspann gelegt werden.

Die Hände können entweder im Schoß ruhen, mit den Handinnenflächen nach oben, wobei die linke Hand in der rechten ruht, die eine Schale für die linke bildet. Die beiden Daumen berühren sich und zeigen himmelwärts. Oder die rechte ruht auf dem rechten und die linke auf dem linken Oberschenkel, ebenfalls mit den Handinnenflächen nach oben, wobei Zeigefinger und Daumen sich berühren und nach oben weisen, während die restlichen drei Finger locker gestreckt auf dem jeweiligen Bein ruhen. Probieren Sie aus, welche Beinposition und welche Handhaltung für Ihre Wirbelsäule am meisten Entspannung bietet, das Wichtigste ist wie gesagt die aufgerichtete Wirbelsäule.

In den Medien, auf Litfaßsäulen und anderen Werbeträgern wird oft eine Person im Lotussitz abgebildet. Der Lotussitz hat den Vorteil, dass er das Gewicht des Körpers auch ohne Kissen und sonstige Hilfsmittel leicht nach vorne zieht, so dass das Gewicht mittig an das Becken abgegeben werden kann. Nach meiner Erfahrung ist er jedoch nicht für alle westlichen Becken und Gelenke geeignet. Vor allem Frauen und etwas ältere Menschen sollten überprüfen, ob nicht eine andere Sitzposition für sie besser ist. Auch sind die Gelenke oft nicht so flexibel, und es widerspricht dem yogischen Grundprinzip der Gewaltfreiheit, sich in eine Position zu zwingen, zu der die körperliche Kraft und Flexibilität fehlen. Eine Position sollte kraftvoll und leicht gleichzeitig sein, sonst erzeugt sie eher ungünstige Folgen. Meist erweist es sich als hilfreich, auf dem vorderen Rand eines Meditationskissens zu sitzen, so dass das Sitzfleisch etwas nach hinten gezogen wird und das Gewicht an die beiden Sitzbeinhöcker abgegeben werden kann. Sollten Sie diese beiden Knochen nicht kennen, legen Sie doch einmal jeweils eine Hand unter eine der beiden Pobacken und wackeln Sie etwas hin und her. Auf diese Weise bekommen Sie ein Gespür dafür, worauf Ihre Wirbelsäule aufgebaut ist und wohin das Körpergewicht abgegeben werden sollte. Probieren Sie aus, welche Position der Beine für Sie die günstigste ist: der Schneidersitz mit vorne überkreuzten Beinen oder die links und rechts vom Meditationskissen abgelegten Beine im Kniesitz.

Für die Vorbereitungen auf eine gute Sitzposition sollten Sie sich Zeit nehmen und keinesfalls bescheiden sein. Oft höre ich von Teilnehmerinnen und Teilnehmern, dass es so schon okay sei. Für mich reicht das nicht, es sollte optimal sein. Bieten Sie Ihrem Körper so lange verschiedene Varianten auch in Form von Decken oder kleinen Kissen an, bis keine unnötige Spannung mehr in den Knien oder an anderen Stellen spürbar ist. Alle Kraft wird für die Aufrichtung und Spannung zwischen Scheitel- und Wurzelpunkt benötigt. Den Wurzelpunkt zwischen den beiden Sitzbeinhöckern haben Sie bereits kennengelernt. Den Scheitelpunkt, den höchsten Punkt des Kopfes, können Sie entweder finden, indem Sie ein Buch oder Kissen auf Ihren Kopf legen und darauf achten, dass es weder nach vorne noch nach hinten rutscht, oder indem Sie sich einen lieben Mitmenschen vorstellen, dem Sie in Augenhöhe begegnen wollen, den Kopf weder traurig nach unten hängend noch hochnäsig nach oben gestreckt.

| Übung: Der aufrechte Sitz

Abb. 3: Der aufrechte Sitz (1)

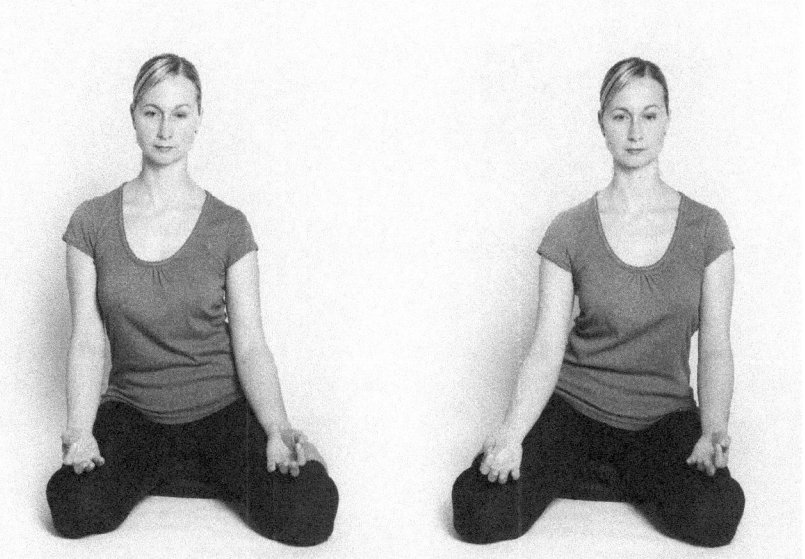

Eine stabile Basis für die Aufrichtung der Wirbelsäule errichten.

Setzen Sie sich, wie oben beschrieben, so auf ein Meditationskissen, dass Bauch und Brustkorb entspannt sind und genügend Raum für die Atembewegung haben. Beginnen Sie damit, Ihr Gewicht abwechselnd auf den rechten und den linken Sitzbeinhöcker zu verlagern, pendeln Sie etwas hin und her. Vielleicht stellt sich von alleine ein guter Rhythmus ein, versuchen Sie es im Atemrhythmus, es kann aber auch ein anderer Rhythmus sein. Wenn Sie ein sicheres Gefühl für Ihr Fundament im Becken haben, lenken Sie die Aufmerksamkeit auf Ihren Scheitelpunkt. Versuchen Sie, eine aufrechte Position für Ihre Wirbelsäule zu finden, indem der Scheitelpunkt sich mittig über dem Wurzelpunkt befindet. Beenden Sie den Rhythmus des Pendelns und bleiben Sie mit ihrer Aufmerksamkeit für ein paar Atemzüge bei Ihrer aufrechten Mittelachse zwischen Wurzel- und Scheitelpunkt.

Abb. 4: Der aufrechte Sitz (2)

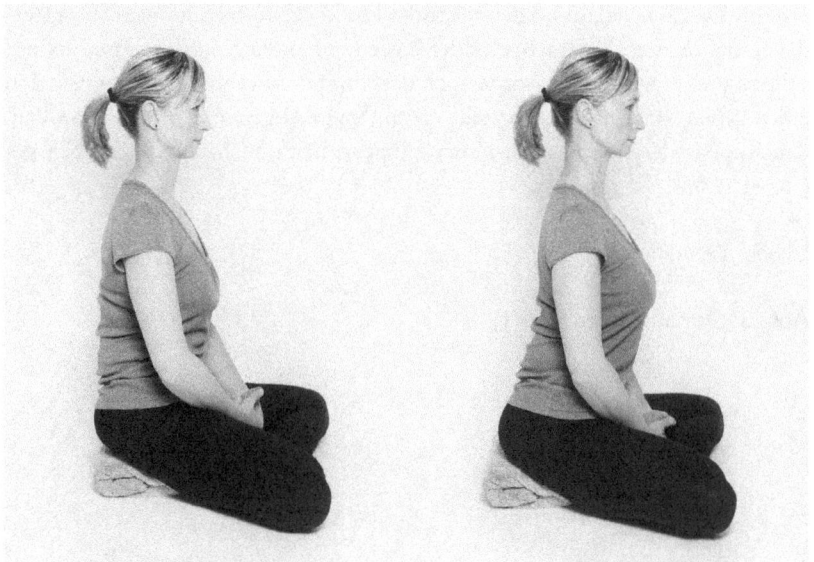

Selbst-bewusst bin ich aufrecht und entspannt

Als Nächstes lade ich Sie ein, pendelnd Ihr Gewicht mal vor und mal hinter die Sitzbeinhöcker zu verlagern. Diese Bewegung heißt im Yoga die Beckenkippbewegung, die in vielen Asanas eine wichtige Rolle spielt. Der Bewegungsimpuls ist also ganz im Beckenraum, und die restliche Wirbelsäule darf entspannt und locker mitschwingen. Beobachten Sie, bis wohin die Bewegung, die Sie am unteren Ende Ihrer Wirbelsäule ausführen, sich nach oben hin auslaufend fortsetzt, ohne dass oben aktiv eine Bewegung initiiert wird. So wie bei einer Schnur oder einer Perlenkette, die an einem Ende bewegt wird, sich die Bewegung bis zum anderen Ende fortsetzt, so bewegen Sie jetzt das untere Ende Ihrer Wirbelsäule. Je lockerer und entspannter die einzelnen Wirbel sich mitbewegen lassen, desto besser. Machen Sie nun die Bewegung mal größer, wie weit lässt sie sich ausdehnen? Wo ist Ihre Grenze? Gehen Sie nicht über die Grenze, aber machen Sie auch nicht schon vor der Grenze Halt.

Lassen Sie dann die Bewegung ausklingen und kommen Sie in der Mitte zur Ruhe. Wo genau ist die Mitte zwischen vorne und hinten? Wo ist die Mitte zwischen rechts und links?

Versuchen Sie, für die vier unteren knöchernen Basispunkte ein Bewusstsein zu entwickeln: die beiden Sitzbeinhöcker rechts und links sowie das Schambein vorne und das Steißbein hinten. Dann konzentrieren Sie sich auf den Scheitelpunkt oben. Dehnen Sie sich zwischen den beiden Endpunkten, Wurzelpunkt und Scheitelpunkt, als wollten Sie noch ein Stück wachsen. Nun können Sie in einem nächsten Schritt die Atmung entlang der aufgerichteten Wirbelsäule wahrnehmen. Vielleicht gefällt Ihnen das Bild: Der Atem streicht langsam von unten nach oben an der Wirbelsäule entlang, als wollte er diese sanft streicheln. Mit seiner Berührung am Scheitelpunkt setzt er dort einen Energieimpuls, um danach umzukehren und im Beckenraum zu ruhen. Mit jedem Einatmen findet eine Ausdehnung zwischen den beiden Endpunkten oben und unten statt. Beim Entspannen nach unten sammelt sich die Energie unten im Wurzelpunkt, der Mitte zwischen den vier Basispunkten, und das Gewicht des Rumpfes wird nach unten abgegeben.

Spüren Sie nach.

Der Bereich zwischen den vier knöchernen Basispunkten, der Damm, hat in der yogischen Chakrenlehre eine große Bedeutung. Es ist der Sitz des Wurzel-Chakras, hier entspringen die drei wichtigsten Energiekanäle: *Ida*, *Pingala* und *Sushumna*. Pingala ist die mikrokosmische Entsprechung der in unserem Körper wirkenden Sonnenkraft, die sich mit dem sympathischen Strang unseres vegetativen Nervensystems vergleichen lässt. Ida, die Mondkraft, wirkt kühlend und aufbauend und kann mit dem parasympathischen Teil unseres vegetativen Nervensystems, das für Regeneration und Aufbau zuständig ist, verglichen werden. Sushumna ist der zentrale Energiekanal, unser Rückenmarkskanal, durch den unsere Lebensenergie fließt. Ihn zu reinigen und zu pflegen ist ein zentrales Anliegen, das sich immer wieder in den Übungen des Yoga finden lässt.

Das Wurzel-Chakra wird energetisch den Nebennieren zugeordnet, die entscheidend an der Hormonproduktion beteiligt sind. Diese stehen in enger Verbindung zur Hypophyse und zum Hypothalamus, unseren Steuerungszentren im Gehirn. Die Verbindungslinie von Hypothalamus–Hypophyse–Nebennierenrinde wird auch die Stressachse genannt. Im Nebennierenmark werden die Hormone Adrenalin, Noradrenalin und Dopamin gebildet. Sie bereiten auf Stress vor, indem sie den Blutzuckerspiegel erhöhen, Blutdruck und Herzfrequenz steigern, die Schweißsekretion anregen, die Atemwege und die Pupillen erweitern und die Tätigkeiten des parasympathischen Nervensystems, wie Darmtätigkeit oder Speichelsekretion, stoppen. Die genannten Körpersymptome sind oft mit dem Gefühl von Angst verbunden.

Die Bewusstmachung der vier knöchernen Basispunkte und die Kräftigung der Muskelschichten, die sie miteinander verbinden, ist daher ein wichtiges Hilfsmittel bei Angst und Stress. Der Volksmund kennt den Spruch »Schiss haben«. Wenn der Parasympathikus seine aufbauende Tätigkeit, Essen in Nahrung zu verwandeln, nicht mehr in Ruhe verrichten kann, dann hat der Mensch Durchfall: Es fällt einfach alles (unverdaut) durch. Diese Muskelschicht ist auch zu wenig trainiert und nicht ausreichend in Besitz genommen, wenn sich jemand »vor Angst in die Hose macht«. Diese volkstümlichen Formulierungen machen deutlich, dass sich hier an der Basis ein Zentrum befindet, das schützend die Beziehung zwischen Innen und Außen kontrolliert: Was darf in meinem Körper bleiben, weil es mich nährt, und was gebe ich nach außen ab? Ein ausgewogenes Verhältnis von Sympathikus, im Yoga der kraftvollen Sonnenkraft, und Parasympathikus, im Yoga der entspannenden Mondkraft, ist für den Beckenboden – und damit für unsere Angst- und Stressanfälligkeit – von großer Bedeutung. Der Beckenboden stützt und hält die inneren Organe. Blasenschwäche, Gebärmuttersenkungen und Prostatabeschwerden deuten in der Regel auf ein zu schwaches Muskelnetz hin, das von unten her die inneren Organe nicht mehr stützen und halten kann. So verbirgt sich hinter dem Symptom Bettnässen oft ein verzweifeltes »Weinen nach unten«, weil ein äußeres oder inneres Verbot besteht, es im »offen-Sicht-lichen« Bereich des Gesichtes zu zeigen (siehe auch den Abschnitt »Stabilität entwickeln« in Kapitel 4, S. 124 ff.).

Yoga ist konsequent ressourcenorientiert, die Aufmerksamkeit wird auf den Atem, die Wirbelsäule, die Aufrichtung, die eigenen Grenzen usw. gelenkt. Die Frage, wohin ausatmend entspannt wird, d. h. an welche Stelle das Gewicht des Körpers abgegeben wird, hilft, gesunde Muster zu entwickeln. Die Schwerkraft im Beckenboden ist Voraussetzung für die Aufrichtung, zentriert die Übenden durch eine gute Verankerung auf dem Stuhl oder auf dem Erdboden und schafft die Voraussetzung für Flexibilität und Leichtigkeit im oberen Bereich.

Die Aufmerksamkeit auf gesunde Prozesse zu richten, ist ein entscheidendes Heilmittel gegen Angst. Die Psychotraumatologie der letzten Jahre hat ebenfalls eine achtsame Beziehung zum eigenen Körper als wichtige Ressource erkannt. Bewegung regt die Durchblutung und die Zellatmung an. Über einen chemischen Botenstoff werden auch die Zellen im Gehirn angeregt. Yoga-Übungen vertiefen durch ihre rhythmische Ausführung den Atem und sorgen auf diesem Weg für eine entspanntere Gemütsverfassung. Das begleitende Bewusstsein ist eine Form von Achtsamkeit, deren gesundheitliche Wirkung der amerikanische Psychiater und Klinikchef Jon Kabat-Zinn, der die buddhistische Achtsamkeitslehre für ein westliches Krankenhaus adaptiert hat, in mehreren Studien nachgewiesen hat.

Wodurch Leid entsteht – die Kleshas

Der Befreiung vom Leid (*duhkha*) wird in der Yoga-Philosophie ein großer Stellenwert beigemessen: Was erzeugt Leid und wie kann man es verhindern? Ablenkung und Verwirrung des Geistes werden durch Krankheit und Leid erzeugt und umgekehrt. Die Yogis haben vier sogenannte *Kleshas* gefunden, das sind die wichtigsten Leid erzeugende Irrtümer. Sie verwirren den Geist, stiften Unordnung und machen daher krank. Die vier Kleshas sind:

1. *Avidya*, das heißt übersetzt: »Unwissenheit«. Im engeren Sinne verstehen die Yogis darunter das verloren gegangene Wissen davon, dass jeder Mensch in seinem innersten Wesen gesund und heil ist. Wenn wir uns mit einem kranken Körperteil identifizieren – und wie leicht passiert es, dass wir bei Kopfweh oder Bauchweh nur an Kopfweh oder Bauchweh denken –, dann sitzen wir einem Irrtum auf. Der kranke Körperteil braucht Pflege, das ist klar, etwas scheint ihm zu fehlen, aber wir sind mehr als unser Körper, daran will uns dieses Klesha erinnern. Alles ist vergänglich, Schmerz kommt und geht, ebenso Winter und Sommer, Tag und Nacht. Auch im erweiterten Sinne sind Wissen und Weiterbildung wichtig, um Leid und Ängste zu reduzieren. Indem ich mich über mögliche Gefahren einer geplanten Unternehmung genau informiere, reduziere ich phantasierte Ängste. Es war ein Anliegen der Aufklärung, durch wissenschaftliche Forschung den Menschen aus Angst und Abhängigkeit zu befreien. Wenn ein Kind nachts Angst hat, weil es in bewegten Schatten bedrohliche Gestalten sieht, hilft es, das Licht anzumachen und genau nachzusehen.
2. *Anhaftung*. Leid entsteht dadurch, dass uns etwas ganz besonders wichtig ist und wir meinen, ohne diesen Menschen, diesen Job, diesen Gegenstand oder diese Beförderung nicht leben zu können. Das heißt nicht, dass wir nicht tiefe Trauer oder auch Ärger empfinden können, wenn ein geliebter Mensch geht oder wenn wir den Job verlieren. Die als bedrohlich erlebte Vorstellung von Verlust und Untergang des doch so sehr Geliebten erzeugt Angst. Sich in der Partnerschaft z.B. abhängig zu fühlen, erzeugt Leid und ist etwas anderes als Liebe. Schöne Ereignisse kommen und gehen, das ist der Fluss des Lebens. Wenn wir zu stark an einer Sache hängen, verlieren wir die Offenheit und Empfangsbereitschaft für das nächste schöne Ereignis, das zu uns kommen will.
3. *Abneigung*. Wie wir mit Anhaftung etwas besonders stark haben wollen, lehnen wir mit der Abneigung etwas besonders stark ab, wollen es auf keinen

Fall haben. Dadurch werden wir ebenfalls unfrei. In diesem negativen Gebundensein müssen wir stets aufpassen, dass uns dieser Mensch oder dieses Ereignis nicht trifft. Wir befürchten etwas und machen uns Vorstellungen von dieser Begegnung und vertrauen nicht auf unsere Fähigkeit, auch aus diesem Ereignis das Beste machen zu können.
4. *Angst vor dem Tod*. Der Tod, genauso wie das langsame Verschwinden und Sich-verabschieden-Müssen von Fähigkeiten, die im jüngeren Alter noch selbstverständlich waren, trifft uns alle mit Sicherheit. Was genau uns erwartet, können wir nicht wissen, wir können jedoch der Unausweichlichkeit dieses Ereignisses ins Auge sehen und uns vorbereiten, dann brauchen wir nicht aus Angst Dinge zu tun, die nur dem Vermeiden gezollt sind.

Das Menschenbild der Yoga-Philosophie kennt fünf Hüllen, die die Person umgeben; im Sanskrit sind es die fünf *Koshas*. Ich beginne mit der innersten Hülle, die die Yogis unseren Wesenskern nennen und vor dem sie sich respektvoll mit dem Namasté-Gruß verneigen: *Ananda-Maya-Kosha*, der »Freude-Körper«. Wenn wir die Identifikation mit unseren Ängsten, Sorgen und Problemen aufgeben und im reinen Sein ankommen – davon sind die Yogis überzeugt –, sind wir nur noch Freude, Offenheit, reine Liebe und fühlen uns verbunden mit allem. Matthieu Ricard hat diese ahnende Erinnerung mit folgendem Zitat wunderbar zum Ausdruck gebracht:

»Glück ist die vorübergehende Abwesenheit von inneren Konflikten. Dieser Augenblick, aus dem jeder Moment von Dringlichkeit, von emotionaler Bedrängnis gewichen ist, wird als tiefer Frieden empfunden.«

Eine Ahnung von diesem »paradiesischen« Gefühl, als wir uns noch ganz in der Einheit mit Gott und der Welt erlebten, können uns manchmal die Säuglinge vermitteln.

Dieses Menschenbild, nach dem jeder in seinem innersten Wesen glücklich und liebend ist, unterscheidet sich deutlich vom Menschenbild Darwin'scher Prägung. Es lässt sich nicht beweisen. Jedoch lebt es sich stressfreier damit. Da Glaubensüberzeugungen dazu veranlassen, nach Bestätigung in der Realität zu suchen, treffen Yogis auch eher auf Menschen, bei denen dieser göttliche Funke durch all das Alltägliche hindurchscheint. Der indische Namasté-Gruß, bei dem sich die aneinandergelegten Handinnenflächen vor der Mitte des Brustbeins, dem Herzraum, berühren, wird mit einer Verbeugung vor diesem inneren unverletzbaren Kern ausgeführt.

Übung: Der Namasté-Gruß

Abb. 5: Der Namasté-Gruß

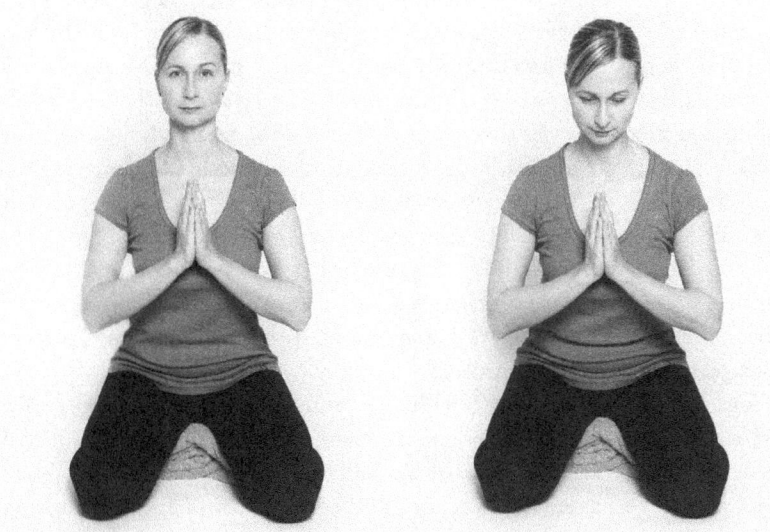

Ich verbeuge mich vor der Liebe und Weisheit deiner Seele.

Namasté – ich grüße in dir den Ort, wo das Universum weilt.
Namasté – ich grüße in dir den Ort der Weisheit, der Liebe und des Lichts.
Namasté – ich grüße in dir den Ort, wo, wenn du dich an diesem Ort in dir befindest und ich mich an jenem Ort in mir befinde, es nur Einen von uns gibt.

Ahamkara, den »Ich-Macher« oder auch das Ego, nennen die Inder den Persönlichkeitsteil, in dem wir uns voneinander unterscheiden und für einzigartig halten. Aus einer Perspektive, in der wir auf das biografische und physische Gewordensein blicken, sind wir auch individuell und unterschiedlich. Es ist der vergängliche Teil von uns. In jedem Menschen gibt es jedoch auch diesen unsterblichen Teil, der uns verbindet, in dem wir glücklich und voller Liebe sind. Musik löst manchmal dieses Gefühl von ozeanischer Verbundenheit aus. Friedrich Schiller hat diesen Seinszustand mit dem Lied besungen:

»Freude, schöner Götterfunken,
Tochter aus Elysium, wir betreten feuertrunken,
Himmlische, dein Heiligtum.
Deine Zauber binden wieder, was die Mode streng geteilt ...«

Dieser Wesenskern ist – einer Zwiebel gleich – von verschiedenen Hüllen (Sanskrit: *Koshas*) umgeben. Die äußerste Hülle bildet *Anna-Maya-Kosha* (5. Hülle), die Nahrungshülle, der physische Körper, den wir sehen, messen und wiegen können. Er wird belebt von *Prana-Maya-Kosha* (4. Hülle), der Energiehülle, die Tag und Nacht unsere physiologischen Vorgänge aufrechterhält. Sie beeinflusst den physischen Körper und sorgt für Energie und Gesundheit bis zum letzten Atemzug, dann verlässt sie den Körper. *Mano-Maya-Kosha* (3. Hülle), besteht aus unseren Emotionen, unbewussten Gefühlen, Programmierungen und Vorurteilen, die uns durch Erziehung, Kultur usw. eingeprägt wurden. Tagsüber hat sie großen Einfluss auf den Energiekörper und den physischen Körper, während sie nachts ruht. In der übergeordneten Hülle, *Vijnana-Maya-Kosha* (2. Hülle), der Bewusstseinshülle, sind die bewusst erworbenen Einstellungen, die wir uns erarbeitet haben: achtsam entwickelte Werte und Überzeugungen, Ziele sowie eine ethische Ausrichtung. Sie bilden die Brücke zum innersten Wesenskern (*Ananda-Maya-Kosha*).

Yoga kräftigt den Körper (5. Hülle), es stärkt den Energieleib (4. Hülle), unsere Emotionen werden klarer und differenzierter (3. Hülle) und als übergeordnete Instanz schafft die Bewusstseinshülle (2. Hülle) Ordnung im System. Eine Patientin berichtete mir folgende Begebenheit: Sie fuhr auf die Autobahn, ohne sich vorher über den Verkehrsfunk sachkundig gemacht zu haben, was ihr der Partner für diesen Tag dringend nahegelegt hatte. Sie verlor viel Zeit, weil die gewohnte Strecke gesperrt war und ärgerte sich über sich selbst. Dann erinnerte sie sich an Yoga und unsere Gespräche und sagte sich:»Wenn ich mich jetzt darüber ärgere, ändere ich nichts. Zu dem Zeitverlust kommt dann noch die Schädigung meines Immunsystems hinzu. Ich möchte doch gesund bleiben.« Diese Fähigkeit, eine Emotion einordnen und bewerten zu können, ordnen die Inder Vijnana-Maya-Kosha, der 2. Hülle, zu. In der Sprache der Hirnforschung ist es der präfrontale Kortex, der uns dazu befähigt, nicht blind den Emotionen ausgeliefert zu sein. Tatsächlich konnten Ulrich Ott und Britta Hölzel in einer Längsschnittstudie nachweisen, dass regelmäßiges Yoga-Training die Anzahl der grauen Zellen im Bereich des präfrontalen Kortex bis zu 10 Prozent steigert.

Die fünf Körper stehen miteinander in ständiger Wechselwirkung. In der frühen Kindheit fühlen sich viele Säuglinge und Kleinkinder, sofern nicht massive Störungen des Umfeldes auf sie einwirken, noch völlig verbunden mit der Umwelt, egal ob Pflanze, Tier oder Mensch. Der innerste Wesenskern ist noch sehr präsent, die anderen Körper sind noch nicht differenziert. Später geht es um die Ausbildung der individuellen Persönlichkeit, die sich durch ihre Gefühle und Umweltprägungen von anderen unterscheidet. Durch eine spirituelle Entwicklung kann dieses Gefühl der Verbundenheit mit der Welt sich auf einer anderen Ebene wieder einstellen.

Der Philosoph Ken Wilber spricht von der präpersonalen, der personalen und der transpersonalen Stufe der Persönlichkeitsentwicklung. Die präpersonale, naive, symbiotische Verschmelzung mit der Welt sollte nicht mit der bewussten, postpersonalen Verbundenheit verwechselt werden, die erkennt, dass wir alle Teil dieser Welt sind und aus dieser bewussten Erkenntnis heraus die Umwelt genauso pfleglich behandelt wie sich selbst.[24] Mit dem Bibelwort »Wenn ihr nicht werdet wie die Kinder, könnt ihr nicht ins Himmelreich eingehen« ist etwas sehr Ähnliches gemeint. Es heißt nicht »bleiben wie die Kinder«, sondern eine Entwicklung ist wichtig; es geht darum, das Gefühl, mit allem verbunden zu sein, von den Kindern zu lernen. Dieser Zustand ist Ananda-Maya-Kosha, der Freude-Körper.

Der achtstufige Pfad nach Patanjali

Die meisten Yoga-Ausbildungsinstitute beziehen sich auf Patanjali. Er soll in der Zeit zwischen dem 4. Jahrhundert v. Chr. und dem 2. Jahrhundert n. Chr. gelebt haben, und vermutlich handelt es sich um eine Geistesströmung, die unter seinem Namen zusammengefasst wird. Nach Patanjali gibt es acht Stufen, die zu dem erwünschten Zustand von Erleuchtung und Befreiung von Leid führen.

In den beiden ersten Stufen werden Verhaltensregeln für den Umgang mit anderen Menschen (1. Stufe: *Yamas*) und mit sich selbst (2. Stufe: *Niyamas*) gegeben. Hier ist vor allem das 1. Yama *Ahimsa*, Gewaltlosigkeit, zu nennen, das für den Umgang mit anderen, aber auch mit sich selbst gilt. Durch Ehrgeiz kann dem Körper Gewalt angetan werden. Eine Yoga-Pose sollte nicht zu mehr Verspannung führen. Empfehlungen wie Nicht-Lügen und Nicht-Stehlen erinnern an die Zehn Gebote der christlichen Tradition, jedoch findet sich in der Yoga-Philosophie nie der moralische Zeigefinger. Vielmehr wird immer wieder aufgefordert, die Wirkung eines Verhaltens wahrzunehmen. Da die Befreiung von Leid und die Klarheit des Denkens oberstes Ziel sind, kann durch eine subtile Selbstbeobachtung gespürt werden, wie Mogeln, Übertreiben oder Verdrehen der Wahrheit eine Unruhe im Geist erzeugt.

Während die erste Stufe vor allem den Umgang mit der äußeren Welt behandelt, geht es auf der zweiten Stufe um den Umgang mit sich selbst. Auch der eigene Körper, den ich achtsam und gewaltfrei behandle, kann zunächst als ein Teil der Außenwelt betrachtet werden. Wenn im zweiten Schritt, den Niyamas, Eigenschaften wie Zufriedenheit, Dankbarkeit usw. empfohlen werden, geht es auf einer mehr innerlichen Ebene um die Beziehung zu sich selbst. Mit unseren Selbstgesprächen, mit der Art, wie wir uns – größtenteils unbewusst – selber loben oder tadeln, haben wir einen großen Einfluss auf unser Verhalten und unsere Stimmung. Yoga ist ein Weg der Selbstbegegnung und der Selbst-Bewusstwerdung. Durch nicht wertende Beobachtung der eigenen Person kann der Übende auf dem Yoga-Weg immer mehr erkennen, welches Verhalten welche Wirkung hat. Solange er nicht spürt, dass z. B. Rauchen eine schädliche Wirkung hat, gibt es keinen Grund, damit aufzuhören. Das Ziel ist nicht der Mensch, der gehorsam Regeln befolgt, sondern der authentische Mensch, der Verantwortung für die Folgen seines Verhaltens übernimmt.

Durch unvoreingenommene Selbstbeobachtung kann ein Yogi wahrnehmen, wie die verschiedenen Nahrungsmittel auf seine Befindlichkeit wirken. Um Verantwortung für das eigene Leben zu übernehmen, ist es ebenfalls wichtig, achtsam zu spüren, welche Wirkung ein Film, ein Medienbericht oder ein bestimmtes Buch auf ihn hat. Patanjali empfiehlt an dieser Stelle, Schriften aus der Weisheitsliteratur der Welt zu lesen.

Vielleicht kennen Sie den Spruch: »Durch Dankbarkeit zeige ich meinem Partner und der Welt, wovon ich gerne mehr haben würde.« So ist der dankbare Mensch zunächst sogar im ganz egoistischen Sinne erfolgreicher, denn dankbaren Menschen hilft jede Frau und jeder Mann lieber. Jedoch auch im Umgang mit sich selbst hat Dankbarkeit eine stimmungsaufhellende Wirkung, da sie die Aufmerksamkeit auf das lenkt, was ich bereits habe und was mir gefällt. Und das zaubert oft ein zufriedenes Lächeln ins Gesicht.

Bewegungsübungen (Asanas)

Erst die dritte Stufe handelt dann von den Körperübungen, den *Asanas*. Yoga war bis zu Beginn des 20. Jahrhunderts eine Disziplin, der einige wenige Yogis ihr gesamtes Leben widmeten. Die Lehre wurde im Einzelunterricht von Meister zu Schüler weitergegeben. Die Yogis waren vom Arbeitsleben befreit und wurden von der Gemeinde, in der sie lebten, mit dem Lebensnotwendigen versorgt. Menschen, die einer Arbeit nachgingen, waren vom Yoga ausgeschlossen.

Wir verdanken die heutige Verbreitung unter anderem einigen, in der damaligen Zeit sehr fortschrittlichen Gurus[25], die zwischen 1920 und 1930 damit begannen, Yoga auch einer breiteren Bevölkerungsschicht zugutekommen zu lassen. Jedoch auch heute noch gilt, dass Yoga auf eine Lebenseinstellung und -haltung zielt, die nicht auf die 90 Minuten einer Kurs-Einheit beschränkt bleibt. So werden von den Lehrenden auch gerne Haltungen und Übungen genannt, die im Alltag gepflegt werden können. Sitzen und Stehen sind Tätigkeiten, die jeder gesunde Mensch an jedem Tag ausübt. Die richtige Sitzhaltung wurde bereits beschrieben (siehe S. 45 ff.). Es soll nun der stabile Stand beschrieben werden.

Übung: Der aufrechte Stand

Stellen Sie sich gerade und aufrecht hin. Die Füße sind parallel zueinander, im Abstand von etwa 5 bis 10 cm. Achten Sie darauf, dass das Gewicht an beide Füße gleichermaßen abgegeben wird und auf dem Mittelfuß, dem Längsgewölbe, ruht. Versuchen Sie, die Fuß-Längs- und Quergewölbe aufzurichten, indem Sie sich auf die drei Punkte Großzehballen, mittlere Ferse und Ballen des kleinen Zehs konzentrieren und diese fest im Boden verankern. Die Knie sind in einer mittleren Position, weder nach vorne gebeugt noch nach hinten durchgestreckt. Um das Becken in eine aufrechte, mittlere Position zu bringen, legen Sie nun Ihre Hände rechts und links auf den jeweiligen Hüftknochen der gleichen Seite, die Daumen zeigen nach hinten und die restlichen vier Finger weisen nach vorne. Machen Sie nun die Beckenkippbewegung, wie sie beim aufrechten Sitz (siehe S. 48 f.) beschrieben wurde, als Sie das Gewicht vor und hinter die Sitzbeinhöcker verlagert haben. Sie kippen das Becken nach hinten, indem Sie die Leisten nach vorne öffnen und dehnen und die restliche Wirbelsäule sich in Richtung Rundrücken biegt. Danach kippen Sie das Becken nach vorne, indem Sie einen Entenpo machen und die Wirbelsäule in ihrer Verlängerung nun ein leichtes Hohlkreuz formt. Auch hier sollte der Bewegungsursprung im Becken sein und nur die auslaufende Bewegung sich nach oben hin fortsetzen. Suchen Sie nun den Punkt in der Mitte auf, an dem das Becken weder nach vorne noch nach hinten gekippt ist. Von der Seite aus betrachtet bilden Fußknöchel, Knie, Hüftknochen und Schultern eine senkrechte und aufgerichtete Linie.

Um den Brustkorb zu öffnen, können Sie sich vorstellen, dass von der Mitte Ihres Brustbeins aus eine Sogwirkung nach schräg oben wirksam ist. Die Schultern dürfen entspannt nach hinten und unten sinken. Wenn Sie sich eine innere Achse oder ein Lot in der Mitte Ihres Körpers vorstellen, würde dieses vom Scheitelpunkt am Kopf durch das Zentrum Ihres Beckens bis in die Mitte zwischen Ihren beiden Fuß-Längsgewölben verlaufen. Bleiben Sie für ein paar Atemzüge in dieser gleichermaßen kraftvollen und entspannten Aufrichtung.

Diese Übung lässt sich gut in den Alltag integrieren. Wenn Sie an einer Bus- bzw. U-Bahn-Haltestelle oder an einem Schalter stehen, können Sie sich damit die Wartezeit auf angenehme Weise verkürzen. Sie ist auch sehr hilfreich zur inneren Sammlung vor einer anstrengenden Sitzung oder in anderen Situationen, die einen klaren Kopf verlangen. Auch der Baum (siehe Cover dieses Buchs) braucht keine Yogamatte und lässt sich an fast jedem Ort dieser Erde üben. Er schult das Gleichgewicht und ist oftmals Ausdruck der inneren Verfassung: In einem ruhigen Gemütszustand gelingt er besonders gut. Umgekehrt hilft er jedoch auch, innere Ruhe und Sammlung zu gewinnen.

Übung: Der Baum

Bringen Sie sich – wie oben beschrieben – in einen guten aufrechten Stand. Verlagern Sie nun Ihr Gewicht auf den linken Fuß; der rechte darf zunächst noch leichten Bodenkontakt haben. Wenn Sie etwas Sicherheit gewonnen haben, beginnen Sie damit, den rechten Fuß auf den linken zu stellen. Die Handinnenflächen berühren sich in der Namasté-Geste vor dem Brustbein. Probieren Sie nun langsam, die rechte Fußsohle am Schienbein des linken Beins entlang weiter nach oben zu führen; das Knie weist dabei nach rechts außen. Die Fußsohle hat Kontakt mit der Bein-Innenseite des Standbeins. Üben Sie langsam und in kleinen Schritten. Wenn der Stand wacklig wird, können Sie den rechten Fuß wieder etwas nach unten bringen. Geduldiges Üben hilft besser als Ehrgeiz. Der Blick ruht auf einem festen Punkt. Wenn es Ihnen möglich ist, den Blick auf einen Baum, Turm oder einen festen, senkrechten Gegenstand zu richten, bekommen Sie auch von außen Unterstützung. Atmen Sie ruhig und gleichmäßig ein und aus. Nach ein paar Atemzügen wechseln Sie die Beine und spüren nach.

Die Körperübungen sind der bei uns im Westen wohl bekannteste Teil des Yoga, auch geläufig unter dem Namen Hatha-Yoga. *Ha* bedeutet, wie schon erwähnt, Sonne, und *Tha* bedeutet Mond. Im erweiterten Sinne lässt sich unter *Ha* der sympathische, aktivierende Teil unseres autonomen Nervensystems verstehen, der uns Kraft und Energie verleiht, unsere Muskeln kräftigt und die Fähigkeit zu Ausdauer stärkt. *Tha*, das Mondprinzip, umfasst den parasympathischen Teil des autonomen Nervensystems, der für Ernährung, Regeneration, Aufbau von erneuerbarem Gewebe und Beruhigung verantwortlich ist. Er sorgt für Entspannung und Leichtigkeit.

Eine ausgewogene Yoga-Praxis berücksichtigt beide Prinzipien: Ein Asana sollte sicher, stabil und gleichzeitig entspannt und leicht sein. In jeder Haltung gilt es zu überprüfen, ob wirklich nur die Muskeln angespannt sind, die für diese spezielle Übung gebraucht werden. Es gibt Übungen, die mehr dem Aufbau von Muskelkraft und Energie dienen, und andere, die mehr das Loslassen von Verspannungen fördern. Idealerweise ergänzen sich diese beiden Richtungen, sie wechseln sich ab, oder in einer Übung wird gleichzeitig angestrebt, die Bauchmuskeln zu aktivieren und die Rückenmuskeln in einem spezifischen Abschnitt zu entspannen.

Nicht nur das Hatha-Yoga, unser gesamtes Leben spielt sich ab zwischen den Polen von Aktivierung und Verbindung mit einer Aufgabe auf der einen Seite sowie Loslassen und Zur-Ruhe-Kommen auf der anderen Seite. Der Atem unterstützt diese Polarität: Mit jeder Einatmung nehme ich einen Teil der Außenwelt in mich auf: die Luft mitsamt den Partikeln, die von Pflanzen, Mitmenschen und Autos abgegeben wurden. Und mit jeder Ausatmung gebe ich das Nicht-Verwertbare wieder ab. Yoga unterscheidet sich von Gymnastik und anderen Körperübungssystemen dadurch, dass die Bewegungen stets mit dem Atemfluss und mit einem achtsamen Bewusstsein verbunden werden. Das Bewusstsein dafür zu sensibilisieren, dass eine Einseitigkeit stets der ausgleichenden Ergänzung durch die gegenüberliegende Polarität bedarf, kann durch Yoga geschult werden und darf auf den Alltag übertragen werden.

Übung: Seitbeuge und das Streben zur Mitte

Abb. 6: Seitbeuge

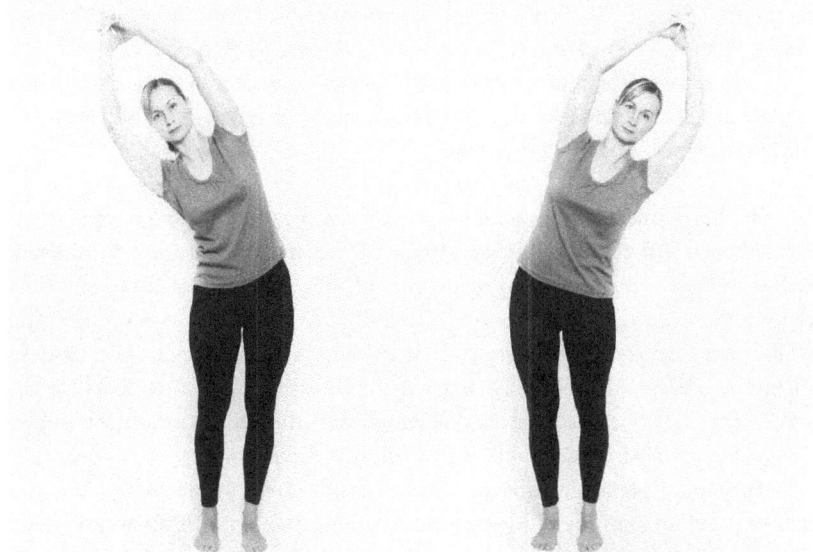

Auch wenn ich mal nicht in meiner Mitte bin: Der Körper will wieder zur Mitte zurück.

Beginnen Sie wieder mit dem aufrechten Stand wie oben beschrieben (siehe S. 57). Führen Sie nun einatmend beide Arme über dem Kopf zusammen, die Finger überkreuzen sich im *Nataraj-Mudra*, d.h. die beiden Zeigefinger weisen nach oben und die anderen Finger sind überkreuzt. Die Ellbogen sind leicht angewinkelt, damit die Schultern sich entspannen können.

Nun beugen Sie sich nach rechts und achten darauf, dass Sie dabei in der Ebene Ihres Körpers bleiben, das heißt: weder nach vorne noch nach hinten ausweichen. Nehmen Sie wahr, wie die linke Flanke gedehnt wird. Wo ist Ihre Grenze und wie spüren Sie diese? Wie macht sich diese Grenze bemerkbar? Machen Sie kurz vor der Grenze Halt und beobachten die Bewegung des Atems an der gedehnten Stelle.

Nach einiger Zeit spüren Sie vielleicht, wie Ihr Körper wieder in die Mitte zurückwill, geben Sie diesem Impuls nicht gleich nach, sondern beobachten ihn. Weiß Ihr Körper, wo die Mitte ist? Offensichtlich gibt es ein Wissen über die Mitte. Versuchen Sie, sich ein inneres Bild von dieser Mitte zu machen. Wenn Sie dann dem Impuls hin zur Mitte nachgeben, können Sie prüfen, ob das Bild, das Sie sich von der Mitte gemacht haben, mit dem Körpergefühl übereinstimmt, das Sie spüren, wenn Sie in der Mitte sind. Vergleichen Sie zuerst die beiden Seiten, die gedehnte und die nicht gedehnte, bevor Sie zur anderen Seite wechseln.

Wenn Sie beide Seiten gleich lang gedehnt haben, verweilen Sie noch einen Moment in der Mitte. Wo und wie spüren Sie Ihre Mitte? Versuchen Sie, nur ganz leicht um diese Mitte zu pendeln. Wo geht das Links ins Rechts über? Gibt es einen Punkt, der weder rechts noch links ist? Das Leben bringt uns immer wieder in Situationen, in denen wir unsere Mitte verlieren, dann ist es gut zu wissen, wie sich die Mitte anfühlt.

Manche spüren die Mitte besonders im Bauchraum, andere in der aufgerichteten Wirbelsäule und wieder andere in der Atembeobachtung. Wie fühlt es sich an, einen Augenblick in der eigenen Mitte zu sein?

Ha-Tha bezeichnet einerseits ein Gegensatzpaar, das jedoch andererseits in einer höheren Einheit zusammengeführt wird, wenn eine Haltung sich zugleich sicher und fest sowie leicht und entspannt anfühlt. So prägt das Zusammenführen von Gegensatzpaaren die gesamte Yoga-Praxis: Auf eine Vorbeuge folgt eine Rückbeuge, auf eine Seitbeuge nach rechts eine Seitbeuge nach links. Indem immer wieder die Mitte überkreuzt wird, wird das Gefühl für die Mitte gestärkt. Das Einatmen ist zwar das Gegenteil vom Ausatmen, zusammen bilden die beiden Pole jedoch eine höhere Einheit, den Atem.

Bei den Körperübungen wird ein Asana oft zuerst dynamisch geübt, das heißt im Einklang mit dem Atemprozess: In der Ausgangsposition sammelt sich der oder die Yoga-Übende und bringt dann mit der Einatmung den Körper in eine Position, bei der ein ganz spezieller Teil des Körpers gedehnt wird, und beim Ausatmen wird wieder die Ausgangsposition eingenommen und der entsprechende Körperteil entspannt. In einem etwas fortgeschrittenen Stadium wird das Asana über mehrere Atemzüge gehalten. Die statische Ausführung eines Asanas erfordert nicht nur mehr haltende Muskelkraft, sondern auch ein sehr feines und genaues Gespür für die einzelnen Muskelgruppen. Die Aufforderung zu erforschen, welche Muskeln noch losgelassen werden können, um es sich so bequem wie möglich in der Position zu machen und sich immer mehr mit der Stellung zu verbinden, kann die tieferen Muskelschichten erreichen und so chronische Verspannungen verändern. Ein beträchtlicher Teil unserer Muskeln – bei vielen Menschen sind es die Schultermuskeln – wird permanent und unbewusst angespannt, so dass sich die bewusste Muskelspannung zu der unbewussten, chronischen Anspannung addiert. Yoga regt immer wieder an zu überprüfen, welche Muskeln genau für das jeweilige Asana gebraucht werden und welche anderen entspannt werden können. Vor allem in der haltenden Ausführung eines Asanas kann überprüft werden, welche Muskeln chronisch angespannt sind, ohne dass diese Anspannung nötig wäre. Im Yoga wird zwischen der oberflächlichen Muskulatur, die wir tagtäglich benutzen, und der tiefer liegenden Muskulatur, die unsere unbewusste Haltung ausdrückt, unterschieden. Im Wort »Haltung« finden wir die Bedeutung des Festhaltens. So lässt sich in einer statischen Pose überprüfen, was und wo wir festhalten wollen. Vielleicht halten wir unbewusst an einer Verspannung fest, die sich jetzt endlich lösen darf. Leichtigkeit und Festigkeit können sich jedoch auch zu einer höheren Einheit verbinden; wenn wir lernen, auf das zu vertrauen, was uns wirklich Halt geben kann, dann fühlen wir uns getragen und gehalten von einer größeren Kraft.

Auch wenn eine bestimmte Yoga-Übung immer Auswirkungen auf das gesamte System unseres Körpers hat, so gibt es doch Übungen und Übungsreihen, die ganz besonders einzelne Organsysteme wie die Gelenke, die Verdauungsorgane oder die Schulter-Nacken-Partie mobilisieren. Indem Yoga zu Bewegungen anregt, die nicht zu den alltäglichen Mustern und Bewegungsabläufen gehören, werden Körperpartien gedehnt, geweitet, geöffnet und damit auch durchblutet, die sonst – ohne diese Anregung – womöglich durch mangelnde Nutzung steif werden und verkalken würden. Während auf der einen Seite gedehnt wird, werden andere, auf der gegenüberliegenden Körperseite sich befindende Partien gepresst und gedrückt. Eine Stauchung kann bewirken, dass nach Lösung dieser Blockade Atem und Blut verstärkt an diese Stelle fließen.

Beobachtungsübung: Dehnen und Drücken

Denken Sie sich eine beliebige, etwas ungewöhnliche Bewegung aus. Sie können auch die oben bereits beschriebene Seitbeuge ausführen, die besondere Art der Bewegung ist bei dieser Aufgabe jetzt nicht das Wichtige. Erforschen Sie nun einmal, welche Partien Ihres Körpers gedehnt und welche gedrückt werden. Wenn Sie Anfängerin oder Anfänger sind, reicht es, wenn Sie grob dies beschreiben, mit Begriffen wie: rechts, links, vorne, hinten, oben oder unten. Vielleicht gelingt Ihnen aber auch schon eine etwas genauere Beschreibung wie »der Bauch in Höhe des Zwerchfells« oder »die Wirbelsäule am Übergang von der Lendenwirbelsäule zur Brustwirbelsäule wird gedehnt bzw. gepresst«.

Beobachten Sie nun in einem zweiten Schritt, was die Atmung in dem gedehnten Bereich macht und wie es sich mit der Atmungsbewegung im gepressten Bereich verhält. Vielleicht können Sie wahrnehmen, wie der gedehnte Teil Ihres Körpers bei der Einatmung durch den Atem, der dorthin fließt, noch ein kleines bisschen mehr gedehnt wird. Und die Ausatmung entspannt ein klein wenig. Vielleicht nehmen Sie aber auch etwas ganz anderes wahr. Es gibt kein »richtig« oder »falsch«, sondern die Aufgabe ist einfach, ganz sachlich und objektiv etwas festzustellen.

In einem dritten Schritt können Sie nun prüfen, ob diese Beobachtung der inneren Vorgänge etwas an Ihrer seelischen Verfassung verändert hat.

Atemübungen

Die zuletzt genannte Übung führt von den Bewegungs- zu den Atemübungen. Dem Atem kommt in vielen spirituellen Traditionen eine wichtige Bedeutung zu, da er an der Schnittstelle vom willkürlichen zum unwillkürlichen Nervensystem liegt. Wie auch an anderen Stellen im Yoga begegnen wir hier wieder der Bedeutung einer ausgewogenen Mitte von Tun (sympathisches Nervensystem) und Lassen (parasympathisches Nervensystem). Das indische Wort *Prana* bezeichnet einerseits den Atem und andererseits die Lebensenergie, die den lebendigen Menschen vom Toten unterscheidet. Je mehr Prana ein Mensch besitzt, desto vitaler sind seine Lebensäußerungen, desto gesünder und widerstandsfähiger ist er. Auch im Hebräischen findet sich eine vergleichbare Doppelbedeutung für das Wort *Ruach*, das den Atem bezeichnet und gleichzeitig den Lebensgeist meint und das Aktionszentrum, die bewegende Kraft, die hinter dem Atem steht. Wenn in der christlichen Schöpfungsgeschichte Gottvater dem ersten Menschen namens Adam den Atem einhaucht, ist damit gleichzeitig auch Leben und Bewusstsein eingepflanzt.

Wir können den Atem willentlich beeinflussen, wir können also z. B. schneller atmen, den Atem anhalten usw. Aber der Atem fließt in einem für jeden Menschen individuellen Rhythmus – auch dann, wenn wir ihm keine Beachtung schenken (z. B. im Schlaf). Das Atemzentrum befindet sich im Stammhirn, wo unsere für das Überleben notwendigen Instinkte liegen. Unachtsame Atemübungen, wie z. B. eine unsachgemäße Kontrolle des Atems, können daher auch Erstickungs- oder Todesängste auslösen. Andersherum können sich durch eine Beruhigung des Atems Ängste langsam wieder auflösen.

Die Atem- oder *Pranayama*-Übungen können durch eine bewusste Lenkung des Atems das Energiesystem beeinflussen. Anfänger sollten jedoch erst damit beginnen, eine achtsame und respektvolle Beziehung zum Atemgeschehen aufzubauen. In einer Basisübung, die auch Fortgeschrittenen immer wieder empfohlen werden kann, wird der Atem in seinem Kommen und Gehen beobachtet, ohne ihn zu beeinflussen. Nicht nur der Atem, viele physiologische Prozesse sind rhythmisch. Ob es der Rhythmus von Nahrungsaufnahme und Ausscheidung, von Schlafen und Wachen ist – achtsam die eigenen Rhythmen zu begleiten, fördert Ausgeglichenheit und Gesundheit.

Viele Yoga-Bewegungsübungen tragen dazu bei, den Atem zu vertiefen und an Stellen zu lenken, die sonst unbeatmet bleiben würden. Durch eine Seitbeuge nach rechts wird die linke Flanke gedehnt und flexibilisiert; durch eine

Rückbeuge wird im vorderen Teil des Rumpfes der Atemprozess intensiviert. Bei einer achtsamen Atembeobachtung kann man wahrnehmen, dass der gesamte Rumpf von den Schultern und Schlüsselbeinen bis hinunter zum Becken vom Atem sanft bewegt wird. Durch die rhythmische Bewegung von Lunge und Zwerchfell werden alle inneren Organe in ihrer Position leicht mitbewegt.

Übungen werden nur dann dem Namen Yoga gerecht, wenn Atem, Bewegung und Bewusstsein im Einklang miteinander sind. Dennoch gibt es bestimmte Übungsreihen, die den Fokus mehr auf Muskelaufbau, Ausdauer und Kräftigung des Körpers legen, andere verfolgen das Ziel, die Atemkraft zu stärken, das Atemvolumen zu vertiefen oder den Atem an bestimmte Stellen im Körper zu lenken, und es gibt Übungen, die die Kraft des Bewusstseins fördern.

Um den Atem zu vertiefen, kennt Yoga verschiedene Wege: Da sind zunächst die Übungen, die den Brustkorb weiten, wie z. B. »Der Fisch« (siehe Abb. 10, S. 85) oder »Last von den Schultern werfen« (siehe Abb. 23, S. 139). Eine Erweiterung des Atemvolumens ergibt sich auch, wenn der Atem angehalten oder sein Weg durch ein Hindernis erschwert wird, z. B. indem ein Nasenloch zugehalten wird (*Anulo Viloma*), die Stimmritze gepresst wird (*Ujjay-Atmung*[26], S. 88 f.) oder indem man eine Pause zwischen Ein- und Ausatmung einlegt: Während der Atembeobachtung wartet man (neugierig) auf den nächsten Impuls zum Ein- bzw. Ausatmen, begrüßt ihn und gibt erst dann dem Impuls nach. Wird der Atem in seinem natürlichen Fluss für kurze Zeit gehemmt, fließt er danach umso intensiver. Dies sollte jedoch sehr achtsam und nur langsam gesteigert werden, keinesfalls mit Ehrgeiz oder starker Kontrolle erzwungen werden, sonst können lebensbedrohliche Angstzustände ausgelöst werden. Für die meisten Zivilisationskrankheiten wie Ängste und Depressionen ist die Vertiefung des Atems ein wunderbares Heilmittel. Es ist bekannt, dass viele Menschen in unserem Kulturkreis länger einatmen als ausatmen. Yoga empfiehlt, die Ausatmung zu vertiefen.

Wenn wir den Atem achtsam mit unserem Bewusstsein begleiten und dann unser Bewusstsein an eine bestimmte Stelle im Körper lenken, fließt mehr Atem und gleichzeitig damit auch mehr Energie an diese Stelle. Atem und Bewusstsein lieben es, sich gegenseitig zu verbinden. So lässt sich bei manchen Übungen die Erfahrung machen: »Der Atem folgt dem Bewusstsein«, oder auch umgekehrt: »Das Bewusstsein folgt dem Atem.« Eine indirekte Erweiterung des Atemvolumens ergibt sich, wenn die im Atemrhythmus ausgeführte Bewegung verlangsamt wird. Anfängern lege ich besonders nahe, damit zu beginnen.

Es ist nicht leicht, den Atem zu beobachten, ohne ihn gleichzeitig zu kontrollieren. In unserem Kulturkreis gibt es viele Menschen, die zur Kontrolle der inneren Vorgänge, also auch des Atems, neigen. Eine Weitung des Atemraums geschieht häufig auch auf ganz natürliche Weise, wenn das Ausatmen mit einem Ton oder einem Mantra verbunden wird. Versuchen Sie einmal, das Wort

Ruhe mit einem lang gezogenen U-Laut mehrmals mit gedämpfter Stimme vor sich hin zu sprechen, und spüren Sie der Wirkung nach. Der Zusammenklang von Tun und Lassen wird hier besonders wohltuend erlebt: Ich töne und ich lasse einen Ton erklingen.

Kinder nutzen in der Regel noch ganz spontan den Atem für Ihre Bewegungen. Auch früh gelernte Bewegungen verbinden wir oft automatisch mit der Ein- bzw. Ausatmung. Ein Aktivitätsbeginn wird oft mit dem Einatmen verbunden. Ein Loslassen am Feierabend, das Sich-Zurücklehnen im Stuhl oder das Niedersinken auf die Couch nach vollbrachter Arbeit ist in aller Regel mit der Ausatmung verbunden. Wenn Sie dies gleich einmal ausprobieren und überprüfen wollen, sollte nicht gleichzeitig das Radio oder der Fernsehapparat laufen. Das Motto »Bad news are good news« könnte sonst den Atem verändern.

Übung: Die Verbindung von Atem und Bewegung beobachten

Versuchen Sie, möglichst in der gewohnten Art aufzustehen und sich dann wieder hinzusetzen. In einem zweiten, bewussten Schritt achten Sie nun darauf, wie Sie den Atem zur Unterstützung Ihrer Bewegung nutzen. Auch hier gilt wieder: Es gibt kein richtig oder falsch.

Die meisten Menschen stehen einatmend auf – der Entschluss zu einer nächsten Handlung nach dem Sitzen braucht Kraft, die sie sich einatmend holen – und sie setzen sich ausatmend hin, da das Ausatmen die Entspannung fördert. In der asiatischen Kampfkunst dient das Einatmen ebenfalls der Vorbereitung auf die gleich auszuführenden Handlung und der konzentrierten Vorstellung von ihr; was das Ausatmen betrifft, ist es jedoch umgekehrt als bei uns: Mit der Ausatmung wird dann der gezielt innerlich vorbereitete Schlag oder Tritt ausgeführt. So kommt es, dass die Zweikämpfe leicht, manchmal fast tänzerisch wirken, weil das Element des Loslassens in die Aktion integriert ist. Beides hat also seine eigene Logik.

Diese Übung will Sie mit Ihrem Muster vertraut machen, das Sie sich aus gutem Grund, nämlich aus Erfahrung, zugelegt haben. Sie können dann auch einmal die andere Variante der Verbindung von Ein- bzw. Ausatem und Bewegung ausprobieren.

Wenn Sie zu Ihrem Atem eine freundschaftliche Beziehung pflegen, kann er Sie in Ihrem Leben besser unterstützen.

In Kapitel 1 ging es um den Zusammenhang von Angst und Enge. Was ist Ursache und was Wirkung? Wenn wir Angst haben, halten wir zunächst – vor Schreck – den Atem an, dann atmen wir, in aller Regel unbewusst, nur flach und ziehen alle Lebensvorgänge auf ein Minimum zurück. Haben Sie einmal beobachtet, was Sie unbewusst tun, wenn Sie einen Menschen wahrnehmen, von dem Sie nicht gesehen werden wollen? Die meisten Menschen atmen dann ganz leise und nur sehr flach. Wie kommt es, dass wir nach einer Versammlung

oder einem Treffen von mehreren Personen bei manchen Menschen ganz klar wissen, dass sie anwesend waren, und wir uns bei anderen dagegen sehr unsicher sind? Manche Menschen fallen auf, andere übersieht man leicht. Der Atem, im Yoga *Prana* genannt, schenkt Energie, Vitalität und Präsenz. Die Aufmerksamkeit auf diese subtilen Prozesse zu lenken, macht die Doppelbedeutung des Prana-Begriffs – Atem und Lebensenergie – deutlich.
Die folgende Übung ist eine Einladung, Prana in Ihrem Körper bewusst Raum zu geben.

Übung: Atem-Ge-lassen-heit

Setzen Sie sich mit aufgerichteter Wirbelsäule bequem hin. Sie können die Übung auch im Liegen machen. Wichtig ist lediglich, dass der Bauchraum genügend Platz hat, sich nach vorne oder oben auszudehnen. Denken Sie daran, dass Ihr Atem auch nachts, wenn Sie schlafen, kommt und geht. Sie müssen also gar nichts tun, sondern beobachten einfach nur, wie der Bauch sich weitet und wölbt und wieder zurück in seine Ausgangsposition sinkt. Vielleicht gelingt es Ihnen, eine neugierige Position einzunehmen, indem Sie sich fragen: »Woher weiß mein Organismus eigentlich, wann Ein- und wann Ausatmung dran ist? Dieses Wissen, diese Lebendigkeit scheint in mir zu sein, auch wenn ich dies nicht wahrnehme.« Vielleicht gelingt es Ihnen auch, nach der Empfindung »Ich atme« die staunende Beobachtung »Es atmet mich« zuzulassen.

Es ist eine Kunst, achtsam die eigenen Lebensprozesse zu beobachten, ohne einzugreifen, zu bewerten oder etwas ändern zu wollen. Diesen lebens- und überlebenswichtigen Rhythmus ganz bewusst der inneren Weisheit zu überlassen, setzt Vertrauen voraus. Vielleicht gelingt Ihnen dies schon bald mühelos, wahrscheinlicher ist es jedoch, dass Sie erst mehrmals üben müssen. Wenn Sie mit Ängsten zu tun haben, lege ich Ihnen diese Übung ganz besonders ans Herz. Je mehr Sie Ihren Atem bewusst fließen *lassen*, desto mehr kann er zur Ruhe und Natürlichkeit finden.

Unsere Gefühle beeinflussen unseren Atem. Über ihn drücken wir unsere Emotionen aus: Wenn wir etwa wütend sind, schnauben wir vor Wut. Wir stöhnen, wenn uns jemand auf die Nerven geht. Langeweile lässt uns gähnen, und vor Erleichterung atmen wir auf. Wenn wir Angst vor einem cholerischen Chef haben, atmen wir flach und leise, um seine Wut nicht hervorzulocken oder um uns so gut es geht unsichtbar zu machen. Bei einem aufregenden Krimi halten wir im spannenden Augenblick den Atem an, um erleichtert auszuatmen, wenn der Mörder endlich gefasst ist. Alle diese Prozesse passieren, ohne dass wir uns ihrer bewusst sind. Möglicherweise ist die Erholung durch den Schlaf darin begründet, dass wir nicht durch Gefühle und Emotionen unseren Atemrhythmus beeinflussen – es sei denn, unverarbeitete Gefühle suchen sich als Albträume in der Nacht ein Ventil.

Auch in religiösen Schriften kommt dem Atem eine wichtige Bedeutung zu: Adam, der erste Mensch, war zunächst nur ein Lehmklotz. Erst als Gott ihm den Atem einhauchte, wurde aus toter Materie ein vollwertiger Mensch. Der umgekehrte Vorgang passiert beim Sterben: Nach dem letzten Atemzug wird der Körper wieder Materie. In der hinduistischen Tradition ist Gott Brahma der Schöpfer der Welt. Die Polarität – von Tag und Nacht, Einatem und Ausatem usw. – schafft Gott Shiva, indem er, durch Tanz und Musik, die Ruhe, Einheit und Harmonie zerstört. Auch hier finden wir wieder den Zusammenhang von Atem, Leben, Rhythmus und Polarität.

Die Summe aller Lebensprozesse nennen die Yogis *Prana-Maya-Kosha* (siehe oben, S. 54). Die An- oder Abwesenheit von Prana bildet den Unterschied zwischen einem Menschen eine Minute vor seinem Tod und eine Minute danach.

Yoga-Übungen dehnen Körperstellen, die durch die täglichen Alltagsverrichtungen nicht bewegt werden. Dehnungen weiten und lassen dadurch mehr Atem auch an Stellen fließen, die sonst bewegungslos und unbelebt bleiben würden. Auch helfen die Übungen, diesen Teil bewusst zu machen, da es leichter fällt, ein Körperteil zu spüren, nachdem es bewegt oder berührt wurde. Eine Verlebendigung, d. h. eine bewusste Aneignung der im Körper ruhenden Möglichkeiten, kann jedoch auch durch Gedankenkraft vorgenommen werden.

Übung: Atembewusstheit

Setzen Sie sich auf ein Meditationskissen oder eine zusammengerollte Decke. Sie können auch auf einem Stuhl sitzen, wichtig ist im Moment nur, dass Ihre Wirbelsäule aufgerichtet ist (siehe S. 47 ff. im Abschnitt »Asana – die richtige Sitzhaltung« im Kapitel 2). Das erreichen Sie am besten, wenn Sie auf die vordere Kante des Stuhls, des Kissens oder der Decke rutschen, so dass Ihr Sitzfleisch etwas hinter die Sitzbeinhöcker gezogen wird. Dann lenken Sie Ihre Aufmerksamkeit auf Ihre Wirbelsäule und stellen sich in der Mitte Ihres Rumpfes eine senkrechte Linie vor, die vom höchsten Punkt des Kopfes bis zur Mitte Ihrer Sitzfläche, also der Mitte zwischen den beiden Sitzbeinhöckern, verläuft. Diese aufrechte Linie ist wichtig, damit der Atem, den Sie in einem nächsten Schritt einladen werden, sich in Ihrem Körper ausbreiten kann und im vorderen Teil Ihres Körpers genauso viel Möglichkeit dazu hat, wie im rückwärtigen Teil. Dazu müssen Sie aufrecht sitzen. Eine Schrägneigung nach vorne würde die Beatmung des Rückens zwar ermöglichen, die des Brust- und Bauchraums, der dadurch gestaucht wird, dagegen erschweren, eine Schrägneigung nach hinten die Beatmung des vorderen Brust- und Bauchraums fördern, aber die des Rückens behindern. Von daher ist es wichtig, dem Vorne und dem Hinten gleich viel Raum zu geben.

Nehmen Sie also in einem ersten Schritt wahr, an welchen Stellen Ihres Körpers der Atemvorgang eine Bewegung auslöst. Vielleicht spüren Sie, wie der Bauch sich bei der Atmung etwas bewegt, vielleicht nehmen Sie die Bewegung aber auch eher im Brustraum wahr. Es gibt Bauch-Atmer und Brust-Atmer. Wenn Sie wissen, welches Atemmuster Sie bevorzugen, schätzen Sie doch einmal: Wie viel Zentimeter beträgt der Unterschied zwischen dem gefüllten Brust- bzw. Bauchraum und dem geleerten? Wie weit ist der Bereich ausgedehnt, der bewegt wird, und wo ebbt die Bewegung ab?

Erforschen Sie nun auch die übrigen Bereiche Ihres Rumpfes, die Ihnen zunächst nicht aufgefallen sind: Können Sie die Bewegung des Atems auch im Rücken in Höhe der Nieren, in Höhe der Schulterblätter spüren? Spüren Sie die Atembewegung im Bereich der Schlüsselbeine und Schultern? Wie ist es unter den Achselhöhlen und an den Flanken? Versuchen Sie, eine neugierig forschende Haltung einzunehmen. Im Moment gibt es nichts zu tun, der Atem macht die Arbeit, und Sie beobachten nur.

In einem nächsten Schritt können Sie nun Ihre Hände hinzunehmen und überprüfen, ob Ihre Beobachtungen richtig waren. Legen Sie Ihre Hände auf den Bauchraum oder in die Nierengegend und beobachten Sie: Wie stark werden Sie von der Atmung bewegt? Lassen Sie möglichst keinen Bereich Ihres Rumpfes unerforscht. Es ist immer von Vorteil, sich selbst gut zu kennen.

Stellen Sie zum Abschluss der Übung einmal fest, ob diese Übung etwas bewirkt hat: Fühlen Sie sich etwas anders als vor dieser Übung? Ihre Aufgabe war es, nur zu beobachten, und nicht, etwas zu tun oder das Atemverhalten zu verändern. Und genau dies hat vermutlich etwas bewirkt, denn in der Regel ist es so, dass der Vorgang der Beobachtung das Beobachtete verändert.

In Yogakreisen heißt es: »Jeder bewusste Atemprozess ist ein Reinigungsvorgang.« Nun trägt die Atmung grundsätzlich zur Erneuerung, Erfrischung und damit Reinigung bei. Sauerstoff wird aufgenommen und CO_2 ausgeschieden. Wenn wir diesen Vorgang mit innerer Anteilnahme begleiten, uns vorstellen, wie sich frische Luft und neue Energie in allen Zellen unseres Körpers ausbreiten, dann unterstützen und verstärken wir diesen Vorgang. Die Hirnforschung hat herausgefunden, dass Imaginationen und Vorstellungsbilder ähnliche Prozesse im Körper auslösen wie tatsächliche Erlebnisse. So ist auch bekannt, dass Sportler, die nach einer Verletzung nicht trainieren können, dies aber in der Vorstellung tun, ähnlich gut vorbereitet den nächsten Wettkampf antreten können, wie wenn sie tatsächlich geübt hätten.[27]

Bewusstseinsübungen

Yoga unterscheidet sich von Gymnastik dadurch, dass die Bewegungen von einer Haltung der Achtsamkeit begleitet werden. Weiter oben wurde davon gesprochen, dass die Bewegungen im Atemrhythmus durchgeführt werden. In Michael Endes Buch *Momo* taucht Beppo, der Straßenkehrer, auf und erklärt: »Wenn man die ganze Straße im Blick hat, dann denkt man: Das ist so viel, das schaffe ich nicht. Wenn man aber nur auf das schaut, was man gerade tut und mit dem Gedanken fegt: Ein Atemzug – ein Besenstrich, ein Atemzug – ein Besenstrich, dann geht die Arbeit viel leichter und schneller von der Hand.«[28] Mit dieser Weisheit macht Beppo deutlich, dass er ganz im Hier und Jetzt und mit der Aufmerksamkeit bei sich ist. Er spürt weder Erfolgsdruck noch einen möglichen Auftraggeber im Nacken, sondern nutzt seinen Job für eine Yoga-Übung: Es ist die Haltung der Achtsamkeit, die wohlwollend und wertfrei in der Gegenwart ruht, die in Beppos Tun deutlich wird. Sein Bewusstsein begleitet und verbindet die Bewegungen des Körpers mit dem Atem.

Im Yoga werden drei Energiequellen bewusst gepflegt und genährt: die Bewegung, der Atem und das Bewusstsein. Jeder einzelne Energieträger wirkt auch für sich alleine schon gesundheitsfördernd. In ihrem Zusammenwirken verstärken sie sich gegenseitig. In den meisten Prospekten einer Krankenkasse steht, dass *Bewegung* gesund ist. Auch hat sich herumgesprochen, dass ein tiefer und gleichmäßiger *Atem*fluss die Gesundheit fördert. *Bewusstsein* in die gegenwärtigen Bewegungen und Handlungen zu bringen, wird Achtsamkeit genannt, deren gesundende Wirkung Jon Kabat-Zinn nachgewiesen hat. Nun kann bei einer Übung der Fokus zunächst auf dem Atem liegen, durch achtsame Wahrnehmung des Atems stellt man jedoch bald fest, dass jeder Atemzug auch eine kleine Bewegung des Rumpfes auslöst. Der Ausgangspunkt kann auch die Bewegung sein, und durch achtsame Ausführung der Bewegung stellt sich nach einiger Zeit fast von alleine ein (Atem-)Rhythmus ein, der die Bewegung unterstützt und erleichtert. Die Verbindung von Bewegung und Bewusstsein wird Achtsamkeit genannt. So findet von einem anderen Ausgangspunkt aus stets die gleiche Zusammenführung der drei Energieträger statt. Es gibt Übungen, bei denen das Bewusstsein die eigenen Denkprozesse begleitet, was zur Meditation führt. So kann der Schwerpunkt zunächst auf einem der drei Energiequellen liegen, in der weiteren Ausübung von Yoga wird dann die gegenseitige Beeinflussung und Verstärkung deutlich.

Die achtsame Ausführung einer Bewegung verlangsamt diese in der Regel. Die Bewegung wird dadurch ökonomischer und geschmeidiger und bekommt eine Aura von Würde. Sie signalisiert der Umgebung: »Ich nehme meine Seele mit, wenn ich mich bewege. Ich bin in Übereinstimmung mit meinem Inneren. Ich zeige dir, wie ich wünsche, dass mit mir umgegangen wird. Bitte geh auch du genauso achtsam mit mir um, wie ich mit mir selbst.« In seinem Buch *Die Entdeckung der Langsamkeit* schildert Sten Nadolny, wie der Protagonist einen Indianerhäuptling an seinem langsamen und würdevollen Gang erkennt.[29]

Ohne Achtsamkeit läuft es meist so: Wir finden eine Situation vor – nennen wir sie »Situation A« –, und blitzschnell wird eine »Bewertung B« (gut oder schlecht) damit verbunden, die wiederum ein »Gefühl C« auslöst. Wenn es gelingt, in dieser Kette von A über B zu C die Bewertung B zu ändern, kann sich ein anderes Gefühl einstellen. Csikszentmihalyi drückt dies in seinem Buch *Flow – das Geheimnis des Glücks* so aus, dass die innere Bereitschaft zu Glück und Freude von der Fähigkeit abhängt, Ordnung im Bewusstsein zu erzeugen: Die »Bedingung, die dazu beiträgt, ob eine optimale Erfahrung stattfindet oder nicht, [ist] die Fähigkeit des Individuums, das Bewusstsein so zu strukturieren, dass Flow möglich wird.«[30]

Übung: Gedanken beobachten

Die folgende Übung können Sie gut auch während eines Spaziergangs oder eines Bummels durch eine Stadt machen.

Beobachten Sie einmal, woran Sie im Moment gerade denken. Wenn Sie mögen, können Sie Ihre Gedanken auch in Rubriken einteilen, wie z. B. »Vergangenheit« (das Gespräch vorhin mit ..., das Buch, das ich zurzeit lese, der Film, den es gestern im Fernsehen gab) und »Zukunft« (was ich nachher noch einkaufen muss, was morgen auf mich zukommt) oder in andere Rubriken. Es kommt hierbei nicht auf den Inhalt an, sondern darauf zu beobachten, wie oft, wie schnell oder wie langsam sich diese Gedankenbruchstücke ändern und ob Sie dabei Muster erkennen können. Wodurch werden Ihre Gedanken ausgelöst? Nehmen Sie sich vor, an gestern oder morgen zu denken? Oder kommen die Gedanken von alleine in Ihren Kopf? Wie ist es mit den Bewertungen, die Sie vornehmen? Können Sie auch diese wahrnehmen?

Sollten Sie feststellen, dass die Gedanken und Bewertungen von alleine in Ihrem Bewusstseinsfeld Einzug halten, wie das bei vielen Menschen der Fall ist, dann wäre interessant, einmal zu beobachten, ob sich die Gedanken ändern, wenn Sie in eine andere Umgebung kommen. Denken Sie andere Gedanken, wenn Sie von einer dichten Menschenmenge umgeben sind, als wenn Sie durch eine menschenleere Straße gehen? Welche Gedanken stellen sich in Ihrem Kopf ein, wenn Sie in einem großen Kaufhaus sind, das gerade wegen Geschäftsaufgabe alle Artikel zu Schleuderpreisen verkauft? Welche Gedanken tauchen bei Ihnen auf, wenn Sie auf einem Fußballplatz sind, wenn Sie eine Kirche betreten, wenn Sie am Strand einen Sonnenuntergang sehen?

Und nun kommt die spannende Frage: Welche Gedanken, vermuten Sie, sind Ihre eigenen Gedanken, und welche teilen Sie möglicherweise mit den anderen Menschen, die sich zur gleichen Zeit am gleichen Ort befinden?

Wie leicht ist es Ihnen gefallen, die Gedanken wirklich zu beobachten, sie kommen und gehen zu lassen? Wenn Ihnen das geglückt ist, haben Sie bereits gelernt, sich nicht mehr mit Ihren Gedanken zu identifizieren. Herzlichen Glückwunsch! Gedanken tendieren nämlich dazu, uns zu vereinnahmen. Und es ist gar nicht so einfach, sie ziehen zu lassen und einfach nur zu beobachten. In der Regel überlassen wir uns unseren Gedanken, oft halten wir uns sogar für klug und meinen, die Gedanken, die sich in unserem Bewusstsein Raum verschaffen, selbst produziert zu haben.

An einer Wand habe ich kürzlich folgendes Graffito gefunden, das mir ein Schmunzeln entlockte:

> Glaube nicht alles, was du denkst.

Dieser Satz kann helfen, die Arroganz zu überwinden, die uns glauben machen will, dass Gedanken, die ungebeten in unseren Bewusstseinsraum dringen, wirklich unsere eigene Schöpfung sind. Medienberichte, Werbung, Zeitgeist, Architektur, das soziale Umfeld, Landschaften und viele andere Faktoren mehr bestimmen unsere innere Welt. Gerne vergleiche ich diesen Innenraum mit einem Garten: Unkraut wächst von alleine, aber schöne Blumen, die unser Herz erfreuen, wollen gepflanzt und gepflegt werden. Von Philosophen wird das Bewusstsein unseres Selbst, also die Fähigkeit, sich selbst über die Schulter zu schauen, als zutiefst menschliche Fähigkeit bezeichnet. Spirituelle Menschen vergleichen es mit einem Licht oder einer Lampe, die dunkle unbewusste Seiten ausleuchtet.

Übung: Aufmerksamkeitslenkung

Setzen Sie sich bequem hin, so dass die Wirbelsäule gut aufgerichtet ist. Denken Sie nun die nächsten drei bis fünf Minuten nur an Ihre rechte Körperhälfte. Gehen Sie in Gedanken von Ihrem rechten Fuß, über Unterschenkel und Knie zu den Oberschenkeln, dann die rechte Rumpfhälfte hoch zum rechten Arm, zur rechten Schulter und zur rechten Kopfhälfte. Ihr Körper bewegt sich gar nicht, nur Ihre Gedanken, Ihr Bewusstsein spaziert hoch und dann wieder hinunter. Wandern Sie, wenn Sie oben angelangt sind, wieder nach unten. Sie können auch die ganze rechte Körperhälfte auf einmal ins Bewusstsein nehmen.

Wenn Sie ein paar Mal so gewandert sind, können Sie die Übung beenden und beide Körperhälften vergleichen. Beschreiben Sie genau den Unterschied: Wie fühlt sich die rechte Seite im Vergleich zur linken an?

Erst danach machen Sie diese Übung der Aufmerksamkeitslenkung mit der linken Seite.

Unser Bewusstsein hat schöpferische Kraft, und das ist durchaus wörtlich zu verstehen. Die göttliche Qualität, etwas Unlebendiges zum Leben zu erwecken und ihm Atem einzuhauchen, ruht auch in uns. In der systemischen Therapie heißt es: Die Qualität des Erlebens hängt von der Fokussing der Aufmerksamkeit ab, wie Sie auch schon bei der Drehübung in Kapitel 1 (siehe S. 24 ff.) spüren konnten. Im Yoga sagt man: Der Atem folgt dem Bewusstsein. Vielleicht haben Sie gespürt, dass alleine das Denken an bestimmte Körperteile etwas auslöst. Neben den Körperübungen und dem Atem ist das Bewusstsein die dritte Energiequelle, die durch Yoga trainiert wird. Wenn wir fest an ein Ziel glauben und uns von Hindernissen nicht abbringen lassen, ist die Wahrscheinlichkeit groß, dass wir es erreichen. Wenn wir uns aber immer wieder selbst unsere Fehler vorhalten, ist die Wahrscheinlichkeit groß, weitere Fehler zu machen. Wenn wir uns stattdessen unserer Lernfähigkeit bewusst sind, werden wir diese besser nutzen können.

In China kursiert schon seit vielen Jahrhunderten eine Geschichte in fünf bis zehn Bildern, in der das Bewusstsein mit einem Ochsen verglichen wird. Es gibt verschiedene Übersetzungen dieser Geschichte und Kommentare dazu. Wenn man auf das Wesentliche schaut, ähneln sie sich jedoch sehr. Der Ochse steht mal für das Selbst, mal für den inneren Wesenskern oder das Selbst-Bewusstsein.

Der Ochse und sein Hirte

Das erste Bild stellt die Suche des Hirten nach dem Ochsen dar. Er spürt, dass ihm etwas Wichtiges fehlt und begibt sich auf den Weg. Im zweiten Bild entdeckt er die Spur des Ochsen. Ihm wird etwas bewusst, das er aber noch nicht greifen kann. Seltene und flüchtige Momente lassen eine Ahnung aufsteigen, was der richtige Weg sein könnte. So kann man z. B. nach einer Yoga-Übung oder einer Meditation ein wunderbares Gefühl von Freiheit und Verbundenheit erleben; wenn man es jedoch halten oder noch einmal neu erzeugen will, entgleitet es wieder. Im dritten Bild nimmt der Hirte den Ochsen wahr. Ein Aha-Erlebnis stellt sich ein, es wird etwas erkannt. Im vierten Bild gelingt es dem Hirten, den Ochsen einzufangen. Diese Fähigkeit nennen wir in der Psychologie *Selbstwirksamkeit*. Es gibt einen Punkt, an dem klar wird: Wenn ich etwas Bestimmtes will, muss ich dies tun und jenes lassen. Im fünften Bild wird der Ochse gezähmt; es gelingt dem Hirten, das wilde und ungestüme Verhalten des Ochsen dem eigenen Willen zu unterwerfen. Die Erkenntnis, was notwendig ist, wird durch Disziplin und Ausdauer ins konkrete Tun übersetzt; Unlust, Ablenkungen oder andere Hindernisse können überwunden werden. Im sechsten Bild reitet der Hirte auf dem Ochsen heim; nun ist kein Kampf mehr nötig, es kann Entspannung aufkommen. Im siebten Bild löst sich die Zweiheit von Ochse und Hirte auf, der Ochse ist verschwunden. Das, was zur Ganzheit fehlte, war immer schon da. Im Zustand des reinen Seins gibt es keine Sehnsucht und kein Verlangen mehr, weil alles oder nichts da ist. Im achten und neunten Bild werden die Erfahrungen im Zustand der Erleuchtung poetisch beschrieben, im letzten, zehnten Bild kommt der Hirte zurück zum Marktplatz des Lebens, die innere Verwandlung ist spürbar, er strahlt Güte aus, die Mitmenschen fühlen sich reich beschenkt durch ihn.[31]

Die Geschichte vom Ochsen und seinem Hirten stellt innerseelische Prozesse in einer anschaulichen, symbolischen Form dar. Im Abschnitt »Eine ganzheitliches, systemisches Bewusstsein« in diesem Kapitel (siehe S. 43 ff.) wurde bereits erwähnt, dass das Hatha-Yoga dem Yoga der Disziplin, dem Raja-Yoga oder auch Königs-Yoga, zugeordnet wird. So wie ein Ochse widerspenstig mal nach rechts oder links zieht und es dem Ochsentreiber sehr schwer macht, den Karren dorthin zu lenken, wo er ihn haben will, ist es mit unserem Bewusstsein, unseren Sinnen und unserer Lust, etwas zu tun, von dem wir wissen, dass es gut für uns wäre. Die gute Botschaft ist aber: Durch Ruhe und Beharrlichkeit gelingt es dem Ochsentreiber schließlich doch noch, die Kraft des Ochsen durch seinen Willen zu zähmen bzw. die Kraft mit der gewünschten Zielrichtung zu einer gemeinsamen Aktion zu bündeln.

Das Symbol des Wagenlenkers, den wir aus der griechischen Kunst kennen, findet sich bereits in den alten Schriften der *Upanishaden*. Das höhere Selbst, unser reines Bewusstsein, ist der Wagenlenker und die Sinne sind die Pferde, die mal nach rechts und links ausbüxen wollen. Diese ziehen den Wagen, unseren Körper, so dass es ihm mal gut und mal schlecht geht, je nachdem, wohin unsere Aufmerksamkeit und unsere Sinne gerichtet sind. Das beobachtende, nicht wertende Bewusstsein sind die Zügel.

Übung: Gedanken-Samen (Sanskalpa) pflanzen

Beginnen Sie damit, dass Sie sich einen Gedanken aussuchen, den Sie gerne häufiger denken wollen. Das kann z. B. ein Satz sein, der mit »Ich bin ... (schön, stark, klug, liebenswert o. Ä.)« beginnt oder mit »Ich vertraue darauf, dass ...«. Es kann aber auch eine Eigenschaft wie etwa Dankbarkeit, Lebensfreude, Zuversicht oder Mut sein. Wenn Sie Probleme mit Schlaflosigkeit oder Ängsten haben, sind Begriffe wie Ruhe, Geborgenheit, Schutz, Halt oder Wärme hilfreich. In der Sprache der Yogis heißt es: ein *Sanskalpa* (Sanskrit: »Samenkorn«) setzen.

Als nächsten Schritt können Sie eine für Sie passende Entspannungsübung aus Kapitel 4 (siehe S. 137 ff.) auswählen und durchführen. Ein geistiges Samenkorn gedeiht am besten, wenn es in einen aufnahmebereiten, entspannten und integrierten Zustand des Geistes gesetzt wird. Besonders wirksam ist es, wenn Sie es im Anschluss an eine Yoga-Nidra-Übung (siehe S. 109 f.) pflanzen.

Für den Anfang empfiehlt es sich, Dinge zu wählen, die für Sie erstrebenswert sind, ohne dass noch ein anderes Gefühl im Hintergrund ist, das möglicherweise sich störend dazwischenschieben will. Wenn Sie z. B. gern denken würden

»Ich bin klug/intelligent« und dabei ein Ärger auf einen Lehrer oder ein Elternteil mitschwingt, der das Gegenteil behauptet hat, ist es wichtig, diesen Ärger erst einmal loszulassen (mehr dazu im Abschnitt »Die eigene Kraft spüren und ausdrücken« in Kapitel 4, S. 131 ff.). Wenn Sie sich einen Partner wünschen, aber insgeheim noch der unbewusste Gedanke viel Raum hat »Hoffentlich prügelt der mich nicht. Hoffentlich engt der mich nicht genauso ein wie der vorherige«, dann ist es sinnvoll, zunächst andere Übungen zu machen, denn das Unbewusste kennt ja bekanntlich das Wort »nicht« nicht.

Hilfreich ist es, wenn Sie sich schon vor Beginn der Übung vorstellen, wie sich das Gewünschte anfühlen könnte und woran Sie merken würden, dass diese Eigenschaft tatsächlich mehr Raum in Ihrem Leben hat. Ähnliches passiert ja auch in der Pädagogik: Sie haben eine Vorstellung davon, wohin sich das Kind entwickeln soll. Wenn Sie ein Kind zu mehr Mut erziehen wollen, werden Sie vermutlich aufmerksam darauf achten, wann Ihr Kind kleine Ansätze von Mut zeigt, und sich jedes Mal darüber freuen. Die in diese Richtung fokussierte Aufmerksamkeit macht das gewünschte Verhalten bei Ihrem Kind wahrscheinlicher. Genauso können Sie mit sich selbst umgehen. Achtsamkeit und Bewusstsein sind wichtiger »Dünger« für ein gewünschtes Verhalten.

Yoga übt vor allem das Fühlen und Spüren des Körpers. In diesem Zusammenhang komme ich nochmals zurück auf den schon erwähnten achtgliedrigen Pfad nach Patanjali: Nach den Empfehlungen für den Umgang mit der Welt (1. Stufe) und den Umgang mit sich selbst (2. Stufe), nehmen die Körper- und Bewegungsübungen (3. Stufe) und die Atemübungen (4. Stufe) einen großen Raum ein. Das Schulen und Verfeinern der Sinneseindrücke lässt die Welt bunter und vielfältiger werden. Auf der 5. Stufe des Patanjali-Pfades wird empfohlen, die Aufmerksamkeit nach innen zu richten. Das Zurückziehen der Sinne von der Außenwelt – im Sanskrit *Pratyahara* genannt – macht das Innenleben reicher. Indem Sie die subtilen Wirkungen des Außen auf die eigene Seele wahrnehmen, wird das Spüren feiner. Dies ermöglicht, immer klarer zu fühlen, was Ihrem Körper, Ihrer Seele und Ihrem Geist guttut.

Für diese Yoga-Übung brauchen Sie keine Matte: Wenn Sie das nächste Mal einem Menschen begegnen, der Ihnen grundsätzlich sympathisch ist, lächeln Sie ihn an. Wenn er nicht gerade etwas Unangenehmes erlebt hat, wird er vermutlich zurücklächeln. Nun kommt der Moment für Pratyahara: Sie nehmen das gemeinsame Lächeln im Außen wahr und richten die Aufmerksamkeit nach innen. Was ist durch diese kurze lächelnde Begegnung in Ihrem Innenraum passiert? Je häufiger Sie diesen Außen-Innen-Wechsel üben, desto feiner wird die Wahrnehmung für das Zusammenspiel von innen und außen. Von Charlie Chaplin stammt der Spruch: »Ein Lächeln ist die kürzeste Verbindung zwischen zwei Menschen.«

Sie können sich in dieser wechselnden Außen-Innen-Perspektive natürlich auch mit einer gerade aufblühenden Blume oder einer schönen Landschaft, auf die Sie gerade blicken, verbinden. Die Wirkung eines unfreundlichen Wortes oder Blickes zu spüren, braucht nicht speziell geübt zu werden, dies beherrschen wir in der Regel auch ohne Übung. Anders ist es jedoch oft bei den schönen Begegnungen: Die Wahrnehmung ihrer Wirkung muss geübt werden. Ich halte dieses Lauschen nach innen für ein wichtiges Heilmittel unserer Zeit, die von uns ein ständiges Wach- und Präsentsein in der Außenwelt verlangt und kindliches Träumen schnell als Aufmerksamkeitsdefizit-Störung entwertet.

Eugene Gendlin[32] hat mit seinem Focusing-Modell eine Methode entwickelt, mit der sich der sogenannte »Felt Sense« in sechs Schritten entwickeln und herausdifferenzieren kann. Zunächst nur vage, schwer fassbare körperliche Resonanzphänomene können sich wandeln und klären, damit Entscheidungen leichter fallen und Ziele deutlicher werden. Auch auf Gendlins Weg ist es wichtig, dass die Aufmerksamkeit dem eigenen Erleben gegenüber akzeptierend und nicht wertend ist. Der erste Schritt besteht darin, sich Freiraum zu verschaffen und Abstand von äußeren Erwartungen oder Erfordernissen zu gewinnen und den inneren Prozessen die gleiche Achtung und Wertschätzung entgegenzubringen, wie wir es bei äußeren Vorgängen gewohnt sind. Hier besteht eine große Nähe zum yogischen Pratyahara. Focusing ist im therapeutischen Kontext entstanden und bleibt in diesem psychotherapeutischen Rahmen. Ähnlich wie Yoga ist es ein Weg der Selbst-Erkenntnis und der Selbst-Bewusstwerdung mit dem Ziel, mehr Verantwortung für das eigene Leben übernehmen zu können.

Wenn wir Pratyahara üben, dann nehmen wir – ohne Wertung – wahr, wie wir atmen, wie wir sitzen, wie die Körperhaltung ist, welche Gedanken uns zurzeit immer wieder fesseln wollen usw. Wir nehmen auch wahr, ob wir müde sind, ob wir Raum zum Rückzug brauchen, ob das Essen, das es heute Mittag gab, uns gut bekommen ist oder ob unser Körper jetzt gerade eine Bewegung brauchen könnte, die ihm gut täte. Es geht nicht darum, diesen Impulsen sofort zu folgen, sondern die Übung besteht darin, sich bewusst Zeit für eine »Inspektion«, für eine Innen-Perspektive, zu nehmen.

Übung: Die Schildkröte

Breiten Sie eine Decke, Matte oder einen Teppich auf dem Boden aus. Beginnen Sie mit dem Kniestand und lassen Sie sich dann im Fersensitz nieder, indem die Zehen sich berühren und die Fersen dem Gesäß Platz machen. Schieben Sie nun die Arme so weit wie möglich nach vorne; Daumen und Zeigefinger der rechten Hand berühren sich mit den gleichen Fingern der linken Hand. In diesen schützenden Kreis können Sie nun Ihre

Abb. 7: Die Schildkröte (1)

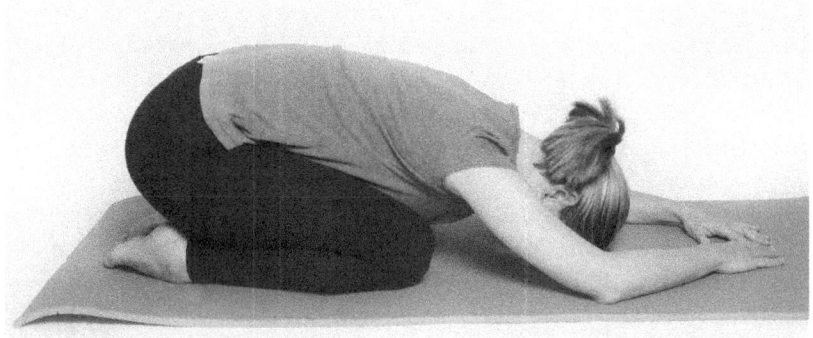

Manchmal tut es gut, nur bei mir zu sein und die Welt draußen zu lassen.

Stirn ablegen. Füße, Knie, Ellbogen und Hände schirmen nach außen ab. Die empfindlichen Körperteile wie Bauch, Herzraum und Gesicht sind von der Welt abgewandt.

Vielleicht genießen Sie jetzt erst einmal diese Position, in der Sie ganz bei sich und mit sich selbst sind.

Abb. 8: Die Schildkröte (2)

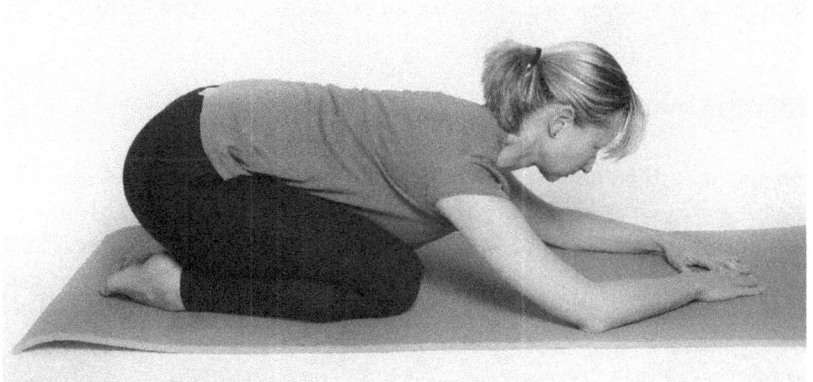

Danach kann ich geschützt und vorsichtig oder manchmal auch neugierig um mich schauen.

Heben Sie nun den Kopf und machen Sie sich bewusst, in welcher Welt Sie leben, wer was von Ihnen erwartet, welche Aufgaben Sie selbst an sich stellen usw. Danach legen Sie Ihren Kopf wieder in den Raum zwischen Ihren Armen, verabschieden sich quasi von der Außenwelt, um sich wieder nur der eigenen Innenwelt zuzuwenden. Machen Sie dies einige Male und spüren Sie, bei was Sie sich wohler fühlen. Gibt es etwas in der Außenwelt, das Sie neugierig macht, oder überwiegt ein »Nein, bitte lasst mich alle in Ruhe«? Wenn das Bedürfnis nach Rückzug genug Platz hatte, meldet sich dann oft ganz spontan ein Wunsch nach mehr Teilnahme. Wie viel der eine oder andere an Rückzug und Offenheit für die Welt braucht, ist sehr unterschiedlich, jedoch ist es meistens so, dass jeder Mensch beides braucht.

Yoga ist weniger ein bestimmtes Tun als eine innere Haltung. Es ist die Haltung der Achtsamkeit. Die Achtsamkeit zeichnet sich durch eine spezielle Form von wacher Bewusstheit aus. Sie ist nicht wertend, begrüßt interessiert und wertschätzend jeden neuen Gedanken, jedes Gefühl, jede Körperempfindung, aber auch jede neue Situation und jeden im Gesichtsfeld neu auftauchenden Menschen. Die Körperhaltung wird genauso wahrgenommen wie der Atem, das Innenleben genauso wie das Außenleben. Übend wird zunächst ein Fokus, ein Zentrum der Aufmerksamkeit, gewählt, das achtsam ins Gewahrsein genommen wird. Das kann eine Alltagshandlung wie Spülen, Putzen oder Arbeiten am Computer sein. Diese Haltung kann durch achtsames Gehen geübt werden oder durch die Beobachtung, wie der Atem durch die Nase ein- und wieder ausströmt. Von der Konzentration, die alles außer dem Konzentrationsobjekt ausschließt, unterscheidet sich die Achtsamkeit dadurch, dass mit zunehmender Übung immer mehr in die achtsame Wahrnehmung hineingenommen werden kann, etwa das Wetter, meine Nachbarin, die Zeit, in der wir leben usw.[33]

Affirmationen

Affirmationen sind positive Sätze in Ich-Form oder auch Wörter, die die seelische Qualität einer körperlichen Geste zum Ausdruck bringen, z. B. in den Drehübungen die Sätze: »Ich kann mich entscheiden, wohin ich schaue. Flexibel sein heißt, beide Seiten sehen und akzeptieren.« (S. 27, 28) Affirmationen verbinden die Bewegung mit dem Bewusstsein und vertiefen ein Gespür für die Übung im Hier und Jetzt. In der Sprache der Yoga-Philosophie helfen sie, Mano-Maya-Kosha, unsere emotionalen Programmierungen, zu kultivieren und Vijnana-Maya-Kosha, dem Bewusstseinskörper, mehr Erdung zu verleihen und mit Prana-Maya-Kosha, dem Energiekörper, zu verbinden. Affirmationen entwickeln und stärken das zweite Kosha, das uns befähigt, in der eigenen Gestaltung schöpferisch tätig zu werden. In die Sprache der Psychologie übersetzt heißt das: Sie vertiefen positive Gefühle und verankern diese körperlich (siehe S. 54).

Ich habe in meiner Praxis viel mit traumatisierten Patientinnen und Patienten gearbeitet, die ihre Spürfähigkeit aus Schutzgründen sehr zurückfahren mussten. Affirmationen waren für sie eine sehr hilfreiche Vorgabe, sie konnten anhand dieses Wegweisers ahnen, in welche Richtung sie fühlend suchen können. Für Menschen, die ihre Spürfähigkeit gesund entwickeln konnten, wirkte die Arbeit mit Affirmationen manchmal zu direktiv. Sie erlebten es eher als störende Vorgabe oder als eine Art Fremdhypnose, die inneren Widerstand wachrief. Und es ist gut, wenn gespürt wird: Das passt nicht für mich.

Ich verwende in diesem Buch öfters Affirmationen. Spüren Sie bitte hin, ob die Angebote für Sie stimmig sind. Es sind meine Worte, und jeder hat einen eigenen Sprachschatz. Wenn etwas in das innere System übernommen werden soll, muss es in die eigene Sprache übersetzt werden. Dies gilt natürlich in noch stärkerem Maße für Leserinnen und Leser aus einem anderen Kulturkreis. Wenn Deutsch nicht die Muttersprache ist, ist es besonders wichtig, die Worte nur als Anregungen zu verstehen, und die Vorgaben, die ja das Intuitive, Unbewusste erreichen wollen, in die eigene Sprache zu übersetzen. Falls die angegebenen Sätze für Sie nicht passen, wäre es gut, wenn Sie nicht völlig auf eine Formulierung in dieser Denkrichtung und mit dieser seelischen Qualität verzichteten, sondern versuchen würden, Ihre eigene zu finden.

Eine Wirkung in Worte zu fassen, klärt, vertieft und verankert diese im Körper. Es stärkt die Mentalisierungsfähigkeit, die dabei hilft, Gefühle zu kontrollieren. Wir konstruieren uns unsere Wirklichkeit und unser Erleben zum größten Teil unbewusst. Durch die Wahl von geeigneten Bildern und Worten machen wir etwas dingfest und können die Konstruktionen, die unser Erleben und unsere Wirklichkeit prägen, bewusst gestalten. Die Erinnerung an unangenehme oder gar traumatische Erlebnisse löst Verwirrung im Denken aus, was wiederum die Handlungsfähigkeit sehr einschränkt. Der Traumaforscher Onno van der Hart hält es daher für sehr wichtig, die Denk- und Sprachfähigkeit von traumatisierten Personen zu fördern: »Eine Phobie kann man nur auflösen, indem man das mentale Niveau des Patienten hebt.«[34] Etwas in Worte und Begriffe zu fassen, schafft Abstand zum unmittelbaren Erleben, was bei einem schönen Erlebnis zwar eher störend ist, aber bei einem unangenehmen Gefühl als hilfreich erlebt wird.

Mit Affirmationen können wir unsere inneren Programme selber schreiben. Der Begründer des Autogenen Trainings, Johannes Heinrich Schultz, betonte, dass seine sogenannten »formelhaften Vorsatzbildungen«[35] – die Sätze, die das Gewünschte in einem Gegenwartssatz ausdrücken, z. B. »Ich bin ganz ruhig« – besonders in einem aufnahmebereiten, entspannten und integrierten Zustand wirken. Ein aufnahmebereiter Zustand wird dadurch hergestellt, dass Wünsche und positive Gefühle angesprochen werden, wie z. B. durch Sätze wie: »Ich spüre meine Kraft«, oder: »Ich bin flexibel.« Wer möchte nicht kraftvoll und flexibel sein? »In einem integrierten Zustand« heißt, es wird nicht nur ein Teil der Person angesprochen, sondern der ganze Mensch fühlt sich dadurch gemeint. Indem Atem, Bewegung und Bewusstsein verbunden werden, spürt auch der Körper: »Ja, das stimmt, ich spüre meine Flexibilität, meine Kraft.« Affirmationen sind daher ein gutes Mittel, um Körper und Geist zu einer Einheit zusammenzufügen.

3. Lösungen sind Lösungen

Eine asiatische Weisheit lautet: Du musst erst den alten Tee ausgießen, bevor du neuen Tee eingießen kannst.

Angst kommt von Enge, deshalb soll dieses Kapitel sich der Frage widmen, wie etwas mehr freier Raum, etwas Luft ins System kommen kann. In der Überschrift wird die Doppelbedeutung des Wortes »Lösung« optisch sichtbar. Eine Lösung im Sinne eines guten Ausgangs wird oft durch Abstand möglich. Der Volksmund sagt: »Erst mal eine Nacht drüber schlafen.« Nun ist es so, dass es dem Menschen im Zustand der Angst sehr schwerfällt, etwas zu tun, das ihm helfen könnte. Er fühlt sich gelähmt, ist bewegungsunlustig, sein Blick ist eingeengt, er will nicht woanders hinsehen, er atmet flach, der Schlaf ist oft gestört. Alle gut gemeinten Ratschläge machen eher ärgerlich, denn in der Regel weiß der heute aufgeklärte Mensch ja auch selber, was er tun könnte und sollte. Gunter Schmidt nennt diesen innerseelischen Vorgang eine Kampfbeziehung zwischen zwei Erlebensebenen:[36] Die bewusste Seite der Persönlichkeit will keine Angst haben, aber im Unbewussten existiert ein Teil, der stärker und schneller ist und dafür sorgt, dass Es einfach passiert: Die Angst ist wieder da. Ein Unterdrücken dieses ungewollten Gefühls ist oft nur kurzfristig möglich, der unwillkürliche Teil meldet sich schnell wieder. Daher ist es auf längere Sicht nur Erfolg versprechend, wenn es gelingt, mit diesem unerwünschten Anteil in einen kooperativen Kontakt zu kommen.

Als Erstes braucht der ängstliche Teil Anerkennung und Würdigung. Wenn es gelingt, dieser abgelehnten Seite, die ja oft auch leidend ist, Empathie entgegenzubringen, ist vielleicht nach einiger Zeit ein Dialog möglich. Etwas scheint diesem Teil zu fehlen, und zu erfahren, was dies sein könnte, liefert wichtige Informationen über das Gesamtsystem des Körpers. In jedem System, ob in Familie, Firma oder im eigenen Körper, entscheidet das schwächste Glied über das Ergebnis. Natürlich darf der Angst oder einem anderen Symptom nicht die Alleinherrschaft überlassen werden. In der Regel machen jedoch eine ehrliche Anerkennung und Zuwendung den Kontrahenten gesprächsbereiter, z. B.: »Ich verstehe, dass dir das gar nicht gefällt, das ist wirklich schwer, das tut weh, aber guck mal, lass uns mal etwas versuchen. Ja, du hättest gern, dass dir das jemand abnimmt, das kann ich gut nachempfinden, ich würde dir wirklich wünschen, dass es dir da besser geht.« Yoga lehrt, dass ein wesentlicher Teil von Gesundheit in einem ausgewogenen Rhythmus besteht. So gilt es, in eine Pendelbewegung zwischen Enge und Weite, Anspannung und Entspannung, Angst und Lösung zu kommen.

Wir sind in einer alten Art des Denkens gefangen und daher gewohnt, nach Ursachen zu forschen: Warum fühle ich jetzt so, warum geht es mir so? Die systemische Sichtweise geht jedoch von einem Zusammenwirken verschiedener Umstände aus und hat daher auch mehrere Lösungen anzubieten. Es geht um ein Erlebensnetzwerk, zu dem immer auch eine soziale Situation, eine Körperhaltung, ein Atemmuster, ein Gefühl, eine Interpretation der gegebenen Situation und vieles mehr gehören. Durch forschendes Beobachten lässt sich feststellen, dass oftmals die Änderung eines der Elemente ausreichend ist, um im gesamten System etwas zu verändern. Ob es in einer gegebenen Situation leichter bzw. hilfreicher ist, die Bewertung zu verändern (statt es Pech zu nennen, eine Lernaufgabe darin zu sehen) oder eine Freundin anzurufen (geteiltes Leid ist halbes Leid) oder aufzustehen und bei geöffnetem Fenster eine Yoga-Übung zu machen, ist von Person zu Person verschieden. Egal ob mitmenschliche Anteilnahme, eine andere Interpretation oder ein verändertes Atemmuster nach einer Yoga-Übung – es ändern sich die anderen Elemente des Erlebensnetzwerks mit. Es gilt also, diejenige Stelle im Gesamtsystem zu finden, bei der die Angst am ehesten bereit ist, sich auf ein kleines Experiment einzulassen.

Lösung durch Ablenkung

Im Abschnitt über Hirnforschung wurde deutlich, dass eine Person im Zustand der Übererregung nicht in der Lage ist, sich interessiert neuen Ideen und Möglichkeiten zu öffnen oder Neues zu lernen (siehe S. 20). So kann es dann wichtig sein, zunächst etwas ganz anderes zu tun, um Abstand zu gewinnen, als sich um eine Lösung zu kümmern – ein hilfreiches Vorgehen, das sich übrigens auch für den Umgang mit Partnerschaftskonflikten bewährt hat. Wenn beide Partner fest auf ihrem Standpunkt beharren und die Argumente sich mit zunehmender Lautstärke wiederholen, ist es sinnvoll, erst mal eine Pause einzulegen, frische Luft schnappen zu gehen und nach ein bis zwei Stunden oder besser noch am nächsten Tag sich das Thema erneut anzusehen. Damit ist nicht ein Verdrängen oder Ignorieren gemeint, das Dranbleiben ist wichtig. Aber zur Lösung braucht es ein Gehirn, das nicht von den emotionalen Zentren regiert wird. Einstein bekam seine besten »Ein-Fälle«, wenn er entspannt in der Badewanne saß.

Warmes Wasser wirkt entspannend und lösend, kaltes Wasser erfrischend und wach machend. Das Duschen kann neben der prickelnden Berührung des Wassers auf der Haut noch durch eine Selbstmassage ergänzt werden. Die sinnlichen Informationen über die Haut lenken das Bewusstsein vom Kopf zum Körper und »bringen einen wieder auf den Teppich«. Sie sprechen andere Zentren im Gehirn an und ermöglichen daher neue Denk-Spielräume. Eine Möglichkeit im Umgang mit Angst ist daher:

> Übung: Yoga unter der Dusche
>
> Sie erinnern sich: Yoga heißt, Atem, Bewegung und Bewusstsein zu einer Einheit zu verbinden. Sie können, während das Wasser läuft, achtsam das Duschgel auf Ihrem Körper verteilen. Die Eincrem- und Streichbewegungen müssen nicht im Atemrhythmus erfolgen. Sie üben auch dann Yoga, wenn es Ihnen gelingt, die Bewegungen des Atems und den Körperteil, dem Sie sich gerade zuwenden, mit Ihrer Aufmerksamkeit zu begleiten.
> Yoga bedeutet: Mit Achtsamkeit beim Körper und im eigenen Rhythmus zu sein.

Eine Mutter teilt dem Baby über den Umgang mit seinem Körper mit, dass es geliebt wird. Über die Körperpflege beim Wickeln und Baden erfährt es, wie wertvoll es ist. Wenn Sie Ihre mütterliche oder väterliche Teilpersönlichkeit aktivieren, wird dies sicher Ihrer kindlichen Teilpersönlichkeit gefallen. Eine liebevolle Zuwendung zum eigenen Körper aktiviert das parasympathische Nervensystem, das für Erholung und Regeneration zuständig ist. Liebe wird dem inneren System z. B. zugeführt durch bequeme, hautfreundliche Kleidung, eine schöne Umgebung, die wärmende Sonne, einen erfrischenden Tee, einen entspannenden Saunabesuch, erholsamen Schlaf, sich selbst und anderen zuzulächeln, Umgang mit freundlichen Menschen und, last but not least, geht Liebe natürlich auch durch den Magen.

Ängste, die sich nicht auf eine aktuelle Situation beziehen, sondern eher unterschwellig wirken, rühren oft von einer bedrückenden Situation in der Vergangenheit her, in der nicht über das Ängstigende gesprochen wurde oder dies nicht ausgedrückt werden durfte. Wenn die Kindheit durch Krankheit, Armut, Streit zwischen den Eltern oder Ähnliches belastet war, kann dies zu einer allgemeinen Ängstlichkeit führen. Die Betroffenen wissen gar nicht so recht, was sie eigentlich ängstigt oder stört. Das Leben insgesamt wird als zu gefährlich oder zu schwierig betrachtet. Das Kindsein hatte früher zu wenig Raum und so wird im späteren Alter häufig unbewusst versucht, das Versäumte nachzuholen. Achtsames Duschen, (Selbst-)Massage und andere Übungen für das innere Kind sind dann wichtig, z. B. vor dem Einschlafen noch eine ermutigende Geschichte zu lesen. Märchen sind nicht jedermanns Sache. Ich liebe sie sehr, weil sie tiefe Weisheiten in einer symbolischen Sprache formulieren, und der Held oder die Heldin ja in aller Regel die Lebensaufgaben erfolgreich meistert. Was wir vor dem Einschlafen lesen oder im Fernsehen sehen, prägt sich ins Unbewusste ein. Auch hier gilt es nachzuspüren: Wie gut schlafen Sie nach einem Kinderbuch, nach einem Krimi oder einer aufwühlenden Talkshow ein?

Was machen Kinder im Vorschulalter, wenn Sie Angst haben? Sie rennen zur Mutter oder zum Vater. Wenn die nicht da sind, versuchen sie durch laute Geräusche, Singen oder kleine »Zauber«-Rituale die Angst in den Griff zu bekommen, auch Ablenkung und Flucht in eine Phantasiewelt sind bewährte Mittel. Möglicherweise suchen sie bei Gleichaltrigen oder Nachbarn Nähe und Wärme. All dies sind Hilfsmittel, die leicht modifiziert auch im Erwachsenenalter noch hilfreich sind: Einen anderen Menschen aufzusuchen, kann helfen. Genauso ist es aber auch möglich, die eigene rationale Teilpersönlichkeit zu aktivieren und in aller Gelassenheit zu untersuchen, was wirklich besorgniserregend ist. Müssen Vorkehrungen getroffen werden und wenn ja, welche? Auch Ablenkung kann hilfreich sein. Zum einen kann sie helfen, etwas Abstand zu gewinnen und zuerst einen klaren Kopf zu bekommen. Bewusst angewandt stärkt Ablenkung die Fähigkeit, selbst zu entscheiden, woran man im Moment denken will. Sich mit anderen zu verbinden, ist eine altbewährte, wichtige Fähigkeit, die nicht nur vielen Tieren, sondern auch unseren Vorfahren schon so manches Mal das Leben gerettet hat: Gemeinsam ist man stärker gegen einen Feind. Eine Umarmung, einen anderen Menschen fest in den Arm zu nehmen, lässt den Oxytocinspiegel im Blut steigen (siehe S. 98 im Abschnitt »Lösung durch öffnende Liebe« in diesem Kapitel). Dieses Hormon sorgt für Wohlgefühl und Entspannung und erhöht die Stresstoleranz.

Lösung durch Bewegung

Sind Sie sicher, dass Sie sich von Ihrer Angst lösen wollen? Gibt es eine äußere Situation, die das notwendig erscheinen lässt oder eine innere Stimme, die darauf drängt? Ein Problem und entsprechender Änderungsbedarf entstehen erst dann, wenn eine Ist-/Soll-Diskrepanz besteht. Viele Menschen sind ängstlich, erleben die Welt als gefährlich und ziehen sich ins eigene Heim zurück, ohne dies als Problem zu sehen. Wenn es jedoch auf der willentlich-bewussten Seite den Wunsch gibt, offen, interessierter und weniger ängstlich zu sein, und gleichzeitig ein anderer Teil der Persönlichkeit dagegenarbeitet und vermutlich auch stärker ist mit seiner Blockade, dann existiert ein Problem oder ein Konflikt. Eine erste Frage lautet daher: Wie wichtig ist es Ihnen, weniger ängstlich zu sein? Ist die Motivation groß genug, um sich auf ein Experiment einzulassen? Es ist völlig in Ordnung, ängstlich zu sein. Mit dieser Veranlagung lässt sich durchaus auch ein zufriedenes Leben führen.

Wie wir alle wissen, besteht ein Großteil des Lebens aus Polaritäten. Beide Pole haben in aller Regel ihre Berechtigung und wollen auch anerkannt werden. Die Angst oder Unlust will also auch gewürdigt werden, aber vielleicht ist sie auch bereit, mal etwas Neues auszuprobieren und mitzumachen. Der Volksmund sagt: »Angst ist ein Feind der Bewegung.« Wenn wir Kinder beobachten, wird deutlich, dass es offensichtlich ein natürliches Bedürfnis gibt, sich zu bewegen und dabei den eigenen Körper und sich selbst zu spüren. Die Kinder eignen sich damit ihren Körper an. Es scheint, als ob sie fragen würden: »Was kann ich alles mit meinen Beinen, Händen oder Stimmbändern machen? Was kann ich bewirken?« Die Ärztin Julie Henderson schreibt in ihrem Buch *Embodying Well-Being* (dt.: »Wohlbefinden verkörpern«): »Für uns als Körper ist Wohlbefinden untrennbar von leichtem, regelmäßigem, rhythmischem Pulsieren und Bewegen.«[37] Bewegungen signalisieren auf einer tiefen Ebene, dass alles in Ordnung ist. Versuchen Sie also, sich zu bewegen, und nehmen Sie dabei Ihre Angst zu den folgenden Übungen mit. Vielleicht fragen Sie Ihre Angst ab und zu einmal, ob es noch okay für sie ist.

Übung: Sich-Schütteln

Probieren Sie einmal aus, ob es Ihnen möglich ist, die Angst aus Ihrem Körper, aus allen Zellen herauszuschütteln. Beginnen Sie mit der rechten Hand, dann mit der linken, dann mit beiden Händen im Wechsel und schließlich gemeinsam. Nehmen Sie zunächst die Unterarme mit und dann auch die Oberarme. Stellen Sie sich vor, es sitzt Stress (oder für phantasiebegabte Menschen: Staub und Dreck) in Ihren Gliedern und Zellen, den Sie rausschütteln wollen. Machen Sie das Gleiche mit den Füßen und den Beinen. Können Sie Arme und Beine gleichzeitig schütteln? Was lässt sich noch schütteln, der Po, die Schultern? Probieren Sie es aus. Der Traumaforscher Peter Levine hat Tiere beobachtet, die einem Raubtier in letzter Minute noch entkommen konnten, und festgestellt, dass sie sich nach dem Angriff und der Flucht für einige Minuten kräftig schütteln. Seine These ist, dass sie sich dadurch vor einer posttraumatischen Belastungsstörung schützen.

Spüren Sie nach: Hat sich etwas verändert? Kann es sein, dass das sogar ein klein wenig Spaß macht?

Sitzt Ihnen noch Angst im Nacken, in den Schultern, im Bauch? Wollen Sie vielleicht etwas wegtreten, wegschieben, an die Wand knallen, weil es Sie ärgert? Ist Ihr Körper bereit, sich zu bewegen? Könnte laute Musik helfen, zu der Sie wild tanzen? Sicher fallen Ihnen noch andere Möglichkeiten zum Ausprobieren ein. Stellen Sie sich Ihre Angst als kleines ängstliches Kind vor, das selber nicht recht weiß, was es braucht und will. Sie bieten ihm so lange etwas an, bis es anfängt zu lächeln und bereit ist, aus seiner Schmollecke herauszukommen.

Mit der folgenden Übung möchte ich Sie einladen, Ihren Rumpf in alle vier Himmelsrichtungen zu dehnen. Damit tun Sie Ihrer Wirbelsäule und den Gelenken zwischen den einzelnen Wirbelkörpern etwas Gutes. Zwischen den Wirbeln sind die Bandscheiben, die es lieben, bewegt zu werden. Der Wechsel von

Gedrücktwerden und Entlastetwerden trägt zur Bildung von Gelenkschmiere bei. Sicher haben Sie schon mal das Bild einer gesunden Wirbelsäule gesehen. Sie biegt sich in ihrem Verlauf von oben nach unten mal nach vorne – im Bereich der Halswirbelsäule und im Bereich der Lendenwirbelsäule – was »Lordose« genannt wird. Und sie biegt sich nach hinten im Bereich der Brustwirbelsäule und des Steißbeins, was »Kyphose« genannt wird. Wenn Sie die folgende Übung mit diesem Bild begleiten, verstärken Sie die Wirkung. Die Wirbelsäule besteht ja aus vielen Wirbeln; die untersten im Bereich des Beckens und der Lendenwirbelsäule sind breiter, dann werden sie in Richtung der Brustwirbelsäule und Halswirbelsäule immer kleiner und zierlicher.

Übung: Sich-Öffnen in die vier Himmelsrichtungen

Bevor Sie mit der Übung beginnen, falten Sie bitte ein mittelgroßes Handtuch (etwa 45 x 100 cm) zweimal in der Mitte, so dass ein Rechteck von etwa 20 bis 25 cm mal 45 cm entsteht, und rollen dies über die Schmalseite zu einer Rolle, die ca. 25 cm breit ist und einen Durchmesser von ca. 10 cm hat. Diese Rolle werden Sie bei der Dehnung Ihrer Vorderseite brauchen. Die Maße sind Etwa-Angaben und müssen nicht exakt stimmen. Den rückseitigen Teil des Körpers nennen die Inder den Westen; sie lieben es, sich der aufgehenden Sonne zuzuwenden (siehe die Übung »Sonnengruß«, S. 156 ff.), und in dieser Haltung ist der Rücken der Westen.

Öffnung des Westens (Dehnung des Rückens)

Abb. 9: Der Hase – Öffnung des Westens

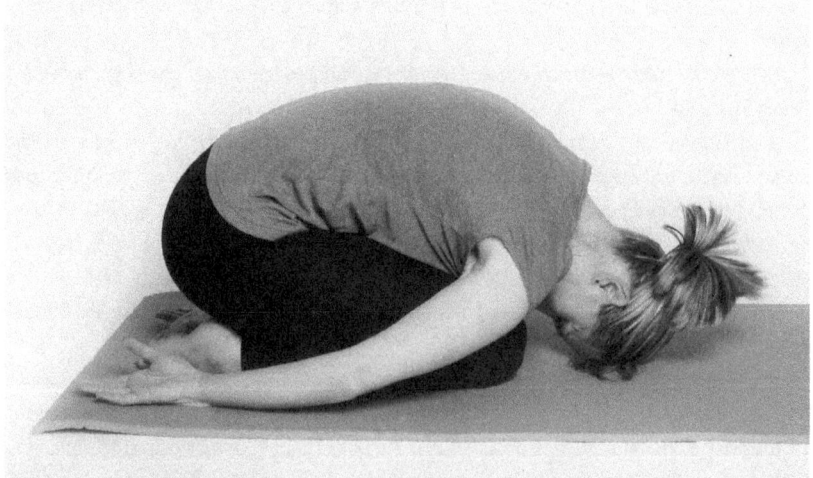

Das Körperhaus öffnen und frische Luft in alle Zellen einströmen lassen.

Breiten Sie eine Decke oder Matte am Boden aus.

Wenn Ihre Knie oder Ihr Fußspann eine weiche Polsterung lieben, legen Sie eine kleine Decke oder ein Handtuch unter die Gelenke. Nehmen Sie nun im Vierfüßlerstand auf der Matte Platz: Oberschenkel und Arme sind im rechten Winkel zum Boden, Füße, Knie und Hände haben etwa den gleichen Abstand (ca. 10 cm) voneinander.

Beginnen Sie die den Rücken rundende Dehnung zuerst im unteren Bereich der Wirbelsäule. Öffnen Sie zuerst die einzelnen Wirbelzwischenräume der Lendenwirbelsäule nach oben, dann die Wirbel der Brustwirbelsäule und zum Schluss auch die der Halswirbelsäule. Sie formen jetzt einen Katzenbuckel. Der Kopf darf entspannt nach unten hängen. Kontrollieren Sie, ob auch alle Wirbelzwischenräume nach oben geweitet werden. Nun können Sie das Gesäß in Richtung Fersen sinken lassen; die Fersen weichen etwas seitlich nach außen aus, um in der Mitte dem Gesäß Platz zu machen. Die Arme können Sie entspannt rechts und links neben dem Körper ablegen.

Nun lassen Sie den Atem die Arbeit machen. Da der Bauch in dieser Position dem Atem wenig Raum lässt, wird die Atemluft in den rückwärtigen Teil Ihres Körpers gedrängt. Versuchen Sie ausatmend den Bauchnabel so weit wie möglich in Richtung Wirbelsäule zu ziehen, dadurch vertiefen Sie die nächste Einatmung, die dadurch auch unübliche Partien Ihres Rückens erreichen kann. Achten Sie darauf, dass auch die Lendenwirbelsäule und die Halswirbelsäule gut gerundet sind; eventuell können Sie die Stirn noch etwas mehr in Richtung Knie bringen.

Die Aufmerksamkeit ist nun ganz beim Atem. Wenn Sie merken, dass ein Teil Ihres Rückens noch nicht von der Bewegung des Atems erfasst wird, laden Sie den Atem ein, auch diesen Teil noch zu besuchen.

Vielleicht hilft Ihnen die Vorstellung, dass in Ihrem Körperhaus alle Türen und Fenster geöffnet werden und die Atemluft in allen Ecken den Staub aufwirbelt, der dann ausatmend Ihr Körperhaus wieder verlässt.

Öffnung des Ostens (Dehnung der Vorderseite)

Abb. 10: Der Fisch – Öffnung des Ostens

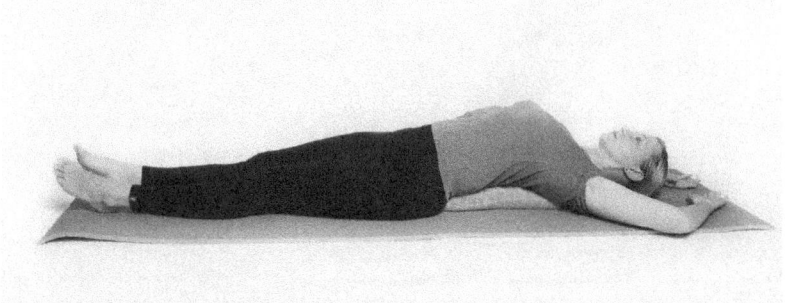

Der Atem dehnt und bewegt meine Rippen.

Schieben Sie nun ein Bein nach hinten weg, bis es gestreckt ist, und rollen Sie sich über das gestreckte Bein in die Rückenlage. Legen Sie nun die vorbereitete Rolle, in gleicher Ausrichtung wie Ihre Wirbelsäule, so unter Ihren Rücken, dass das obere Ende der Rolle im Bereich Ihrer Halswirbelsäule abschließt und das untere Ende sich etwa mittig im Bereich Ihrer Brustwirbelsäule befindet. Die natürliche Krümmung im Bereich der Brustkyphose (S. 84) erfährt so einen Gegenimpuls. Die Schultern können sich nun rechts und links neben der Rolle niederlassen und entspannen. Probieren Sie aus, die Rolle etwas höher oder etwas niedriger zu schieben, bis es sich für Sie angenehm anfühlt. Die meisten Menschen erleben diese Position als wohltuend.

Einatmend führen Sie nun die Arme in einem Halbkreis am Boden entlang nach oben und legen sie oberhalb bzw. hinter dem Kopf ab. Die Handinnenflächen weisen zur Decke und die Ellbogen sind angewinkelt, damit auch die Schultern entspannt am Boden ruhen können. Indem Sie nun ruhig weiter aus- und einatmen, darf der Atem Ihnen die Bewegungsarbeit abnehmen und den Brustraum durchströmen. Verweilen Sie in dieser Position, solange es sich angenehm anfühlt. Vielleicht braucht Ihr Körper auch erst einige Zeit, bis er sich ganz entspannen und die wohltuende Wirkung dieser Position spüren kann.

Beobachten Sie, wie der Atem die einzelnen Rippenbögen auseinanderdehnt, wie das Zwerchfell sich nach unten dehnt und den Baumraum dadurch nach vorne/oben wölbt.

Wenn Sie das Gefühl haben, dass alle Winkel der Vorderseite Ihres Rumpfes genügend durchgepustet wurden, beenden Sie diese Übung.

Seitbeuge im Liegen – Öffnung des Nordens und Südens (Dehnung der Flanken)

Abb. 11: Seitbeuge im Liegen – Öffnung des Nordens und Südens

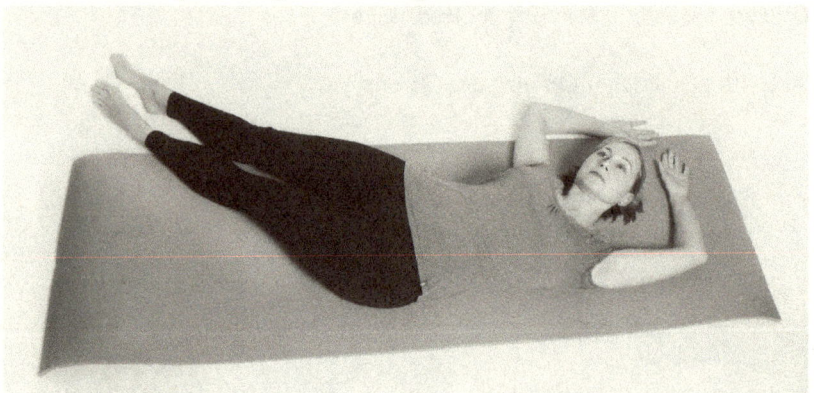

Ich nehme wahr, wie der Atem mich bewegt, und vertraue mich dieser seiner Arbeit ganz an.

Jetzt sind die Flanken dran: Heben Sie beide Beine an und legen Sie sie so weit rechts ab, dass beide Pobacken noch auf der Matte liegen können. Heben Sie beide Arme an und legen sie so weit nach rechts, dass beide Schultern noch Bodenkontakt haben. Nachdem die linke Flanke genügend gedehnt wurde, machen Sie die gleiche Bewegung von Beinen und Armen nach links.

Spüren Sie nach: Wie fühlt sich der Rumpf an? Was ist die Wirkung der Dehnung?

Vielleicht hat Ihr Körper in Reaktion auf die Übungen geantwortet, dass er selbst weiß, wie er sich bewegen kann. Möglicherweise hat er sogar Lust bekommen, mal auszuprobieren, was man alles mit den Beinen oder den Armen machen kann ...

Natürlich kann die gleiche Dehnung in alle vier Richtungen auch im Stand oder im Sitzen durchgeführt werden. Aber im Liegen auf Boden und Matte kann die Atmung einem zurzeit vielleicht müden Körper die Bewegungsarbeit abnehmen. Der Körper kann sich entspannen. Die Bewegungen sind klein, wenig anstrengend und haben trotzdem eine tiefe Wirkung auf den Atem. Die Übung ist einfach und steht daher relativ am Anfang. Sie ist also auch dann geeignet, wenn Sie im Moment gerade so gar keine Lust haben, sich zu bewegen.

Sollten Sie jemand sein, der vor einer Bewegung immer erst einen inneren Schweinehund überwinden muss, dann ist vielleicht folgende Botschaft für Sie erfreulich: Die Bewegung ist nur die eine Hälfte von Yoga, die zweite Hälfte sind die Entspannung und das Nachspüren, die genauso wichtig sind. Während Sie z. B. ein Asana halten, müssen die Muskeln ohne Sauerstoff auskommen, erst danach in der Ruhephase weiten sich die Blutgefäße und die Zellen werden mit Nährstoffen und Sauerstoff versorgt. Die so wichtigen Aufbauprozesse finden erst nach der aktiven Ausführung statt.

Lösung durch Vertiefung der Ausatmung

Manchmal sitzt die Enge mehr im Seelischen. Wenn ein Ereignis in der Zukunft Sie bedrängt, empfehle ich Ihnen, Ihr Selbstbewusstsein und Ihren Mut zu stärken und nochmals zum Abschnitt »Lerngesetze« in Kapitel 1 (S. 38 ff.) zurückzublättern oder im Abschnitt »Selbstakzeptanz üben« in Kapitel 4 (S. 114 ff.) weiterzulesen. Wenn ein Erlebnis aus der Vergangenheit Ihnen noch in den Knochen sitzt und Sie möglicherweise daran hindert, in der Gegenwart zu leben, sind Yoga-Übungen zur Anregung des Verdauungsfeuers (etwa die Ujjay-Atmung, siehe S. 88 f.) hilfreich. Natürlich lassen sich diese beiden Ausrichtungen von Angst nicht voneinander trennen, denn es gehört zur Definition von Angst, dass eine vergangene Erfahrung in die Zukunft projiziert wird. Dennoch unterscheiden sich Menschen darin, dass manche sich mehr von der Vergangenheit und andere sich mehr von der Zukunft bedrängt fühlen.

Vielleicht gab es eine Verletzung durch einen Partner oder durch einen Elternteil? Vielleicht war es eine gravierende Grenzverletzung, eine Vergewaltigung oder ein sexueller Missbrauch? Verletzungen durch andere Menschen wiegen sehr viel schwerer als Traumata durch einen Unfall oder eine Naturkatastrophe. Sie graben sich tief in die Seele ein und erschweren in der Folge auch den Kontakt zu anderen Menschen. Und ohne das Vertrauen in die Freundlichkeit unserer Mitmenschen, ohne Freundschaft, ohne Zuneigung und Liebe, ist das Leben traurig und leer. Die Diskussion um die Verjährung von Missbrauch verkennt zum Teil die Bedeutung der Fähigkeit, Menschen als Freunde wahrnehmen zu können, die durch die Erfahrung von sexueller Gewalt sehr beschädigt werden kann. Missbrauchsopfer leiden sehr häufig unter dem Konflikt, sich einerseits Kontakt sehr zu wünschen, aber andererseits andere Menschen nicht ertragen bzw. sich in der Gesellschaft anderer Menschen nicht entspannen zu können. Der Verlust des natürlichen und selbstverständlichen Umgangs mit anderen in zwischenmenschlichen Beziehungen ist eine Beeinträchtigung, die oft lebenslänglich bestehen bleibt und schwer heilbar ist.[38]

Unser Körper kennt verschiedene Möglichkeiten von Loslassen und Ausscheiden. Sowohl beim Vorgang der Atmung wie auch bei der Verdauung finden in jeder Minute und Sekunde Lösungsprozesse statt. Sieben Prozent unserer Knochen werden jede Woche erneuert, Blutkörperchen werden stündlich und minütlich auf- und abgebaut ... Unser Körper weiß also, wie Loslassen funktioniert. Mit den folgenden Übungen wollen wir diese Abläufe mit Aufmerksamkeit begleiten und unterstützen.

Übung: Ujjay-Atmung

Setzen Sie sich aufrecht und entspannt auf ein Meditationskissen oder einen Hocker. Bringen Sie das Dreieck, das durch die beiden Sitzknochen und Ihren Scheitelpunkt gebildet wird, in eine aufrechte Position, so dass der vordere und hintere Teil Ihres Rumpfes gleichermaßen beatmet werden kann, und entspannen Sie Schultern und Unterkiefer. Als Vorübung vertiefen Sie nun Ihre Atmung im Bauchraum. Versuchen Sie die Grenzen auszuloten: Wie weit lässt sich der Bauchraum einatmend mit Luft füllen? Und wie lange gelingt es Ihnen, mehr und mehr Luft aus Ihrem Bauchraum ausströmen zu lassen. Ziehen Sie die Bauchdecke bei der Ausatmung in Richtung Wirbelsäule und versuchen Sie, die Ausatmung langsam und gründlich auszuführen.

Nun können Sie in einem nächsten Schritt den Nacken lang machen, indem Sie den Hinterkopf nach oben schieben und das Kinn etwas in Richtung Brustbein sinken lassen. Dadurch entsteht ein leichter Druck auf Ihre Luftröhre, die Stimmritze wird zusammengedrückt und verengt sich etwas. Der Atemfluss muss nun wegen dieses kleinen Widerstands mehr Kraft aufbringen und es entsteht ein Geräusch, das an Rasseln, Schnarchen oder Schnorcheln erinnert und das die Atmung verlängert. Sobald Sie ein Gespür dafür entwickelt haben, wie Sie die Kehle formen müssen, damit dieser sanfte, lang gezogene, gleichmäßige Ton in Ihrer Kehle erzeugt wird, können Sie diese Atemtechnik in jeder aufrechten Sitzposition praktizieren, das Verlängern des Hinterkopfs nach hinten und oben ist dann nicht mehr nötig. Dieses Pranayama wird in den alten Schriften als »siegreich« bezeichnet, und auch von medizinischer Seite wird die energetisierende Wirkung dieser Zwerchfellatmung auf die Bauchmuskulatur und die inneren Organe bestätigt.[39] Sie können die positive Wirkung durch gleichzeitiges Anspannen der Beckenbodenmuskulatur (siehe die Übung »Den Beckenboden aktivieren«, S. 127) intensivieren. Jedoch sei an dieser Stelle noch mal daran erinnert, dass es sich empfiehlt, diese Übungen bei einer ausgebildeten Yogalehrerin oder einem Yogalehrer zu erlernen. Denn alles, was wirkt, kann – falsch praktiziert – auch unerwünschte Folgen haben. Beginnen Sie also damit, diese kleine Hürde zunächst nur bei der Ausatmung zu setzen. Wenn es Ihnen mühelos gelingt, können Sie Ein- und Ausatmung mit dieser Ujjay(sprich: Udschai)-Atmung verbinden. Wiederholen Sie dies, solange es für Sie angenehm ist.

Spüren Sie, was diese Atemübung mit Ihrem Zwerchfell macht, was sie im Bauchraum auslöst? Sie kräftigt nicht nur den Zwerchfellmuskel, sondern wirkt auch massierend und kräftigend auf die anderen Muskeln des Bauchraums. Die alten Griechen hielten das Zwerchfell für den Sitz der Seele. Auch in der asiatischen Philosophie ist der Bauchraum der Sitz der Kraft und Energie. Die yogische Philosophie ordnet diesem Bereich das *Manipura*-Chakra zu (Sanskrit: *mani* = Juwel, *pura* = Stadt, also: »Stadt der Juwelen«). Auch in der asiatischen Kampfkunst geht die Kraft vom Bauchraum aus. Die Japaner nennen dieses Zentrum *Hara*, was in etwa »Quelle des Lebens« oder »Quelle des Seins« heißt. Die westliche Wissenschaft konnte hier eine sehr große Ansammlung von Nervenzellen feststellen, die vorzugsweise, etwa zu 90 Prozent, vom Bauch zum Großhirn verlaufen und Glückshormone wie Serotonin und Dopamin erzeugen. Es spricht also viel dafür, dieses unser »Bauchhirn« zu pflegen.

Begleiten Sie für ein paar Minuten dieses Pranayama mit Ihrer Aufmerksamkeit und spüren Sie dann nach.

Ihr Körper verfügt bekanntlich über die Fähigkeit des Ausscheidens von Giftstoffen. Vielleicht könnten Sie ihn einladen, Ihnen auch beim Sich-Lösen von der Wirkung unangenehmer zwischenmenschlicher Erfahrungen behilflich zu sein? Natürlich gibt es keine Übung, die da schnelle Abhilfe schafft. Aber da ich bei vielen meiner Patientinnen und Patienten den starken Wunsch nach Heilung der Wunden, die ihnen von anderen zugefügt wurden, kennengelernt habe, möchte ich ein paar Angebote machen, die hier vielleicht hilfreich sein könnten. Die Verletzungen können im Körper gespeichert sein, und zwar vor allem in verspannten Muskeln, aber auch in den inneren Organen, wobei das eine natürlich das andere nicht ausschließt und beides gleichzeitig möglich ist. Eine natürliche Reaktion auf Schläge und körperliche Verletzungen besteht im Hartmachen und Verspannen von Muskeln. Emotionale Verletzungen suchen sich meist einen Ort im Organsystem. Oft ist das Verdauungssystem betroffen, und die Betroffenen leiden an Durchfall oder Verstopfung. Manchmal bleibt etwas buchstäblich im Hals stecken, und die Ausdrucksfähigkeit ist in der Folge gestört.

Nicht nur das Verletztwordensein, die Opferrolle, bindet an das Ereignis, auch Täter bleiben mit ihrem Schuldgefühl an ein Geschehen gebunden, durch das sie Menschenrechte verletzt haben. Berichte von Kriegsveteranen machen das deutlich. Auch in meiner psychotherapeutischen Praxis sind mir die gesundheitsschädigenden Auswirkungen von Schuldgefühlen begegnet:

Herr Peters kam zu mir in die Praxis mit den klassischen Symptomen einer Herzneurose. Er litt unter Panikattacken und Herzrhythmusstörungen. Regelmäßig suchte er den Arzt auf, um sich immer wieder bestätigen zu lassen, dass organisch nichts Auffälliges zu finden sei. Es dauerte einige Zeit der Vertrauensbildung, bis er sich mir offenbaren konnte, dass er sehr starke Schuldgefühle habe, weil er sich an der Stieftochter vergangen hatte. Ein ehrliches Gespräch mit begegnendem Augenkontakt war nicht möglich. Er saß auf seiner Schuld und die machte ihm das Herz schwer. Ich spürte sein Bedürfnis nach Ausgleich und seinen Wunsch, Liebe wieder frei fließen lassen zu können. Wir arbeiteten an den Möglichkeiten einer Wiedergutmachung. In Verbindung mit kleinen, das Herz öffnenden Yoga-Übungen (siehe die Übung »Krokodil-Variation«, S. 94 ff.) wurde diese Wiedergutmachung für ihn zu einer Herzensangelegenheit. Gegen Ende der Therapie hatte er eine Selbsthilfegruppe gegründet, für die er sich Feiern mit kleinen Geschenken und Ausflügen ausdachte. Er strahlte, wenn er erzählte, was er sich jetzt wieder für die anderen ausgedacht hatte.

Angst und Schuld sind verwandte Gefühle. Bereits bei Kindern kann man beobachten, dass sie verängstigt sind, wenn sie etwas Unerlaubtes angestellt haben. Erwachsene sind in der Regel geschickter, ihr Fehlverhalten zu verbergen. Da sich bei ihnen im Laufe des Lebens natürlich auch meist mehr Situationen angehäuft haben, in denen ein anderes Verhalten angemessener gewesen wäre, haben sie gelernt und sich daran gewöhnt, Peinlichkeiten und unerwünschtes Verhalten zu verstecken. Die Fähigkeit, Schuld zugeben zu können, variiert sehr stark von Person zu Person. Schuldgefühle sind kein verlässlicher Indikator für ein tatsächliches Vorliegen von Schuld, sondern oft nur Ergebnis einer einschüchternden Erziehung und eines mangelnden Selbstbewusstseins. Für Menschen, die zu Schuldgefühlen neigen, ist als Erstes wichtig zu überprüfen, ob wirkliche Schuld vorliegt: Wem habe ich geschadet, was ist durch mein Verhalten noch heute schlimm? Wenn tatsächliche Schuld vorliegt, heißt die Frage: Wie kann das wiedergutgemacht werden? Welche Möglichkeiten für einen Ausgleich gibt es? In manchen Situationen bin ich auch mir selbst gegenüber schuldig geworden, etwa weil ich etwas Wichtiges versäumt habe, eine Chance nicht ergriffen habe. Verzeihen und Wiedergutmachen haben dann gegenüber der eigenen Person stattzufinden. Ob es Wut auf eine andere Person oder Wut auf sich selbst ist – für den Seelenfrieden ist es in jedem Fall gut, sie zu verwandeln.

Die Nachbardisziplin des Yoga, das Ayurveda, ordnet dem Verdauungsfeuer eine zentrale Bedeutung für das Immunsystem und die Gesundheit zu. Feuer wirkt transformierend, es verwandelt feste Materie in Energie, in Licht und Wärme. Im Körper zerlegt und zerkleinert es die Nahrung, so dass zwischen verwertbaren und auszuscheidenden Anteilen unterschieden werden kann. Auch auf seelischer Ebene hilft innere und äußere Wärme, die durch Yoga-Übungen erzeugt wird, ein Angst- oder Opfergefühl in Kraft und Mut zu verwandeln. Für manche Menschen ist die Angst vor einem liebevollen Sich-Öffnen überlagert von einer immensen Wut auf einen Vorfall in der Vergangenheit. Wut entsteht meist, wenn ein wichtiges Bedürfnis übergangen wurde. Diese Wut braucht Ausdruck und will in ihrer (wenn auch zum Teil nur begrenzten) Berechtigung verstanden und anerkannt werden. Die folgende Übung unterstützt diesen Prozess und gibt die Energie zurück, die in diesem Festhalten gebunden ist.

In Kapitel 2 wurden die vier Leid erzeugenden Kleshas erwähnt; hier soll nochmals intensiver auf Abneigung und Ablehnung eingegangen werden. In der *Bhagavad Gita*, einer alten vedischen Schrift, heißt es: »Hass bindet und Liebe macht frei.« Die Bindung an den Täter oder das unterdrückende System wird oft mit der Aussage verbunden: »Erst wenn der Täter bestraft ist, wenn er Einsicht gezeigt hat oder ein Gericht ihn verurteilt hat, kann ich Ruhe finden.« Dieser Wunsch ist verständlich. Trauma-Opfer leiden manchmal sehr darunter, dass ihr Leid nicht anerkannt, nicht gesehen werden will oder gar bagatellisiert wird. Leider ist die Realität oft so, dass nur ähnlich Betroffene das volle Ausmaß wirklich erfassen können. Eine Selbsthilfegruppe, ein verständnisvoller Partner oder eine Therapeutin sind oft unerlässlich. Die folgende Übung möchte Sie zu einer Befreiung von ungelöster Wut einladen:

Übung: Kapalabhati und Feueratem

Setzen Sie sich auf die vordere Kante eines Stuhls oder mit aufgerichteter Wirbelsäule auf ein Meditationskissen. Achten Sie darauf, dass Bauch und Brustkorb genügend Platz für die Bewegungen des Atems haben.

Beginnen Sie damit auszuprobieren, wie weit Sie Ihren Bauch einatmend nach vorne wölben und ausatmend in Richtung Wirbelsäule einziehen können. Kontrollieren Sie auch, ob der Brustkorb genügend Raum hat, eventuell können Sie durch eine kleine Änderung Ihrer Sitzhaltung den Bewegungsspielraum noch etwas vergrößern.

Beginnen Sie mit *Kapalabhati*[40]: Einatmend – durch die Nase – dehnt sich der Bauchraum in alle Richtungen so weit wie möglich aus; lassen Sie dies so entspannt wie möglich geschehen. Die ganze Kraft fließt nun in die Ausatmung: Stoßartig und schnell wird die Luft, ebenfalls durch die Nase, nach außen befördert. Sie fließt von alleine wieder ein und sofort wird sie wieder hinausbefördert. Dabei entsteht ein Geräusch, das an wütendes Stöhnen erinnern kann. Wiederholen Sie dieses ruckartige Ausatmen so lange, wie es für Sie angenehm ist: Lassen Sie die Atemluft entspannt einströmen und stoßen Sie sie mit Kraft wieder aus. Wenn es für Sie passt, können Sie das folgende Bild noch dazunehmen: Etwas Lähmendes hat sich an Ihre Lebensenergie gehängt, das Sie nun mit aller Energie hinausbefördern. Beenden Sie die Übung, indem Sie die Luft wieder langsam ein- und ausströmen lassen. Sie machen eine kleine Pause, bis Sie für die nächste Runde bereit sind. Versuchen Sie drei bis vier Zyklen und spüren dann nach.

Kapalabhati (Sanskrit) heißt übersetzt »Schädel-Leuchten«. Es kann vorkommen, dass durch ein verändertes Gasgemisch, das bei dieser Atmung entsteht, Schwindelgefühle ausgelöst werden. Wenn Sie diesem Phänomen eine positive Deutung geben, fördern Sie die angenehme Wirkung der Übung, z. B. dass sich alte Verklebungen auflösen und Neues entstehen will, wobei immer zuerst ein Chaotisierungsprozess durchlaufen werden muss. Viele Yoga-Schülerinnen und -Schüler berichten davon, dass der Kopf durch diese Übung klarer wird und sie plötzlich Einfälle zu Themen bekommen, mit denen sie sich schon längere Zeit beschäftigt haben.

Während bei *Kapalabhati* die Energie ins Ausatmen geschickt wird, wird beim *Feueratem* genauso kraftvoll ein- wie ausgeatmet. Spüren Sie nach, was für Sie hilfreicher ist.

Luft facht das Feuer an und Feuer hat eine verwandelnde Kraft. Das äußere Feuer verwandelt Holz oder Kohle in Wärme, es macht Metall weich und biegsam; das innere Feuer verwandelt Nahrung in Stoffe, die dem Körper neue Kraft geben. Die Atemübungen des Yoga helfen, die eigene Energie wieder zu spüren. Das Gefühl lähmender Angst kann aufgelöst und in ein Gefühl von Stärke und Handlungsfähigkeit verwandelt werden. Die Energie und die Macht, die ich bisher nur beim Täter gesehen habe, kann ich wieder zu mir zurückholen. Weitere Übungen zu dem Thema finden Sie im Abschnitt »Stabilität entwickeln« in Kapitel 4 (siehe S. 129 und 131 f.).

Lösung durch öffnende Liebe

> *»Wie heißt dieses Gefühl, das so stark ist, dass es die Angst besiegt, das so stark werden kann, dass es Menschen sogar ihre größte Angst, die vor dem Tod, vergessen lässt? Es ist das gleiche Gefühl, das einen Menschen dazu bringt, in einen reißenden Fluss zu springen, um ein Kind zu retten, in ein brennendes Haus zu laufen, um seine Frau herauszuholen ... Es ist die Liebe.«*[41]
> GERALD HÜTHER

Im vorangegangenen Abschnitt habe ich den verzweifelten Konflikt vieler meiner Patientinnen und Patienten erwähnt, die sich einerseits mehr Liebe wünschen und andererseits durch Angst vor einem liebenden Sich-Öffnen ihre Empfänglichkeit sehr einschränken und sich bei der Annahme von Liebe, die ihnen von anderen entgegengebracht wird, selbst im Weg stehen. Auch hier sind beide Seiten wichtig und wollen gewürdigt werden: Einerseits ist Liebe vom Anfang des Lebens bis zu seinem Ende eine existentiell lebensnotwendige Fähigkeit und Kraft. Der Wunsch und/oder Hunger danach ist etwas so grundlegend Menschliches, dass die Abwesenheit dieses Bedürfnisses als krankhaft bezeichnet werden kann, z. B. bei Autisten. Aber auf der anderen Seite ist auch die Angst zu verstehen und berechtigt: In der Liebe öffne ich mich und werde dadurch verletzbar. Und diese Verletzung kann so tief gehen, dass sich dies auf der physiologischen Ebene niederschlägt: Der Herzmuskel wird mit Stresshormonen überflutet und erlahmt in Folge davon.[42] Es ist daher wichtig, mit diesem Zentrum in uns, das sich »in der menschlichen Mitte«[43] befindet, gut umzugehen. Die Fähigkeit zu erkennen, in welcher Situation und bei welchen Menschen ein Sich-Öffnen und wann ein Sich-Verschließen sinnvoll ist, müssen manche erst noch lernen. Zu wissen, wann ich in Deckung gehen sollte, und selbst zu bestimmen, wann ich mich wieder öffnen möchte, ist eine wichtige Voraussetzung, um mich in einem zweiten Schritt vorsichtig Anderen wieder zuwenden zu können.[44] Die positive Botschaft jedoch lautet: Auch Liebe kann man lernen! Ich empfehle, mit kleinen »ungefährlichen« Liebesobjekten zu beginnen.

Vorübung zur Liebesfähigkeit

Ein erster Schritt ist, zu suchen: Wo gibt es auf dieser Erde etwas, das Sie lieben können? Können Sie Ihren Wunsch spüren, lieben zu können und zu dürfen? Bei vielen meiner Patientinnen und Patienten habe ich erlebt, dass nach einer Enttäuschung durch Menschen die Pflanzen oder Tiere einen besonderen Stellenwert bekommen. Stellen Sie sich vor eine Blume, die Ihnen besonders gefällt, und schauen Sie mit dem Gedanken »Du bist schön!« zur Pflanze. Atmen Sie dabei tief ein und aus und verweilen Sie einige Zeit in der Verbindung mit dieser Pflanze. Wenn Sie Tierfilme mögen, versuchen Sie beim Betrachten, abwechselnd ganz bei dem gezeigten Tier und in Ihrem Herzen zu sein. Vielleicht können Sie spüren, dass die Öffnung Ihres Herzens sich warm und entspannt anfühlt. Wenn Tränen des Berührtseins kommen wollen, begrüßen Sie diese. Sie machen deutlich, dass Ihr Herz lebendig ist.

Jeder Schritt in die Richtung, etwas auf dieser Welt liebenswert zu finden, ist wichtig. Sie können weiter suchen: Gibt es Dichter, Musikerinnen, Künstler, die Sie sehr schätzen? Wenn Sie Ihre Lieblingsmusik hören, können Sie zwischendrin auch mal auf Ihren Körper und Ihre Gefühle achten. Ich kenne Patienten, die sich ein Bild des Dalai Lama im Zimmer aufgestellt haben und bei der Betrachtung ein Stück Wärme gespürt haben. Es gibt wunderschöne Biografien von besonderen Menschen – können Sie zu einem von ihnen eine entfernte Liebesbeziehung aufbauen? Wenn eine Geschichte aus Film oder Fernsehen Sie sehr berührt hat, ist das ein Zeichen, dass Ihr Herz bereit für Liebe ist. Ein Film von einer liebevollen Mutter-Kind-Beziehung oder eine im Zimmer aufgestellte Plastik, die eine solche Beziehung zum Ausdruck bringt, kann eine warme Atmosphäre schaffen. Freuen Sie sich über alles, was Sie schön finden können. In der Freude steckt Liebe, und Liebe hat eine schöpferische Kraft.

Ich bin sicher, dass es in Ihnen einen Wunsch nach Liebe gibt und dass Sie eine Ahnung davon haben, dass Lieben schön ist. Geben Sie diesem Wunsch Raum: Lieben zu können, ohne Angst haben zu müssen, wieder so lieben zu können wie ein Kind, das noch keine negative Erfahrung gemacht hat. Ich möchte Sie jetzt zu einer Übung einladen, mit deren Hilfe Sie diesen Wunsch noch vertiefen können.

Übung: Krokodil-Variation – Brust- und Herzraum öffnen

Legen Sie sich auf einer Matte oder Decke in die Rückenlage. Rechts und links sollte jeweils ein knapper Meter Platz sein. Eventuell tut Ihnen ein kleines Kissen für den Kopf gut. Stellen Sie nun die Füße auf und winkeln Sie die Knie an, die Arme sind rechts und links in Schulterhöhe ausgebreitet.

Abb. 12: Krokodil-Variation – Brust- und Herzraum öffnen (1)

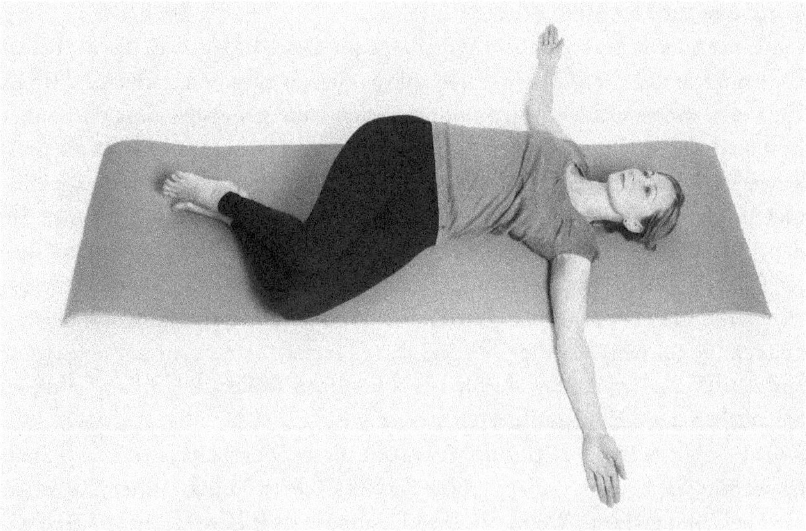

Brust- und Herzraum öffnen: Das Herz ist gesund, wenn es lieben kann.

Bringen Sie Füße und Knie zusammen und lassen Sie diese nach rechts sinken. Als Nächstes bringen Sie mit der Einatmung den linken Arm senkrecht nach oben und lassen ihn ausatmend auf den rechten Arm sinken. Arme und Beine sind jetzt geschlossen: Das linke Bein ruht auf dem rechten Bein und der linke Arm ruht auf dem rechten Arm.

Einatmend öffnen Sie wieder Ihren Brustraum, heben den linken Arm nach oben und legen ihn ausatmend wieder auf die gegenüberliegende Seite. Die Bewegung findet nur in der oberen Hälfte des Körpers statt, Beine und Becken bleiben stabil. Wiederholen Sie diese Übung einige Male. Wenn Sie sich nicht mehr auf den Bewegungsablauf konzentrieren müssen, spüren Sie der Geste nach: Sie öffnen Ihren Brustkorb und Ihren Herzraum, und Sie schließen ihn wieder. Das Herz ist ein Rhythmusorgan, und Öffnen und Schließen sind gleich wichtig. Es gibt Menschen, die daran gestorben sind, dass sie ihr Herz nicht öffnen konnten, und andere konnten es nicht schließen. Sie haben sich in der Aufopferung für andere verzehrt. Nicht nur das Herz, auch die Lunge, eigentlich alle Organe, verbinden sich mit einem Teil der Außenwelt und stoßen danach wieder das ab, was nicht gebraucht wird.

Führen Sie die Bewegung in dem Bewusstsein aus, dass Sie gerade dabei sind zu lernen, beide Bewegungen – das Öffnen und das Schließen – gleich wichtig zu finden.

Spüren Sie, was Ihnen leichter fällt.

Verharren Sie nun eine Weile in der geöffneten Position. Können Sie wahrnehmen, dass es schön ist, lieben zu können, dass das Herz lieben will? Indem Sie auf dem Rücken liegen, ist Ihr Herz jetzt in Richtung Himmel geöffnet, Sie öffnen es gerne für die Menschen, denen Sie mit gutem Gefühl vertrauen können. Wir sprechen von einem »Brustkorb«, und in einem Korb können wir etwas aufbewahren. Vielleicht gibt es schöne Erlebnisse und nette Menschen, die Sie gerne in Ihrem Innern mit sich tragen. Unser

Abb. 13: Krokodil-Variation – Brust- und Herzraum öffnen (2)

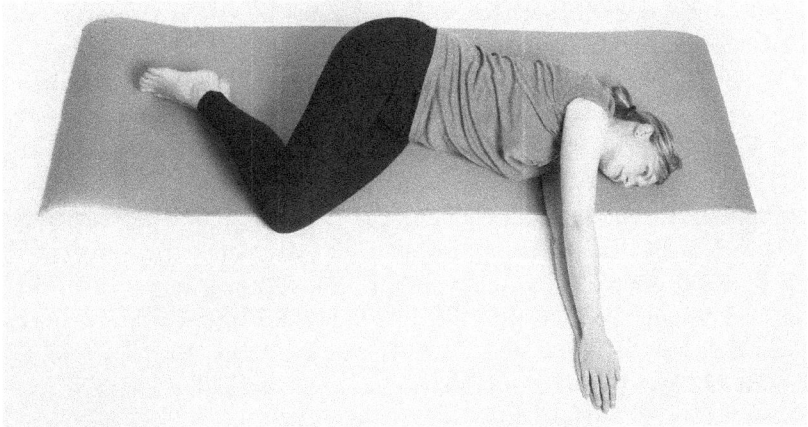

Einen gesunden Rhythmus von Öffnen und Schließen pflegen – das lehrt uns das Herz.

Brustkorb besteht jedoch aus Rippen *und* Zwischenraum zwischen den Rippen. Vielleicht gefällt Ihnen der Vergleich mit einer Allee, die beim Spaziergang mal die Sonnenstrahlen durchscheinen lässt und im nächsten Moment einen Baumschatten auf den Weg wirft. So lässt auch der Brustkorb mal Sonne durchscheinen und mal nicht – im Wechsel mit den Stellen, wo die Rippen schützend zwischen der Außenwelt und dem Herz stehen. Das Herz als unser inneres Zentrum wird oft poetisch mit der inneren Sonne verglichen. Es braucht den Schutzraum der Rippen: Nicht alles ist hilfreich, wenn es in unser Inneres eindringt.

Nach einer Weile können Sie dann die Knie nach oben bringen und zur anderen Seite sinken lassen, die Bewegung erfolgt jetzt in umgekehrter Richtung.

Bleiben Sie noch einen Moment in der Rückenlage. Vielleicht sind schöne Erlebnisse oder Wünsche aufgetaucht. Lassen Sie sich Zeit, bevor Sie wieder ins Alltagsgeschäft eintauchen.

Im Abschnitt »Ein ganzheitliches, systemisches Bewusstsein« in Kapitel 2 wurde beschrieben, dass die Wirklichkeit nur zur Hälfte Realität und zur anderen Hälfte unser Konstrukt ist (siehe S. 43 f.). Wenn es möglich ist, negative Konstrukte zu bilden, können wir auch positive Vorstellungen konstruieren. In der Literatur gibt es einige Geschichten, die davon berichten, wie durch liebevolle Zuwendung etwas zunächst Totes zum Leben erweckt wird: Ein Puppenbauer hatte sich so in die von ihm geschaffene Holzpuppe verliebt, dass sie eines Tages lebendig wurde und als Pinocchio in seinem Leben eine wichtige Rolle spielte. Auch der Holzschnitzer der russischen Matroschka sprach mit seiner Puppe, die dadurch lebendig wurde und sich immer wieder ein weiteres Kind wünschte.

Sie können sich ein Bild der guten Mutter, des guten Vaters, des Partners, der Partnerin, den oder die Sie suchen, aufbauen. Zunächst geht es darum, dies mit Gedankenkraft und Imagination zu entwerfen, vielleicht mögen Sie es auch malend oder plastizierend gestalten, als Liebeslied an Sie selbst komponieren. Wenn es Ihnen klar ist, was Sie positiv brauchen, wird es Ihnen auch in der Außenwelt leichter ins Auge fallen. Ich kenne viele Menschen, die darauf warten, einem Menschen zu begegnen, der bereit ist, ihre noch unverbrauchte Liebe in Empfang zu nehmen. Vielleicht ist es sogar der Nachbar oder die Nachbarin?

Nehmen wir an, Sie hatten eine Mutter, die jedes Mal traurig wurde, wenn Sie ihr etwas erzählten, das Ihnen passiert war. Anstatt getröstet zu werden, mussten Sie nun selber trösten. Oder Ihre Mutter hatte gar keinen Zugang zu ihren Gefühlen und sagte nur: »Stell dich nicht so an!« Was hätten Sie gebraucht? Eine Mutter, die Mitgefühl zeigt und gleichzeitig durch Vorbild nahebringt, wie man mit einem Missgeschick umgehen kann. Was für einen Vater hätten Sie gebraucht? Was möchten Sie gerne mit Ihrem nächsten Partner, Ihrer nächsten Partnerin erleben? Versuchen Sie, sich einen solchen Menschen so realistisch wie möglich vorzustellen. Wenn jetzt so pessimistische Gedanken auftauchen wie: »Den gibt es sowieso nicht«, oder: »Wenn es so eine Person geben würde, dann würde sie sich sowieso nicht für mich interessieren«, dann empfehle ich, nochmals zum Abschnitt »Lösung durch Vertiefung der Ausatmung« (siehe S. 87 ff.) zurückzugehen und dem Ärger über vergangene Erfahrungen Ausdruck zu geben.

Hier und jetzt werden Sie eingeladen, sich die/den inneren Geliebten oder den guten Freund, die gute Freundin, die Ihnen fehlt, vorzustellen und auf eine Begegnung mit ihr/ihm zuzugehen. Stellen Sie sich vor, was Sie mit diesem Menschen erleben wollen, welche Gefühle Sie sich in der Begegnung wünschen, und versuchen Sie, Äußerlichkeiten (ob groß oder klein, blond oder schwarzhaarig, dick oder dünn) eher nebensächlich werden zu lassen. Erst in einem nächsten Schritt ist dann dran, einen solchen Menschen in der Realität zu suchen. Beginnen Sie damit, Ihren Glauben zu stärken, dass es einen solchen Menschen gibt, dann können Sie Ihren Fokus auf die Suche nach ihm besser ausrichten. Vielleicht haben Sie ihn sogar schon an Ihrer Seite und vergessen nur manchmal, was für ein wertvoller Mensch neben Ihnen lebt. Dann sind Sie eingeladen, auf Entdeckungsreise zu der wunderbaren Einmaligkeit Ihres Partners, Ihrer Partnerin zu gehen. Die Fähigkeit lieben zu können, ist im Wesentlichen eine innere Bereitschaft zur Öffnung und hängt weniger von der zufälligen Begegnung mit der oder dem Richtigen ab.

Übung zum inneren Geliebten, zur inneren Geliebten

Vor Ihrem inneren Auge steht diese Person, mit der Sie tiefe Gefühle austauschen wollen. Vielleicht sehen Sie sie in der Ferne auf sich zukommen. Einatmend öffnen Sie Ihre Arme nach außen und schräg oben. Sie können die Arme zu einem V nach oben strecken oder mit angebeugten Ellbogen zu einem großen U formen; achten Sie darauf, dass die Schultern nicht angespannt sind. Ihr Brustkorb öffnet sich und Ihr Herzraum weitet sich, als würden Sie gerade »Hallo, schön, dass du da bist« sagen. Diese Geste kann man gelegentlich beobachten, wenn alte Freunde sich nach längerer Zeit wiedersehen und freudig aufeinander zugehen: In Erwartung der Umarmung werden die Arme ausgestreckt, um dann den anderen an sich drücken zu können. In dieser Übung öffnen Sie sich einatmend und führen ausatmend mit geschlossenen Augen die Hände zum Herzraum und genießen diesen Augenblick, in dem Sie sich selbst berühren.

Der Internist Dietrich Grönemeyer beschreibt in seinem bewegenden Buch über das Herz, wie Menschen an einem Broken-Heart-Syndrom, also an einem gebrochenen Herzen, erkranken und sterben können. Aus ärztlicher Sicht legt er dem Leser die Wichtigkeit einer Umarmung für die Gesundheit ans Herz: »Wenn wir ein anderes Herz schlagen hören, beruhigt das ungemein und schafft sofort ein Gefühl der Nähe und Geborgenheit. Als Fötus lagen wir unter dem Herzen der Mutter, geschützt und in Sicherheit. Die emotionale Erinnerung daran begleitet uns ein Leben lang. Und immer dann, wenn wir jemandem so nahe kommen, fühlen wir uns plötzlich wieder geborgen.«[45] Es gibt psychosomatische Kliniken, bei denen es zum Therapieprogramm gehört, eine Mitpatientin oder einen Mitpatienten um eine Umarmung zu bitten. Wo gibt es in Ihrer unmittelbaren Umgebung einen Menschen, der sich über eine derartige Bitte von Ihnen freuen würde?

Lösung durch Verbindung mit Weisheit und Würde

Vielleicht fällt es Ihnen leichter, Ihre Liebesfähigkeit in der Beziehung zu ideellen Werten zu entwickeln. Karlfried Graf Dürckheim nennt vier Wege, die zu einem Gefühl des Ergriffenseins führen können, die es vielleicht möglich machen, sich berühren zu lassen: die Begegnung mit der Natur, mit der Kunst, durch die Religion bzw. den Ritus oder durch eine zwischenmenschliche Begegnung. Wodurch gelingt Ihnen die liebevolle Beziehung zur Welt am leichtesten? Gibt es für Sie etwas Größeres, Schöneres, Höheres als die Alltagswelt, vor dem Sie sich verbeugen können? Für Goethe zeigte sich die göttliche Qualität in den verschiedenen Gestaltungen des Wahren, Schönen und Guten. Der Begriff »Gott« oder »das Göttliche« hat für viele heutige Menschen eine negative Qualität, ich vermeide den Begriff daher in aller Regel. Es gibt jedoch für die meisten etwas, das Ehrfurcht einflößt, das Bewunderung hervorruft, das erstrebenswert ist, etwas, das einen Menschen zu einem besonderen Menschen macht. In Indien sagt man: »Es gibt so viele Götter, wie es Menschen gibt, weil jeder seine ganz eigene Vorstellung vom Göttlichen hat, die durch Erfahrung und Denkgewohnheiten geprägt ist.« Natürlich sind das immer nur Vorstellungen, weil wir zu etwas anderem nicht in der Lage sind. Der eine Gott, der alle Gottesbilder in sich vereint und diese übersteigt, von dem können wir uns keine Vorstellung machen.

Übung: Das Herz öffnen für Werte – die Blume

Kommen Sie in den Kniestand und lassen Sie sich von dort in den Fersensitz nieder. Die beiden Fersen sinken nach außen und machen dadurch Ihrem Gesäß Platz. Sorgen Sie vorher durch Kissen und/oder einen Teppich dafür, dass Ihre Knie und Ihr Fußspann gut gepolstert sind. Nun legen Sie Ihre Handinnenflächen aneinander und führen Sie zu Ihrem Herzraum, so dass Sie einen leichten Druck von den Daumenballen auf Ihrem Brustbein spüren.

Das ist die Ausgangsposition.

Abb. 14: Die Blume

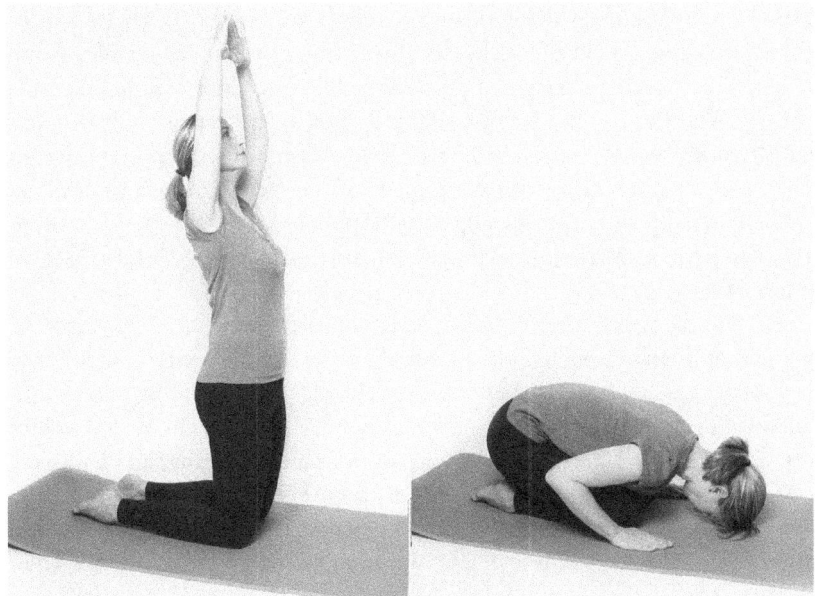

Ich öffne mich für neue Ideen/Werte und bringe sie auf die Erde.

Einatmend kommen Sie nun in den Kniestand und öffnen in einer leichten Rückbeuge – ohne ins Hohlkreuz zu kommen – Ihre Leisten und Ihren Brustkorb, indem Sie die Arme über den Kopf führen und leicht schräg nach oben schauen. Daumen, Zeigefinger und Mittelfinger beider Hände bleiben in Kontakt, sie berühren die entsprechenden drei Finger der gegenüberliegenden Hand.

Ausatmend kommen Sie wieder in den Fersensitz zurück und führen die Hände wieder vor das Brustbein. Jetzt berühren sich wieder alle fünf Finger der einen mit den fünf Fingern der anderen Hand. Sie können nun entweder die Augen schließen oder einen Punkt auf dem Boden fixieren, wo der Blick zur Ruhe kommt. Wiederholen Sie diese Übung mehrere Male.

Wenn der Bewegungsablauf klar ist, können Sie die seelische Qualität der Geste auf sich wirken lassen: Sie öffnen sich für etwas, das größer ist als Sie, und führen es zu Ihrem Herzen.

Wenn Sie mögen, können Sie nach der sich nach oben öffnenden Einatmung ausatmend Ihre Stirn zum Boden bringen: Sie bringen symbolisch das Empfangene auf die Erde.

Spüren Sie nach. Was fühlt sich stimmiger für Sie an: das wertvolle Geschenk von oben zu Ihrem Herzen zu führen oder es auf die Erde, die alle Menschen verbindet, zu bringen?

Der Kopf ist unser Sensibilitäts- und Bewusstseinszentrum. Hier kommen die Botschaften an, die uns die Sinnesorgane übermitteln. Das Gleichgewichtsorgan ist hier genauso beheimatet wie die Steuerungszentren Hypothalamus und Hypophyse. Dem Übergang von der Wirbelsäule zum Kopf wird in den östlichen Weisheitslehren eine ganz besondere Bedeutung beigemessen. Er wird mit hoheitsvollen Namen wie »Kristallpalast« oder »Kammer des Brahma« bedacht. Es ist ein Punkt, an dem vieles zusammenläuft. In diesem Bereich ist die achtsame Bewegung besonders wichtig. Der Kopf mag keine schnellen Bewegungen. Fast kann man sagen: Je kleiner die äußerliche Bewegung, desto größer die innere Wirkung.

Als Vorübung zu der folgenden Übung lade ich Sie ein, mit der Aufmerksamkeit zu Ihren sieben Halswirbeln zu gehen. Versuchen Sie einmal eine kleine Nickbewegung nur um das oberste Halsgelenk, das sogenannte Atlanto-okzipital-Gelenk, also das Gelenk, das den Schädel mit der Halswirbelsäule verbindet. Probieren Sie danach – im Vergleich dazu – eine Bewegung, mit der Sie die gesamte Halswirbelsäule beugen, vom obersten Halswirbel bis hinunter zum Gelenk zwischen dem siebten Halswirbel und dem ersten Brustwirbel. Können Sie einen Unterschied wahrnehmen? Wenn ja, versuchen Sie das in Worte zu fassen.

Wenn wir zustimmend nicken und averbal ein Ja zum Ausdruck bringen, führen wir eine Nickbewegung um den obersten Halswirbel aus. Diese Achse wird auch Ohr-Achse genannt, da sie eine gedachte Verbindungslinie zwischen den beiden Ohren bildet. Der Augenkontakt zu einem Gegenüber bleibt dabei erhalten. Wenn dagegen die gesamte Halswirbelsäule gebeugt wird, bekommt die Geste eher eine demütige Qualität, der Blickkontakt wird dabei in aller Regel aufgegeben.

In der Atemübung in Kapitel 2 (siehe S. 64) wurden Sie eingeladen, Ihr Atemmuster zu beobachten. Was spüren Sie, wenn Sie vorwiegend den Brustraum mit Ihrem Atem versorgen? Was fühlt sich anders an, wenn Sie vorzugsweise in den Bauchraum atmen? Man spricht von stolz geschwellter Brust. Dagegen ordnet der Volksmund den Bauchmenschen mehr Gemütlichkeit und Gelassenheit zu. In der folgenden Übung zur Würde geht es um eine harmonische Verbindung der verschiedenen Zentren: Eine entspannte Bauchhaltung bildet ein gutes Fundament, auf dem eine selbstbewusste Brust ruht, über beiden thront ein Kopf, der den Überblick behält.

Übung: Nicken – Haltung der Würde

Abb. 15: Nicken

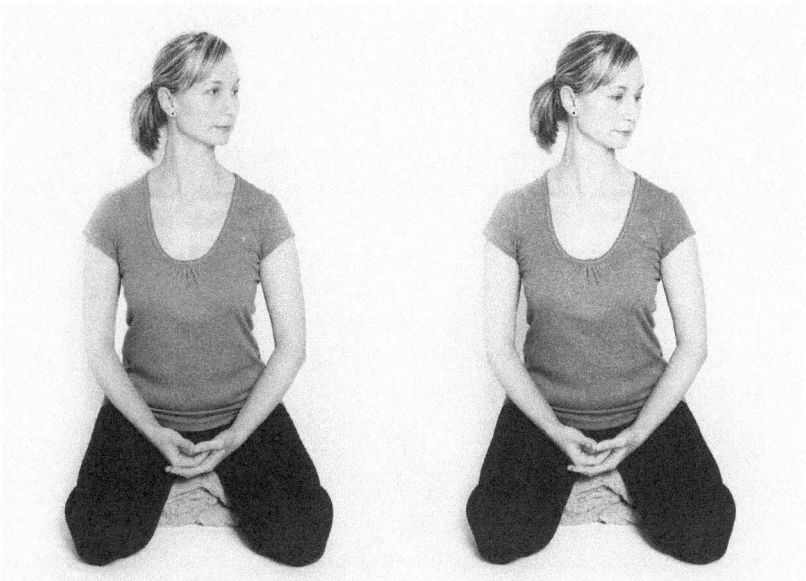

Im Bewusstsein der eigenen Würde verneige ich mich vor anderen Würdenträgern.

Nehmen Sie mit aufgerichteter Mittelachse eine gleichermaßen aufrechte und entspannte Position ein. Öffnen Sie Ihren Brustkorb, indem Sie Ihr Brustbein leicht nach vorne oben schieben und die Schultern sinken lassen, damit der Atem und Ihre Liebesfähigkeit frei fließen können. Um den Nacken lang zu machen, schieben Sie den Hinterkopf leicht nach oben. Becken, Bauch- und Brustraum sowie Kopf und Kiefergelenke sind entspannt und frei. Beginnen Sie achtsam – Wirbel für Wirbel – Ihre Wirbel*säule* – von unten nach oben aufzurichten. Nun verbinden Sie diese Haltung mit einer Vorstellung von Würde. Kennen Sie einen Menschen, der das für Sie in fast vollkommener Weise ver-körper-t? Was bedeutet für Sie: »Aufrecht-« und »Aufgerichtetsein«? Versuchen Sie mit minimalen Bewegungen, diesem Begriff Ausdruck zu verleihen.

Vielleicht mögen Sie sich mit der folgenden Vorstellung verbinden: Einatmend dehnen Sie sich in der Vertikalen aus. Indem Ihr Atem an Scheitel- und Wurzelpunkt anstößt, löst er dort einen kleinen Energieimpuls aus. Dieser Impuls verbindet Sie unten mit der Stabilität und Sicherheit der Erde und oben mit dem Himmel und all dem, was den Menschen in seinem wahrsten Sinne ausmacht. Ausatmend sammelt sich die gewonnene Energie im Herzraum, um von dort abermals nach oben und unten zu strahlen.

Sie begegnen nun in der Vorstellung anderen »Würden«-Trägern und wollen sie voller Achtung begrüßen. Beginnen Sie mit der Person, die vor Ihnen steht. Einatmend weiten Sie Ihren Innenraum zwischen Scheitel- und Wurzelpunkt und ausatmend machen Sie eine kleine Nickbewegung um das Atlanto-okzipital-Gelenk, also das Gelenk zwischen Ihrem obersten Halswirbel und dem Schädel. Würde drückt sich durch langsame Bewegungen mit gleichwertiger Bewusstheit für die Außen- und für die Innenwelt aus.

Nachdem Sie eine achtsame und würdevolle Begrüßung für die vor Ihnen stehende Person gefunden haben, können Sie nun auch die Personen rechts und links von Ihnen begrüßen. Atmen Sie ein, und ausatmend drehen Sie Ihren Kopf um die Achse zwischen Scheitel- und Wurzelpunkt. Lassen Sie bei der Drehung das führende Ohr leicht ansteigen; auf diese Weise kann der Abstand zwischen den Ohren und Schultern gleich bleiben. Am Endpunkt führen Sie die kleine Nickbewegung aus und kommen einatmend wieder zur Mitte zurück. Wiederholen Sie diese kleine Drehübung – voller Kraft und Würde – ein paar Mal in beide Richtungen.

Lassen Sie die Übung auf sich wirken und spüren Sie nach.

Wie Achtsamkeit eine Haltung ist, so spricht man auch von einer würdevollen Haltung. Weder Achtsamkeit noch Würde sind etwas, das man mal eben tun kann, um dann zur nächsten Handlung überzugehen. Eine Haltung vertieft sich durch Wiederholung und will in einer meditativen Stimmung eingeatmet werden, um sich dann ausatmend im Körpersystem niederlassen und damit verbinden zu können. Aus den Ergebnissen der Hirnforschung wissen wir, dass Nervenzellen, die zusammen feuern, sich vernetzen. Indem Sie also ein inneres Bild von Würde sich entwickeln lassen und dies mit einer Körperhaltung und dem Atem verbinden, kann das Gesamtpaket Würde auch durch einzelne Elemente wachgerufen werden. Es reicht dann z. B. eine aufrechte Haltung oder das Wahrnehmen einer würdevollen Geste bei einem anderen Menschen, um in Ihrem Gehirn etwas zu aktivieren, das Würde ausstrahlen lässt. Auch aus orthopädischer Sicht spricht viel für diese kleine Nickbewegung. Sie ist eine der besten Übungen für unsere Halswirbelsäule, die bei vielen alltäglichen Verrichtungen entweder gestaucht oder verspannt ist. Hier wird sie gekräftigt und gedehnt.

Eine bestimmte Haltung, wie z. B. die von Würde, braucht immer wieder die Erneuerung durch einen inneren Impuls. Durch ein Festhalten wirkt eine Geste bald steif und künstlich. Ein Lächeln, wie man es in der Werbung oft findet, das nicht aus einem inneren Impuls kommt, ist genauso wenig überzeugend wie eine fixierte Haltung von Würde.

Ein Patient fragte mich, was er tun könne, damit er diese Haltung von Würde nicht vergesse oder verliere. In dem Gespräch, das sich an die Frage anschloss, wurde deutlich, dass es wichtig ist, eine positive Haltung oder auch Stimmung immer wieder loszulassen, um sie immer wieder neu zu finden. In dem Wort Haltung steckt die Bedeutung von Festhalten, was die Gefahr des Unlebendigen in sich birgt. In der Bedeutung »sich von einer höheren Kraft gehalten und getragen fühlen« gewinnt es wieder mehr Freiheit und Leichtigkeit. Jedoch auch dieses Bewusstsein will immer wieder neu aktiviert werden.

Eine weitere Übung, um den Respekt vor Ihrer eigenen Würde zu festigen und zu vertiefen, besteht darin, ein Kissen auf Ihren Scheitelpunkt zu legen und sich mit jedem Schritt, den Sie gehen, zwischen Fußsohle und Kissen zu strecken, als wollten Sie sich von der Erde abstoßen, um zum Himmel hinzuwachsen.

Lösung durch Klärung und Bewusstsein

Gott gebe mir die Kraft, Dinge zu ändern, die ich ändern kann.
Gott gebe mir die Gelassenheit, Dinge hinzunehmen, die ich nicht ändern kann.
Gott gebe mir die Weisheit, das eine vom anderen zu unterscheiden.

DAG HAMMARSKJÖLD

Diese Fähigkeit zur Unterscheidung ist bei Ängsten wichtig. Nehmen wir an, jemand hat die Diagnose einer lebensbedrohlichen Erkrankung bekommen und hat Angst zu sterben. Ob er stirbt und wann, liegt nicht in seiner Macht. Er kann jedoch seine Lebensumstände überprüfen, destruktive Faktoren oder Einstellungen – wie z. B. übertriebene Leistungsanforderungen, krank machende Beziehungen oder ungesunde Ernährung – erkennen und in einen Wandlungsprozess eintreten. Der Psychoonkologe Moses Steinvorth beschreibt auf anschauliche und einfühlsame Weise den Heilungsprozess von zwei weiblichen und zwei männlichen Krebspatienten, die im Gespräch mit »ihrem Krebs« den Weg zu einem authentischeren[46] und gesünderen Lebensstil fanden.[47] Dieses »innere Gespräch« kann jedoch auch zu der Erkenntnis führen: »Meine Zeit ist abgelaufen.« Gläubige Menschen formulieren es so: »Gott hat mich gerufen.« Dann steht die Aufgabe an, sich in konstruktiver Weise auf seinen Tod vorzubereiten. Dabei können folgende Fragen hilfreich sein: »Was würde ich anders machen, wenn ich wüsste, dass in einem Jahr, in einem Monat, in einer Woche mein letzter Tag wäre? Was würde ich tun, wenn ich wüsste, dass ich morgen/heute sterben werde? Wo gibt es noch etwas zu klären? Wen möchte ich noch einmal sehen oder mit wem mich noch aussprechen? Wann hätte ich das Gefühl: Das Leben war schön und ich kann jetzt in Ruhe gehen?«

Nehmen wir weiter an, jemand hat Angst vor einer Kündigung. Massenentlassungen und Entscheidungen der Firmenspitze liegen nicht in seiner Macht, aber sie oder er kann sich auf ein Leben ohne diesen Job vorbereiten, egal wie die Entscheidung ausfällt. Hinter der Angst vor einem Jobverlust oder einer ernsthaften Erkrankung steckt oft auch die Angst vor einem Verlust von gesellschaftlicher Anerkennung, die mit Gesundheit und Leistungsfähigkeit assoziiert ist. Das Denkmuster »Ich bin nur etwas wert, wenn ich etwas leiste« ist schwer zu ändern. Es ist oft tief in der Erziehung verankert und wird durch die Zeitströmung sowie die Medien noch zusätzlich vertieft, gehört aber entsprechend der Unterscheidung von Hammarskjöld zu den Dingen, die grundsätzlich änderbar sind, oft allerdings nur durch äußeren Druck.

Jemand hat Angst, vom Partner verlassen zu werden. Was kann sie/er tun? Zunächst wäre zu unterscheiden, ob es einen äußeren Grund gibt wie häufige, nicht auflösbare Konflikte. Oder ist es die Erfahrung, schon häufiger verlassen worden zu sein, die auf den gegenwärtigen Partner übertragen wird? Die tägliche, ängstliche Frage »Liebst du mich noch?« ist nicht hilfreich, eher der Blick darauf, ob vielleicht die eigene Attraktivität gesteigert werden kann. Hinter der Angst kann jedoch auch der Wunsch nach einem Ende der Beziehung stehen. Um etwas Abstand von dieser Art von Angst zu gewinnen, ist ein Gespräch mit einer anderen Person, einer guten Freundin, einem guten Freund oder einer Therapeutin sicher das Beste.

Da Angstvorstellungen und ängstliche Gedanken nicht nur unangenehm sind, sondern auch die Tendenz haben, zu sich selbst erfüllenden Prophezeiungen zu werden, empfiehlt es sich, im Raum des eigenen Bewusstseins etwas aufzuräumen. Mit Hilfe unseres Geistes können wir uns etwas vorstellen, etwas wahrnehmen und etwas interpretieren. Die Unterscheidung, was objektive Fakten sind und was meine Interpretation dieser Fakten ist, ist nicht leicht und verlangt Übung. Da meine Gedanken jedoch einen großen Einfluss auf die Wirklichkeit, wie ich sie erlebe, und meine Gefühle haben, ist es wichtig, dies immer wieder zu üben.

Im Abschnitt »Bewusstseinsübungen« wurde das Gleichnis erwähnt, in dem unser Bewusstsein mit einem Ochsen verglichen wird (vgl. S. 71 f.). Die folgenden Übungen können helfen, zunächst zu erkennen, wohin der eigene Ochse immer wieder ziehen will. Die Kunst, den Ochsen dazu zu bringen, sich ohne Reibungsverluste vor den eigenen Karren (des Lebensglücks) spannen zu lassen, ist eine lebenslange Aufgabe. Durch Übung kann es gelingen, immer häufiger Augenblicke zu erleben, in denen die Kraft des Ochsen sich mit dem Willen des Ochsentreibers zu einer Einheit verbindet. Diese Augenblicke nennt Csikszentmihalyi »Flow« und im Yoga wird dieses Erlebnis *Samadhi* genannt.

Vorübung zur Inventarliste des Bewusstseins

Wissen Sie, was Sie denken? Mit dieser Frage meine ich jetzt nicht Ihr berufliches Wissen oder was Sie in einer Ausbildung gelernt haben, auch nicht, was Sie in Radio oder

Fernsehen gehört haben, auch Ihre politische oder religiöse Überzeugung ist nicht gefragt.

Ich meine die Gedanken, die sich öfters ungefragt in Ihren Kopf einschleichen. Ich meine solche Gedanken wie: »Ob ich mich scheiden lassen sollte?«, »Mit Deutschland, der EU, der Welt geht es bergab!«, »Ich wusste schon immer, dass ich nicht praktisch begabt (nicht intelligent, zu dick, nicht hübsch genug) bin ...«, »Die Menschen sind schlecht und ganz besonders der Nachbar XY!«, oder: »Weil meine Eltern mich falsch erzogen haben, konnte ja nichts aus mir werden.«

In der Psychologie werden diese Art von Gedanken »Schemata«, »Programmierungen« oder »Lebensstil-Überzeugungen« genannt. In der Yoga-Lehre ist dies der Inhalt unseres dritten Koshas (*Mano-Maya-Kosha*), das sich zwischen dem zweiten Kosha (*Vijnana-Maya-Kosha*), das unsere bewussten, selbst erarbeiteten Einstellungen beherbergt, und unserem Lebensleib (*Prana-Maya-Kosha*) befindet, der unsere Vitalität und Gesundheit ausdrückt. Da diese Programme einen unmittelbaren Einfluss auf unser Immunsystem und unsere Stimmung haben, ist es gut, sie zu kennen.

Bevor Sie mit der eigentlichen Übung beginnen, legen Sie bitte mehrere kleine Notizzettel bereit und schreiben Sie auf einige der Zettel zunächst einmal die Gedanken auf, die Sie schon gut kennen. Für jede Art von Gedanken ist ein eigener kleiner Zettel reserviert.

Übung: Gedanken-Inventarliste erstellen

Nehmen Sie sich etwas Zeit für diese Übung. Denken Sie an die Geschichte vom Ochsen und seinem Hirten (S. 71 f.). Der Ochse gebärdet sich am Anfang oft sehr wild, wenn er gezähmt werden soll. Es ist ungünstig, die Übung am Morgen zu machen, wenn Sie danach noch einen Termin haben oder bald zur Arbeit müssen.

Die Aufgabe ist, die Gedanken kommen zu lassen, aber sich nicht von ihnen einfangen zu lassen oder sie weiterzuspinnen, sondern sie zu beobachten und auf einem der vorbereiteten Zettel zu notieren: Ist es ein Gedanke, den Sie schon kennen, dann machen Sie ein Häkchen auf dem Zettel, wo der Gedanke bereits steht. Ist es ein neuer Gedanke, benutzen Sie einen neuen Zettel. Damit nicht ein unübersichtliches Chaos an Zetteln entsteht, empfehle ich Rubriken wie Zukunftssorgen, Erledigungen (z. B. Einkaufsliste), Wünsche, schöne Begegnungen der letzten Zeit usw. Zum Schluss können Sie dann auszählen, welche Gedanken am häufigsten kamen, und prüfen, ob das ein Gedanke ist, den Sie gerne denken, oder ob er eher unerwünscht ist.

Wenn Sie Anfängerin oder Anfänger in dieser Disziplin sind, reichen 10 bis 15 Minuten. Danach können Sie Bilanz ziehen: Was ist Ihnen aufgefallen? Hatten Sie das erwartet oder sind Sie eher überrascht? Am Anfang ist es oft schwer,

Gedanken zu beobachten und sich nicht von ihnen einfangen zu lassen. Man spinnt den Faden weiter und merkt nicht, dass die Aufgabe eine andere war. Meditations-Erfahrene kennen drei Hürden, die es zu überwinden gilt, wenn man die Bewusstseinsinhalte beobachten will: Plötzlich tritt eine starke Müdigkeit auf, die vorher nicht da war oder nicht so deutlich war. Oder es machen sich Schmerzen wegen einer falschen Sitzhaltung bemerkbar, und trotz verschiedener Versuche, sich anders zu hinzusetzen, bleiben sie hartnäckig bestehen. Oder die Gedanken rasen so schnell, dass es nicht gelingt, sie festzuhalten. Im Osten werden die Gedanken gerne mit Affen verglichen, die von einem Baum zum anderen springen und daher nicht erwischt werden können. Es empfiehlt sich, diese Übung – mit oder ohne Zettel – öfters zu machen. Nach einiger Zeit gelingt es besser, die Gedanken schon im Entstehen zu erkennen und ihnen mitzuteilen, dass sie im Moment nicht erwünscht sind. Das ist der nächste Schritt: Den Ochsen in die gewünschte Richtung zu lenken.

Übung: Gedankenkontrolle – den Ochsen zähmen

Wählen Sie nun einen Gedanken aus, dem Sie gerne mehr Raum in Ihrem Bewusstseinsfeld geben würden, und einen zweiten, dem Sie lieber weniger Platz einräumen würden. Die Gedanken können ruhig in Polarität zueinander stehen, wie z. B.: »Die vergangene Woche hatte viele schöne Begebenheiten«, und: »In der vergangenen Woche gab es viele Erlebnisse, über die ich mich geärgert habe.« Sie müssen aber nicht in einer unmittelbaren Beziehung zueinander stehen, möglich ist auch z. B.: »Ich bin dankbar und glücklich, dass ich einen so liebevollen Partner, so eine nette Freundin gewonnen habe«, und: »Warum habe ich damals nicht eine andere Berufswahl getroffen?« Nun entscheiden Sie sich, welchen Gedanken Sie auf die rechte und welchen Sie auf die linke Seite neben Ihren Körper legen wollen und verbinden diese Gedankenübung mit der Drehübung aus Kapitel 1 (vgl. S. 27 ff.).

Wenn Sie eine Eieruhr haben, die nach einer Minute klingelt, ist dies hilfreich. Die Aufgabe besteht darin, jeweils eine Minute dem einen Gedanken ungeteilte Aufmerksamkeit zu schenken und dabei den Atem, die Körperhaltung und die Stimmung zu beobachten und nach einer Minute sich ganz bewusst dem gegenüberliegenden Gedanken zuzuwenden – dabei jeweils dreimal zu beiden Seiten hinschauen. Das subjektive Zeitgefühl kann sich von der objektiven Zeit sehr unterscheiden, je nachdem, wohin sich der Aufmerksamkeitsfokus richtet.

Beginnen Sie damit, sich auf die Aufrichtung Ihrer Wirbelsäule zu konzentrieren: Spüren Sie die beiden Sitzbeinhöcker und nehmen Sie den Scheitelpunkt wahr. Vielleicht erinnern Sie sich auch an die Übung »Nicken – Haltung der Würde« in diesem Kapitel (S. 101 f.). Sie sind in Ihrer Mitte, egal ob Sie die Mitte als Atem, als Aufrichtung oder als Ort in Ihrem Bauch- bzw. Herzraum wahrnehmen. Die Mitte als Ausgangspunkt ist der Referenzpunkt, auf den Sie sich immer wieder zurückbesinnen können, wenn Sie Ihre Mitte einmal verloren haben.

Atmen Sie jetzt ein und dehnen sich dabei noch einmal zwischen den beiden Endpunkten Ihrer Wirbelsäule. Ausatmend drehen Sie sich dann zu der Seite, wo Sie den Gedanken mit dem negativen Beigeschmack hingelegt haben. Sie konzentrieren sich ganz bewusst auf diesen Gedanken und beobachten, welche Wirkung er auf Ihre Seele hat. Nun atmen sie ganz normal weiter. Nach einer Minute kommen Sie einatmend zur Mitte zurück, atmen aus und noch einmal ein und drehen sich dann ausatmend zur gegenüberliegenden Seite mit dem positiven Satz. Auch hier beobachten Sie, wie sich die Fokussierung auf diesen Gedanken auf Atmung und Körperhaltung auswirkt und welche anderen Gedanken eingeladen werden. Sie erinnern sich, dass es meist Gedanken-Netzwerke sind (vgl. S. 39). Wenn Sie jeweils dreimal in jede Richtung geschaut haben, beenden Sie die Übung mit der positiven Seite und kommen Sie in der Mitte zur Ruhe.

Spüren Sie nach: Konnten Sie bei der Übung bleiben? Wie wirken Gedanken? Wie verändern sie Ihre Stimmung, Ihren Atem, Ihre Körperhaltung?

Wenn es Ihnen gelungen ist, Ihre Gedanken ganz bewusst einzuladen, dann haben Sie in den vergangenen sechs Minuten entschieden, was Sie denken wollen. Es ist Ihnen dann geglückt, den Ochsen für kurze Zeit zu zähmen.

Lösung durch Yoga Nidra – den »Schlaf« der Yogis

Nidra heißt übersetzt »Schlaf«. Was die Yogis »Schlaf« nennen, unterscheidet sich jedoch von unserem westlichen Verständnis. Die indische Philosophie kennt viele verschiedene Stufen zwischen Schlafen und Wachen. Hier ist nicht ein komplettes Abschalten des Bewusstseins gemeint, sondern ein Sich-Lösen von allen Verspannungen, zunächst auf körperlicher, dann auf seelischer und zuletzt auf gedanklich-geistiger Ebene. Die Fähigkeit, gleichzeitig *wach und entspannt* sein zu können, führt zu einer tiefen Regeneration. Tatsächlich ist es so, dass die gefühlte Erholung nach dem Ruhen nicht von der Anzahl der Stunden, sondern von der Qualität und Tiefe der Entspannung abhängt. Ein Schläfer, der 8 bis 10 Stunden mit wilden Träumen verbringt, wacht gerädert auf, während der gleiche Mensch nach einer halben oder ganzen Stunde tiefer Entspannung sich erfrischt und voller Energie fühlen kann. Angst und Sorgen binden das Bewusstsein an den Körper. Durch Yoga Nidra wird diese Bindung gelöst. Manchmal kann es hilfreich sein, mit den Sorgen zu verhandeln und mit ihnen einen Zeitpunkt zu verabreden, an dem man sich ihnen wieder zuwendet.

Der steigende Absatz von Beruhigungsmittel spricht dafür, dass die Fähigkeit zum Abschalten bei wachem Bewusstsein gelernt sein will. Im Unterschied zum Tiefschlaf ist Yoga Nidra kein passiver Zustand, er hat nichts mit Trägheit oder Erschlaffung zu tun, sondern ist eine ausgewogene Mischung von Spannung (Ha) und Entspannung (Tha). Am ehesten lässt er sich mit Kontemplation vergleichen. Eine erste Ahnung davon kann die Übung »Schildkröte« aus Kapitel 2 vermitteln (S. 74 ff.), in der *Pratyahara* praktiziert wird: die Sinne von der Außenwelt zurückziehen und die Aufmerksamkeit nach innen richten. Yoga Nidra setzt die bewusste Entscheidung voraus, in der nächsten Zeit auf nichts mehr zu reagieren, egal ob das Telefon läutet oder dem Partner gerade mit lautem Krachen ein Glas zerbricht. In einem nächsten Schritt geht es jedoch noch weiter: Auch die aufmerksame Bindung an innere Phänomene wird gelöst.

Diese Toleranz und Distanz den Wahrnehmungen gegenüber erstreckt sich mit zunehmender Übung auch auf die eigenen Gedanken: Ein Gedanke an eine ärgerliche Begebenheit taucht auf, durch Nicht-Beachtung und Nicht-Reagieren verschwindet er nach einiger Zeit von alleine. Der Geist ist wach und beobachtet das Kommen und Gehen, ohne sich einfangen zu lassen. Darin besteht der aktive Teil. Körper und Psyche sind dagegen in vollkommener Ruhe, der intellektuelle Teil des Gehirns nur zum Teil. Im EEG dominieren die Alpha-Wellen, was auf eine Harmonisierung der beiden Hirnhälften hindeutet. Das ergab eine Untersuchung an der Universität Köln.[48] Dem Bewusstseinszustand, der im Yoga Nidra entsteht, wird tiefe Heilwirkung für die typischen Zivilisationskrankheiten wie Stress, Angst und viele psychosomatische Erkrankungen zugeschrieben.

In Kapitel 2 habe ich bereits die vier Leid erzeugenden Kleshas erwähnt. Das Anhaften wurde als Ursache für Schmerz beschrieben. Yoga Nidra zielt auf das Lösen aller Anhaftungen. Lösen unterscheidet sich von Wegschieben. Mit dem Wegschieben wird einem Phänomen negative Energie zugeführt, hier ist jedoch das Entziehen von positiver Energie, von Bindungsenergie gemeint. Die Yogis unterscheiden drei Hauptspannungsarten: Zuerst wird die Muskelspannung losgelassen; das Nervensystem und alle inneren Organe dürfen sich entspannen. Als Nächstes wird die Bindung an emotionale Ereignisse gelöst. Wir sind gewohnt, etwas als Glück oder Unglück zu bezeichnen, einen Menschen freundlich und nett oder unsympathisch zu nennen. Durch diese Bewertungen teilen wir die Welt in gut und böse ein: Die netten Menschen wollen wir gerne in unserer Nähe haben, und die unsympathischen sollen weit weg bleiben. Indem wir uns auch von dieser Anhaftung lösen, nehmen wir alles wertneutral zur Kenntnis und lassen, die Dinge so, wie sie sind. In einer verstrickten Beziehung wird am Partner gezerrt, weil er nicht dem eigenen Wunschbild entspricht. Wenn wir ihn lassen wie er ist (ohne uns zu trennen!), gewinnt er Freiheit und wir selbst ebenso. Bei der geistigen Entspannung lösen wir uns von Vorstellungen über uns selbst, von Ehrgeiz oder narzisstischen Phantasien. Dieser Zustand, in dem wir auf allen Ebenen gelöst und im reinen Sein sind, kann tiefe Entspannungs- und Glücksgefühle auslösen.

Im Abschnitt über Lerngesetze in Kapitel 1 wurde gesagt, dass es schneller geht, etwas zu lernen, als etwas zu verlernen (vgl. S. 38). Die meisten von uns haben gelernt, sich anzustrengen. Wir haben gehört und verinnerlicht: »Gib dir Mühe, streng dich an, sei schneller als der Nachbar usw.« Selten lernen wir, loszulassen und zu entspannen. Die Lernforschung hat durch wissenschaftliche Methoden herausgefunden, dass das Gehirn nach circa 90 Minuten Lernen eine Pause von 20 Minuten zum Sacken-Lassen braucht und dass es für die Merkfähigkeit günstiger ist, sich an mehreren Tagen kurz mit einem Inhalt zu beschäftigen als an einem Tag sehr lange. Im Yoga heißt es, den Rhythmus von Ha (Sonnenprinzip) und Tha (Mondprinzip) zu pflegen. Das Wort »sich niederlassen« bringt gut zum Ausdruck, worum es in der folgenden Übung geht: Sich aktiv und wach für das Lassen engagieren. Sich von der Erde getragen fühlen.

Die beiden folgenden Übungen können eine noch tiefere Wirkung entfalten, wenn sie zu zweit durchgeführt werden und jeweils der eine vorliest oder anleitet und der andere liegt und die Übung innerlich vollzieht. So können sich Freundinnen oder Partner gegenseitig etwas Gutes tun.

Übung: Körperreise – Bodyscan

Legen Sie sich in einem gut gelüfteten und beheizten Raum in Rückenlage auf einen Teppich oder eine Decke. Eventuell ist eine zweite Decke zum Zudecken nötig, weil der Körper durch die Entspannung leicht auskühlt. Die Füße sind etwa 10 bis 20 cm voneinander entfernt, die Zehen sinken locker und entspannt nach außen. Die Arme liegen mit geringem Abstand neben dem Körper, die Handinnenflächen weisen nach oben, damit die Schultern guten Bodenkontakt haben können.

Strecken Sie sich nun noch einmal zwischen Fersen und Hinterkopf und lassen sich dann in diese Position, die *Savasana* genannt wird, ganz hineinsinken. Nun wandern Sie, beginnend mit dem rechten Fuß, langsam durch Ihren Körper. Einatmend schicken Sie einen Bewusstseinsimpuls zu dem entsprechenden Körperteil, um ausatmend diesen Teil einzuladen, es sich noch gemütlicher zu machen und zu entspannen.

Beginnen Sie mit der rechten Fußsohle, der rechten Ferse, dem rechten Fußgelenk, Unterschenkel, Knie, Oberschenkel, dann gehen Sie mit dem Bewusstsein zur linken Fußsohle, linken Ferse, zum linken Fußgelenk, Unterschenkel, Knie und Oberschenkel. Beide Beine sind wach und entspannt. Jetzt zum Unterbauch, Bauchnabel, zur rechten und linken Flanke, zum Brustraum, zur rechten und linken Schulter. Der gesamte Rumpf ist wach und entspannt. Der Atem strömt von alleine ein und aus und bewegt sanft den gesamten Rumpf. Der Körper weiß, wann Einatmen und wann Ausatmen dran ist. Sie können sich der Weisheit des Körpers anvertrauen und alle Spannung in Richtung Boden fließen lassen.

Wandern Sie mit der Aufmerksamkeit weiter zur rechten Handinnenfläche, zum rechten Handrücken, Handgelenk, Unterarm, Ellbogen und Oberarm, dann zur linken

Handinnenfläche, zum linken Handrücken, Handgelenk, Unterarm, Ellbogen und Oberarm. Von den Fingern der rechten Hand über die rechte Schulter bis hin zur linken Schulter und den linken Fingern ist alles gelöst und entspannt.

Sie wandern weiter zum Hals, entspannen Nacken und Kehlkopf, den Unterkiefer mit der unteren Zahnreihe und der Unterlippe, den Oberkiefer mit der oberen Zahnreihe und der Oberlippe. Die Zunge darf locker in den Mundraum sinken, wenn sich der Mund leicht öffnen will, ist das in Ordnung. Sie gehen mit dem Bewusstsein über die rechte Wange zum rechten Ohr und dann zur linken Wange und zum linken Ohr, zum rechten und linken Nasenflügel. Jetzt wandern sie zum rechten Auge: Der Augapfel darf entspannt in die Augenhöhle sinken, das Augenlid legt sich sanft darüber und auch die Wimpern werden entspannt. Das Gleiche geschieht mit dem linken Augapfel, den linken Augenlidern und den linken Wimpern. Dann gehen Sie mit der Aufmerksamkeit zur rechten und linken Schläfe, zu den Augenbrauen und der Stirn. Alle äußeren und inneren Muskeln dürfen sich entspannen, alle Gedanken dürfen ruhen. Auch die Kopfhaut mit dem Scheitelpunkt ist ganz entspannt.

Vom Scheitel bis zur Sohle ist der gesamte Körper wach und entspannt. Einatmend wird dem Körper Energie zugeführt, und ausatmend darf der Körper noch mehr in Richtung Matte sinken. Wenn Gefühle oder Gedanken auftauchen, dürfen auch diese sich lösen und entspannen.

Gönnen Sie sich eine Ruhepause. Bleiben Sie eine Zeitlang in diesem Zustand.

Um zur Alltagsrealität zurückzukommen, nehmen Sie drei tiefe Atemzüge und bringen Sie langsam, beginnend bei den Händen und Füßen, Bewegung in den Körper. Räkeln und strecken Sie sich. Wenn der Körper jetzt noch gerne eine Bewegung hätte, gönnen Sie ihm diese.

Nach einer Entspannung wie der vorangegangenen Körperreise lässt sich gut eine Imagination zur Verankerung und Pflege wünschenswerter Eigenschaften (siehe die Übung »Gedanken pflanzen«, S. 72) anschließen. Wählen Sie einen positiven Begriff, mit dem Sie sich gerne verbinden wollen. Das kann Licht oder Liebe oder Lächeln sein. Als Quelle wird gerne das Herz oder der Scheitelpunkt genommen.

Übung: Imagination zum inneren Licht

Verweilen Sie nach der Körperreise noch eine Zeit in Rückenlage und beginnen nun, vom Herzen aus ein Lächeln in den rechten Fuß, den rechten Unterschenkel usw. zu schicken. Wenn es für Sie passt, können Sie die Reise auch mit dem Begriff Dankbarkeit verbinden: Sie danken dem rechten Fuß für das, was er Ihnen ermöglicht, dann dem rechten Unterschenkel usw. Welche schönen Möglichkeiten verdanken Sie Ihrem Mund, Ihrer Nase, Ihrem Ohr, Ihren Augen, Ihrem Gehirn usw.?

Wenn Ihnen die Arbeit mit Engelwesen vertraut ist und bei Ihnen keine unangenehmen Assoziationen weckt, kann auch die folgende Imagination eine wohltuende Wirkung entfalten: Laden Sie Engel ein, begrüßen Sie sie und danken Sie ihnen, dass sie gekommen sind. Vielleicht haben Sie einen Wunsch an diese Wesen? In der Regel sind es hilfreiche Geister, die gerne zu Diensten stehen, wenn man sie gut behandelt. Vielleicht können Sie eine sanfte Energie, eine sanfte Berührung, fast wie ein Windhauch, spüren, der alle Ihre Zellen und Organe belebt. Wenn Sie sich danach bedanken, ist die Chance größer, dass diese geistigen Wesen gerne noch einmal wiederkommen.

Spüren Sie nach und genießen Sie die Wirkung.

4. Den Gegenpol stärken

Man schafft niemals Veränderung, indem man das Bestehende bekämpft. Um etwas zu verändern, baut man neue Modelle, die das Alte überflüssig machen.

RICHARD BUCKMISTER FULLER

Den Gegenpol von Angst finden

Eigentlich hätte mir der Ausdruck »Ergänzungspol« besser gefallen. Dem Begriff »gegen« haftet ein Beigeschmack von Dagegensein und Bekämpfen an, der hier nicht gemeint ist. Die Angst braucht nicht bekämpft zu werden, weil sie nichts grundsätzlich Schlechtes ist und, wie wir gesehen haben, zum Menschsein dazugehört. Vielleicht kennen Sie aus den asiatischen Kampfkünsten das Ritual, sich zunächst vor dem Partner zu verneigen. Je geschickter und kompetenter der Partner ist, desto mehr lockt er auch die eigene Kampfkunst und Geschicklichkeit hervor. Dafür bedankt man sich und verneigt sich. Wenn dann eine aggressive Bewegung auf mich zukommt, wird nicht dagegengehalten, sondern die Bewegung wird aufgegriffen, weitergeführt und in eigene Energie verwandelt, die dann in Richtung Partner geht. Beim Zuschauen entsteht der Eindruck von Pendeln und Schwingen, denen eine tänzerische Eleganz innewohnen. Diese Methode lässt sich auch auf den Umgang mit der Angst übertragen: die Kraft, die in jeder Emotion liegt, aufgreifen und verwandeln. Die Geschichte kennt einige Beispiele von zunächst ängstlichen Menschen, die gerade durch die Überwindung dieses Gefühls etwas Hervorragendes geleistet haben.

Die genauere, bessere Frage wäre also: »Was fehlt dem ängstlichen Menschen, was braucht er, um vollständiger zu sein?« Diese Frage hört sich leichter an, als sie ist. Tatsächlich ist der Gegenpol ja auch nicht für alle Menschen gleich. Für manche wäre es wichtig, den Mut und das Selbstvertrauen zu stärken, für andere geht es mehr um das Thema Liebe, sowohl Selbst- wie Fremdliebe. Für wieder andere ist es wichtig, Entspannung zu lernen oder mehr Flexibilität im Denken. Oder liegt das Lernziel vielleicht in der Überwindung der Lähmung und im Gewinn von mehr Vitalität? Eine zunächst sehr ängstliche Patientin hatte eine Aufgabe gefunden, mit der sie sich sehr identifizierte. Als ich sie nach ihrer Angst fragte, sagte sie: »Oh, ich hatte gar keine Zeit, über meine Angst nachzudenken.«

In der kindlichen Entwicklung ist die Betreuungsperson verantwortlich dafür zu spüren, was der Säugling braucht, wenn er schreit. Ist er müde und wünscht sich eine Hilfe zum Einschlafen? Sucht er Spiel und Anregung, braucht er Nahrung oder friert bzw. schwitzt er? Hat er Blähungen oder stören ihn die nassen Windeln? Bereits in diesem frühen Alter gibt es viele Möglichkeiten für ein »Was willst du stattdessen, wenn dir nicht gefällt, was im Moment da ist?«. Im frühen Alter ist das Kind nur in der Lage mitzuschwingen bei dem, was gerade ist. Die frühe Entwicklung ist ganz durch Modelllernen und Nachahmung geprägt.

Die Fähigkeit, etwas anders zu wollen, entwickelt sich erst später, im Trotzalter. Auch hier weiß das Kind noch nicht, was es stattdessen will, es weiß nur, dass es für seine weitere Entwicklung notwendig ist, auch mal etwas anders zu machen als das, was die Erziehungsperson im Moment von ihm will. Die Fähigkeit zu Autonomie, Abgrenzung und einem klaren Willen ist also eine reifere Fähigkeit, die erst in einem späteren Alter gelernt wird und im Verlaufe des Lebens immer wieder ein Update braucht.

Wenn Eltern und Erziehende sowohl die Fähigkeit zur Nachahmung wie die zur Abgrenzung positiv begleiten, kann sich eine authentische Persönlichkeit entwickeln. Oftmals ist es wichtig, zuerst auch das (von den Erzieherinnen und Erziehern) Unerwünschte in seiner positiven Qualität zu würdigen. Ich erinnere mich an eine Ferienfreizeit für aggressive, schwer erziehbare Jugendliche, die wir von der Beratungsstelle aus organisiert hatten, in der ich damals arbeitete. Bei einem Spaziergang durch eine gebirgige Gegend fingen die Jugendlichen plötzlich an, sich mit herumliegenden Steinen gegenseitig zu bewerfen. Während ich noch in einem Moment der Fassungslosigkeit verharrte, hob ein Kollege von mir ebenfalls einige Steine auf und rief: »Prima, toll! Wir werfen jetzt alle gegen diesen Pfahl dort, mal sehen, ob wir ihn umwerfen können.« Er fing voller Energie an zu werfen. Die Jugendlichen machten es ihm nach, weil sie sich verstanden fühlten. Es entwickelte sich eine Wettkampfsituation, die im Verlauf der vierzehntägigen Freizeit immer mehr in konstruktive gemeinsame Tätigkeiten mündete. Im Nachhinein konnten wir diese Situation als Test verstehen, ob wir in der gleichen Art gegen sie kämpfen, wie sie es aus ihrem Alltag zu Hause gewöhnt waren, oder ob es uns gelingt, sie dort abzuholen, wo sie sind.

Selbstakzeptanz üben

Auch das Angstgefühl will dort abgeholt werden, wo es ist. Es ist in aller Regel so, dass das Angstgefühl nicht erwünscht ist und die Frage, was fehlt, was stattdessen gewünscht wird, nicht sofort beantwortet werden kann. Allein die Erkenntnis, nicht genau sagen zu können, was fehlt, kann schon manchmal Versagensgefühle auslösen. Wenn Sie das Angstgefühl nicht wünschen, wie das bei den meisten Menschen der Fall ist, ist es wichtig darauf zu achten, dass Sie sich nicht als gesamte Person ablehnen. Ablehnung ist das Wenigste, was ein ängstlicher Mensch gebrauchen kann.

Übung zur Selbstannahme

Stellen Sie sich vor einen Spiegel oder nehmen einen kleinen Taschenspiegel zur Hand. Schauen Sie Ihr Gegenüber an: Was könnte dieser Person guttun? Dann lächeln Sie bitte dieses Wesen an, das Sie da anblickt. Versuchen Sie, Ihr Lächeln mit Empathie und Mitgefühl zu unterfüttern.

Während Sie sich so anschauen, können Sie sich daran erinnern, was Sie an sich selber mögen. Was macht Sie aus? Es ist gut, das auch Ihrem Spiegelbild zu sagen.

Ich kenne Menschen, denen diese Form der Selbstbegegnung Angst macht. Es können Erinnerungen hochkommen, in denen der Wunsch nach Geliebtwerden von der Umwelt nicht erfüllt wurde. Sollte das bei Ihnen der Fall sein, dann schließen Sie Ihre Augen und berühren Sie sich selbst mit beiden Händen am Kopf, an den Armen, am Bauch oder in der Herzgegend. Sprechen Sie ein paar tröstende Worte zu sich selbst: »Es ist wirklich traurig, dass dem Bedürfnis nach Liebe in unserer Gesellschaft so wenig Raum gegeben wird.«

Achten Sie darauf, dass Sie sich nicht zu sehr in Ihren Erinnerungen verlieren. Nach ein paar Minuten des Trostes darf die Aufmerksamkeit sich wieder in die Richtung bewegen, wo Sie sich selber liebenswert finden und es auch schon mal von anderen gehört haben. Sollte die Umwelt das nicht erkennen, bleiben Sie bei sich: Es gibt Dinge, die Ihnen keiner nehmen kann. Was macht Sie im Innersten aus? Das können auch zunächst scheinbare Kleinigkeiten sein, wie z. B.: »Ich liebe Gänseblümchen, egal ob andere sagen, sie seien Unkraut. Ich finde sie schön.« Dabei geht es gar nicht so sehr um den Inhalt, sondern um die Erkenntnis, dass es etwas gibt, das Ihnen keiner nehmen kann. Kein Diktator der Welt kann Ihnen befehlen, was Sie zu lieben haben, oder verbieten, was in Ihrem Herzen ruht. Fangen Sie mit Kleinigkeiten an und gehen Sie dann zu persönlichen Eigenschaften und Werten über. Die Traurigkeit darüber, dass diese von den Eltern nicht gesehen wurden oder vom Partner, der Partnerin ignoriert werden, darf zwischendurch immer wieder auftauchen. So können Sie zwischen achtsamer Anerkennung von Trauer und entschiedener Eigenständigkeit hin- und herpendeln.

Yoga lehrt uns, dass zum Leben Polaritäten gehören und dass Gesundheit ein Gleichgewichtszustand ist, der sich stets zwischen zwei Polen bewegt. Leben und Lebendigkeit sind untrennbar mit einem gesunden Rhythmus verbunden. Eine gute Mutter und ein guter Vater beobachten den Rhythmus des Babys. Zu manchen Zeiten ist es wichtig, dem Kind Anregung zu geben, und zu anderen Zeiten muss es vor einem Zuviel abgeschirmt werden. Als Erwachsene können wir lernen, uns selbst eine gute Mutter oder ein guter Vater zu sein, indem wir in einem inneren Dialog überprüfen, wovon wir zu viel und wovon wir zu wenig haben.

Zu dem Ergebnis, dass es auf eine gesunde Mitte ankommt, kam nach längeren Forschungen auch der amerikanisch-israelische Medizinsoziologe Aaron Antonovsky, der Begründer der Salutogenese (lat./griech. für »Entstehung von Gesundheit«). Antonovsky verdanken wir den Fokuswechsel von der Krankheit hin zur Gesundheit. Viele Jahrzehnte wurden die Krankheit und ihre Entstehung erforscht. Er war der Erste, der sich intensiv mit den Entstehungsbedingungen von Gesundheit beschäftigte. Dabei fand er heraus, dass Gesundheit kein statischer Zustand ist, sondern sich von Minute zu Minute ändert, dass ein gesunder, lebender Organismus ständigen Schwankungen unterworfen ist.

Auch Angst ist in aller Regel kein gleichbleibender Begleiter. Ist Ihnen schon aufgefallen, dass sich Ihre Stimmung im Verlauf eines Tages mehrfach ändert? Sie treten aus dem Haus und die Nachbarin lächelt Sie freundlich an – ändert das Ihre Stimmung? Sie treten aus dem Haus und die Nachbarin beschwert sich bei Ihnen über etwas, das Sie ihrer Meinung nach nicht richtig gemacht haben – sind Sie da immun gegen oder ändert das Ihre Stimmung? Wie war es nach der Übung mit dem sich selbst Anlächeln?

Eine empathische Beziehungsperson bietet dem Säugling verschiedene Möglichkeiten an und beobachtet dabei, bei welchem Angebot sich die Gesichtszüge des Babys entspannen. So werde auch ich Ihnen jetzt verschiedene Möglichkeiten anbieten, um den empathischen Teil in Ihnen anzuregen, der feinfühlig spürt, was für Sie persönlich hilfreich sein könnte. Ich bin dabei auf die Kooperation mit Ihrem inneren »Elternteil« (vgl. S. 37f. im Abschnitt »Der Angsthase als Teilpersönlichkeit« in Kapitel 1) angewiesen. Daher ist es wichtig, dass Sie diesen Teil in sich kennen und aktivieren. In der Psychotherapie wird dieser Vorgang als »therapeutische Ich-Spaltung« bezeichnet. Sie haben sich dieses Buch besorgt und bis zu dieser Stelle gelesen. Das bedeutet, es gibt einen Teil in Ihnen, der möchte, dass es dem ängstlichen Teil in Ihnen besser geht. Ich nenne diesen ersten Teil jetzt einen fürsorglichen Elternteil, der Verantwortung für das Wohlbefinden des ängstlichen Teils übernimmt und der offensichtlich auch an Hilfsmöglichkeiten glaubt, der also Hoffnung auf Linderung hat, sonst hätten Sie das Buch längst enttäuscht beiseite gelegt. Beginnen wir damit, diesen Teil zu begrüßen und zu würdigen. Seine Arbeit ist wichtig und wird gebraucht, wenn es darum geht zu spüren, was dem ängstlichen Teil fehlen könnte. Vielleicht fällt Ihnen ein, dass Sie in der früheren Kindheit nicht ängstlich oder traurig sein durften und ausgelacht wurden, wenn Sie diese Gefühle mal nicht verstecken konnten. Sollte das der Fall sein, dann erinnern Sie sich doch sicher auch noch daran, dass Ihnen das gar nicht gutgetan hat, sondern Ihnen einen Stich versetzt und sie verletzt hat. Vielleicht gibt es da noch einen Teil, der Trost braucht. »Ja, ich möchte, dass das erst mal gesehen wird. Das brauche ich, bevor ich für Weiteres offen bin.« Vielleicht haben Sie sich damals vorgenommen, dass Sie, wenn Sie mal groß sind, es dann anders machen wollen. Vielleicht gibt es in Ihnen auch einen Teil, der eigentlich gar keine Übung machen will. Der es ärgerlich findet, dass er sich schon wieder anstrengen muss, damit etwas anders wird – in der Welt oder in der eigenen Seele. Ja, es ist doch traurig, dass die Welt nicht so ist, wie man sie sich wünscht. Was auch immer Ihr inneres Kind denkt oder fühlt, es sind wichtige Botschaften aus Ihrem Inneren, die berücksichtigt und anerkannt werden wollen.

Geben Sie diesem Kind nun einen Platz, entweder in der Gegend Ihres Herzraums oder in Ihrem Bauchraum. Es braucht Zuwendung und will in den Arm genommen werden. Sie können auch ein Symbol für das innere Kind, z. B. ein Kissen oder ein Stofftier, wählen, das Sie auf den Arm nehmen und fest an sich drücken. Und dann darf das innere Kind sich ganz entspannen. Während ich dem erwachsenen, fürsorglichen Teil erkläre, wie die Übung gemacht wird, braucht es nicht zuzuhören.

Übung: Trost, Selbst-Berührung, Sich-Wiegen

Legen Sie eine Hand auf Ihren Bauchraum und die andere Hand auf den Herzraum. Spüren Sie, wie es ist, sich selbst zu berühren. Manchmal entspannt sich dadurch schon etwas die Stelle, die berührt wird, und es entsteht ein klein wenig Wärme.

Stellen Sie Ihre Beine etwa einen halben Meter auseinander, die Füße sind parallel zueinander, und wiegen sich hin und her, indem Sie mal das Gewicht an den rechten Fuß und dann an den linken Fuß abgeben. Versuchen Sie, einen Rhythmus zu finden, in dem Sie sich wohlfühlen. Das kann der Atemrhythmus sein, es kann auch ein anderer Rhythmus sein – ein Rhythmus, der sich von selbst immer wieder erneuert und Sie trägt.

Entwickeln Sie nun eine Vorstellung vom Wiegen. Vielleicht kennen Sie jemanden, der eine schöne Wiege hat. Oder Sie haben einmal in einem Film gesehen, wie in Südamerika einige Eltern ihre Babys in ein Körbchen legen und dieses dann in den Türrahmen hängen, damit der Wind es sanft wiegen kann. Freunde oder Gäste geben dem Körbchen ab und zu noch einen kleinen Schubs, damit es weiterschwingen kann.

Vielleicht ist es aber auch das Bild einer Hängematte, die zwischen zwei Palmen festgebunden ist und vom Wind bewegt wird.

Abb. 16: Sich-Wiegen

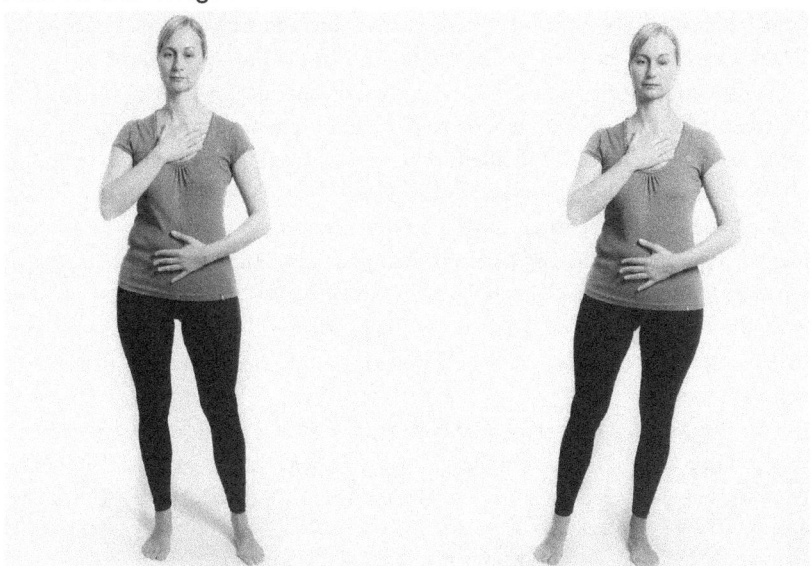

Ich berühre mich und werde berührt. Ich wiege mich und werde gewiegt.

Suchen Sie ein Bild, das für Sie zum Wiegen des inneren Kindes passt. Ruhen Sie für eine Weile in diesem Bild und entspannen Sie sich, während Sie sich selbst weiter im Rhythmus wiegen.

Lassen Sie die Übung langsam ausklingen und spüren nach, bevor Sie mit einer anderen Tätigkeit beginnen. Vielleicht können Sie noch eine andere eher ruhige, meditative Tätigkeit anschließen, bevor Sie sich wieder dem Alltagsgeschäft widmen.

Rhythmische Bewegungen signalisieren dem Körper, dass alles in Ordnung ist, sie regen das serotoninerge System (das Wohlfühlsystem) und das dopaminerge System (das Belohnungssystem) an. Eine äußere Berührung regt die Organe im Innern an, in der Regel werden sie wärmer und entspannen sind. Aus Ultraschallbildern weiß man, dass ein Embryo sich zu der Stelle hinbewegt, wo der Bauch der schwangeren Mutter von außen liebevoll berührt wird.

Wachsein, informiert sein, erreichbar sein, schnell und flexibel auf die sich ständig wechselnden Ereignisse im Außen reagieren können – das sind Werte, die heute sehr gefragt sind. Zeit zum Träumen, nachsinnen, mal nur ganz bei sich sein und »Löcher in die Luft gucken« wird dagegen eher als Zeitvergeudung abgetan, denn das Motto lautet: »Zeit ist Geld, und das muss immer mehr werden.« Und doch gibt es eine zunehmende Zahl an Menschen, die das Bedürfnis spüren, mal nur bei sich sein zu dürfen. Die Entdeckung der Langsamkeit, z. B. durch die Bewegung »Slow Food«, Aussteigen, eine Pilgerreise auf dem Jakobsweg, aber auch das Praktizieren von Achtsamkeit, die zunehmend Beachtung in den Medien findet, zeugen von Inseln des Umdenkens.

Und dann gibt es Tage, an denen sich alles und alle gegen Sie verschworen zu haben scheinen, und dann auch noch diese Momente, wo fünf Dinge gleichzeitig auf Sie einstürzen und alle furchtbar wichtig zu sein scheinen. Und das, obwohl heute so gar nicht »Ihr Tag« ist. Auch hier gilt der Spruch von Fuller, den ich an den Anfang des Kapitels gestellt habe. Mit etwas Distanz lassen sich hier zwei gegensätzliche Impulse wahrnehmen: Ein Teil von Ihnen will all diesen Anforderungen gerecht werden, sonst würde Sie das alles nicht stressen, und ein anderer Teil sagt nur: »Lasst mich alle in Ruhe!« Beide Teile wollen Raum haben und den sollen sie auch bekommen, damit wieder Frieden ins System kommen kann.

Kennen Sie die Geste noch, die viele Kinder spontan machen, wenn sie sich weg von der Welt in ihre Schmollecke zurückziehen? Sie machen aus den beiden Unterarmen eine Art Kissen und vergraben ihren Kopf darin.

Übung zur Selbst-Berührung, Selbst-Begegnung: die Igluhöhle

Breiten Sie eine Decke oder Matte auf dem Boden aus. Ein kleiner Teppich ist auch möglich, es sollte aber ein begrenzter Raum sein, der jetzt Ihre kleine Insel ist, auf der sonst keiner etwas zu suchen hat.

Begeben Sie sich nun in den Vierfüßlerstand (aus dem Kniestand auf die Arme stützen, so dass Arme und Oberschenkel einen rechten Winkel zum Boden bilden, Füße, Knie und Hände sind etwa 10 bis 20 cm voneinander entfernt.) Bringen Sie dann die beiden Großzehen zueinander, die Fersen bewegen sich etwas nach außen und machen Platz für das Gesäß, das sich jetzt zwischen den Fersen niederlässt. Gleichzeitig sinkt der Kopf in Richtung Boden und ruht auf der Stirn. Die Arme und Hände bewegen sich auf der Matte entlang nach vorne und ruhen so auf der Matte, dass sich die beiden Daumen und die beiden Zeigefinger berühren. Die Arme bilden jetzt einen abschirmenden Kreis um Ihren Kopf.

Sie sind nun ganz bei sich. Der Bauch ruht auf den Oberschenkeln. Dieser empfindliche Teil ist nun ebenfalls ganz geschützt und wird von den kräftigen Oberschenkeln getragen. Die Berührung von Bauch und Oberschenkeln bewirkt, dass bei jedem Atemzug durch die Atembewegung eine kleine Bauchmassage stattfindet.

Am Rücken sind mehr Knochen als Weichteile, der Rücken bildet jetzt ein schützendes Dach. Sie sind von den Fingern und Händen bis zu den großen Zehen und den Füßen ganz in Ihrer eigenen Höhle, wo keiner reinkommen kann.

Sie dürfen es nun genießen, nichts um sich herum wahrnehmen zu müssen und ganz bei sich zu sein. Einatmend dehnt sich das Rückendach, und die Begegnung von Bauch und Oberschenkeln vertieft sich. Ausatmend entspannen Sie noch mehr in Richtung

Oberschenkel und Boden. Vielleicht entsteht durch den Atem auch mehr Platz in Ihrer Höhle. Stellen Sie sich den Innenraum so gemütlich und schön wie möglich vor. Was soll er enthalten, soll er leer sein oder mit einer gemütlichen Sitzecke ausgestattet und mit Kissen gefüllt?
Nun können Sie kurz Ihren Kopf heben und prüfen, ob Sie sich schon für die Welt außerhalb Ihrer Höhle interessieren. Vielleicht sinkt der Kopf bald wieder zurück und sagt: »Nein, ich brauche noch mehr Zeit für mich!«
Probieren Sie es aus, Sie wissen: Alles Leben ist Rhythmus. Es tut gut, gebraucht zu werden, und es ist schön zu zeigen, was man alles kann, aber es ist auch schön und wichtig, sich mal von der Welt zurückzuziehen und nur bei sich zu sein.

Sollte diese Übung Sie mit einem kaum erfüllbaren Wunsch nach Rückzug konfrontiert haben und einige Aufgaben aber dringend warten, dann versprechen Sie sich selbst, später für dieses Bedürfnis Zeit zu haben. Machen Sie einen konkreten Termin aus, den Sie sich merken und einhalten. Vielleicht haben Sie aber auch wahrnehmen können, dass der Wunsch nach Rückzug schon zufrieden ist, wenn er überhaupt einmal wahrgenommen und als berechtigt anerkannt wird. Und eine kurze Beachtung hat ihn so erfreut, dass er jetzt wieder zu mehr Kooperation in der nächsten Zeit bereit ist.

In meiner Arbeit mit Patientinnen und Patienten habe ich öfters die Erfahrung machen können, dass zunächst nur als lästig empfundene Symptome durchaus mit sich reden und verhandeln lassen, wenn sie als berechtigtes Anliegen akzeptiert werden. So kam ein Abteilungsleiter zu mir, der seine zwanghaft wiederkehrenden Zuckungen im Gesichtsbereich als störend empfand und sich ihrer schämte. Als Teilpersönlichkeit wurden diese Tics anerkannt und gebeten, nicht in den Dienstsitzungen zum Vorschein zu kommen, sondern eingeladen, sich während der regelmäßigen Gespräche bei mir zu zeigen. Sie brauchten einige Zeit, bis sie von der Ernsthaftigkeit der Einladung in meine Praxis überzeugt waren, waren aber dann bereit aufzutauchen und sich auf ein Gespräch einzulassen, und es konnte erstaunlich gut mit ihnen verhandelt werden. Schließlich konnten mir die Tics mitteilen, dass sie die betrieblichen Sitzungen so entsetzlich langweilig fanden und dass es ihnen ein Anliegen war, an das Bewegungsbedürfnis des Patienten zu erinnern. Mehrere Therapiegespräche waren nötig, in denen mein Patient sich bemühte, einen Kompromiss auszuhandeln. Er versprach den Tics, sich bei einigen Sitzungen mit einer gut überlegten Begründung abzumelden und bei den anderen Sitzungen mehr in die Offensive zu gehen. Er lernte zu unterscheiden, wo das möglich war und wo nicht. Zum Teil waren es zähe Verhandlungen mit den Symptomen. Hielt mein Patient das Versprechen nicht ein, das er seinen Tics gegeben hatte, meldeten die Symptome sich sofort wieder. Schließlich konnten die Symptome als Erziehungshelfer in Richtung zu mehr Authentizität gesehen werden.

Eine andere Patientin litt unter Panikattacken, die sich aber nur zu Hause zeigten. Sie wollte mir gerne mal ihre Angst mitbringen. Sie traute mir zu, damit besser fertig zu werden, was ihr alleine nicht gelang. Also luden wir gemeinsam das Symptom in meine Praxis ein. Es wollte aber nicht kommen, und die Patientin war verzweifelt, weil es ihr bei mir in der Praxis immer gut ging, aber zu Hause schlecht. Eines Tages hatten wir »Glück«: Das Symptom schaute aus seinem Versteck hervor und ich hatte Gelegenheit, mit ihm zu sprechen. Da verriet es mir, dass es deshalb nicht in meine Praxis kommen müsse, weil ich es ja nicht ablehnte. Es sei gerade die Ablehnung, weshalb es sich zeige. Wir mussten beide lachen und die Patientin lernte langsam, auch zu Hause freundlicher mit ihrer Angst zu sprechen.

Symptome haben oft wichtige Botschaften. Ich vergleiche sie gerne mit dem roten Lämpchen im Auto, das anzeigt, wenn etwas fehlt. Sie sprechen jedoch nicht die Sprache der Logik, sondern es ist eine Symbolsprache. Nach einer Körperreise (siehe S. 109 f. im Abschnitt »Yoga Nidra – der Schlaf der Yogis«), die rechts- und linkshemisphärisches Denken harmonisiert, ist es oft möglich, die Symbolsprache in unsere übliche, vom Verstand geprägte Sprache zu übersetzen.

Die Lähmung überwinden und Angst ignorieren

Die Angst wurde als Zustand der Lähmung beschrieben, also wäre zunächst zu erforschen, welche Möglichkeiten es gibt, wieder in Bewegung zu kommen. Manchmal muss es gar nicht eine spezielle Übung sein, es reicht, in irgendein Tun zu kommen: Aufzustehen und woanders hinzulaufen (der Angst den Rücken kehren) oder bewusst auf den Boden aufzutreten, vielleicht sich ein paar Mal zu drehen (dabei jedes Mal die Perspektive wechseln), kann bereits etwas verändern.[49] Viele Patientinnen und Patienten haben mir berichtet, dass das Aufräumen in der Wohnung, das Verstellen von Möbeln, oder das Ausmisten von Sachen in solchen Situationen oft Abhilfe verschafft hat. Eine äußere Ordnung spiegelt eine innere Ordnung wider, und so kann das Entsorgen von alten Zeitungen und leeren Flaschen auch im Innenraum Platz schaffen. Damit ist nicht nur die Wohnung schöner geworden, was ja auch zum Wohlgefühl beiträgt, sondern gleichzeitig wurde auch dem Körper mitgeteilt, dass er nicht hilflos ausgeliefert ist, sondern etwas tun kann. Wenn Sie im Garten umgraben und Unkraut jäten, trägt die Bewegung an der frischen Luft noch ihren Teil zur Aktivierung bei.

In einem amerikanischen Experiment wurden Ratten in einem Käfig, der keine Fluchtmöglichkeit zuließ, wiederholt mit Stromschlägen traktiert; es gab keine Möglichkeit, durch ein zu lernendes Verhalten dem Unangenehmen auszuweichen. Schließlich löste nicht mehr nur der Aufenthalt im Käfig die typischen artgemäßen Angstreaktionen aus, sondern die physiologischen Stressmuster zeigten sich auch außerhalb des Käfigs. Wieder zurückgesetzt in den Käfig, hatte jedoch die einmalige Erfahrung der Flucht ausgereicht, um das verfestigte Stressverhalten zu löschen. Auch bei nachfolgenden Untersuchungen zeigten sie keine Panikreaktionen mehr.[50] Das Experiment macht deutlich, dass – selbst im Tierreich – nicht das tatsächliche Vorhandensein von Freiheit (bei den Ratten: außerhalb des Käfigs zu sein) über die Symptome von Angst und Stress entscheidet, sondern die Möglichkeit, Einfluss nehmen und handeln zu können.

Beginnen Sie mit einer Beobachtungsaufgabe:

Übung: Die Angst beobachten

Wo und wie spüren Sie eine Enge, die – wie behauptet wird – von Angst ausgelöst wird? Und andersherum formuliert: Was ist bei Ihnen der beste Ansatzpunkt, um die Angst loszuwerden? Gelingt es Ihnen leichter, den Körper zu entkrampfen und dadurch langsam Einfluss auf Ihre Gedanken zu bekommen? Oder ist es einfacher für Sie, die Aufmerksamkeit woanders hinzulenken?

Können Sie sich noch bewegen, hüpfen, sich drehen? Ausprobieren! Können Sie sich noch freuen, wenn etwas Erfreuliches passiert? Ausprobieren! Sind Sie noch in der Lage, an etwas anderes zu denken als an die Angst? Ausprobieren!

Wie erleben Sie Ihre Angst? Sind einzelne Körperteile steif und lassen sich nicht bewegen? Versuchen Sie, ob eine sanfte Bewegung möglich ist. Ist das Steifhalten des Körpers ein Ausdruck dafür, sonst nicht genug Kraft und Widerstand gegen Verletzungen zu haben? Dann überprüfen Sie, ob es im Moment etwas gibt, gegen das Sie sich wappnen müssen. Wenn das der Fall ist, dann lesen Sie besser erst in Abschnitt »Die eigene Kraft spüren und ausdrücken« (S. 131 ff.) weiter. Wenn es sich um eine vergangene Gefahr handelt, gegen die Sie sich wehren mussten, dann wäre es gut, sich zu kneifen oder zu schütteln, um in der Gegenwart anzukommen.

Klopft das Herz wie verrückt, berühren Sie den Herzraum, als wäre dort eine liebe Freundin, der Sie gut zusprechen möchten. Die Übung »Sich-Wiegen« (siehe S. 116f.) könnte hier hilfreich sein. Oder ist es eher so, dass es Ihnen guttäte, sich wild und laut zu bewegen, um der inneren Unruhe Ausdruck zu geben? Denken Sie daran: Stärke und Kraft sind das Gegenteil von Ohnmacht. Wenn ein Schreien und Schimpfen Nachbarn beunruhigen würde, können Sie dem Bedürfnis im Wald Ausdruck geben oder auch im Auto (aber bitte nicht während der Fahrt, sondern auf einem einsamen Parkplatz).

Sitzt die Angst als Vorstellung im Kopf und macht sich in den Gedanken breit, dann üben Sie ganz bewusst, an etwas anderes zu denken. Sie können es mit einem Krimi, einem Tierfilm oder einem Buch mit Witzen versuchen, der Inhalt ist im Augenblick egal. Das sind jetzt fürs Erste nur Ablenkungen, aber alles will geübt sein, und wenn es Ihnen gelingt, die Gedanken woanders hinzulenken, ist Ihnen ein wichtiger erster Schritt gelungen, auf den Sie stolz sein dürfen: Sie lernen, sich nicht mehr von Ihrer Angst beherrschen zu lassen, und beginnen zu bestimmen, woran Sie denken wollen. Erinnern Sie sich an die Geschichte mit dem Ochsen, der gezähmt werden will.

Natürlich hängen Körperempfindungen, Gedanken und Gefühle immer zusammen. Manche Menschen sind jedoch mehr vertraut mit ihrem Körper und spüren sehr fein und genau die verschiedenen physiologischen Vorgänge, während andere eine differenzierte Wahrnehmung ihrer Gefühle und Emotionen haben und wieder anderen es leichter fällt, die eigenen Gedanken zu beobachten.

Wenn einer der obigen Vorschläge oder ein eigener Einfall Ihnen ein klein wenig Freiheit von der Angst verschafft hat, sollten Sie sich dafür Anerkennung zollen. Es ist Ihnen ein wichtiger Schritt in die Beobachterposition gelungen: von dem Gefühl, voller Angst zu sein, hin zu der etwas distanzierteren Feststellung: »Ich habe (manchmal) Angst und probiere aus, wie ich am besten damit umgehen kann.« Damit haben Sie bereits etwas Abstand zwischen sich und der Angst hergestellt. Sie haben für Ihre Handlungsfähigkeit gesorgt. Vielleicht ist Ihnen auch aufgefallen, dass ich öfters von »forschen« oder »erforschen« spreche. Das erinnert an wissenschaftliches Vorgehen. So wie Wissenschaftlerinnen und Wissenschaftler unvoreingenommen eine Sache erforschen, ohne Sympathie für das eine oder andere Ergebnis, können auch Sie sich selbst erforschen. Sie trainieren damit auch die Haltung der Achtsamkeit. Achtsam sein heißt, ohne Bewertung im Augenblick zu sein und das eigene Verhalten wahrzunehmen.

Mit der Formulierung »Ich bin sehr ängstlich« legen Sie sich fest, sie identifizieren sich mit der Angst, als sei sie eine feststehende Eigenschaft von Ihnen, die immer so bleibt. Wenn Sie dagegen sagen: »Ich habe (heute / im Augenblick) Angst«, dann teilen Sie etwas über Ihren gegenwärtigen Zustand mit, der morgen oder im nächsten Augenblick bereits anders sein kann. Auf diese Weise geben Sie sich selbst mehr Wahlmöglichkeiten.

Wenn es Ihnen gelungen ist, das Ängstigende einfach einmal eine Zeitlang nicht so wichtig zu nehmen, können Sie noch einen Schritt weiter gehen und dem Einengenden Ihre eigene Lebendigkeit und Leichtigkeit entgegensetzen. Mit der nächsten Übung lade ich Sie ein zu Shivas Tanz.

Übung: Shivas Tanz

Die Ausgangsposition ist der aufrechte Stand. Falten Sie Ihre Hände zum Nataraj-Mudra[51], das heißt: Die beiden Zeigefinger weisen nach oben zur Decke und die vier übrigen Finger überkreuzen sich mit den Fingern der anderen Hand. Bringen Sie nun die beiden gefalteten Hände in Augenhöhe, so dass die beiden Zeigefinger etwa 20 bis 30 cm vor Ihren Augen sind.

Abb. 17: Shivas Tanz

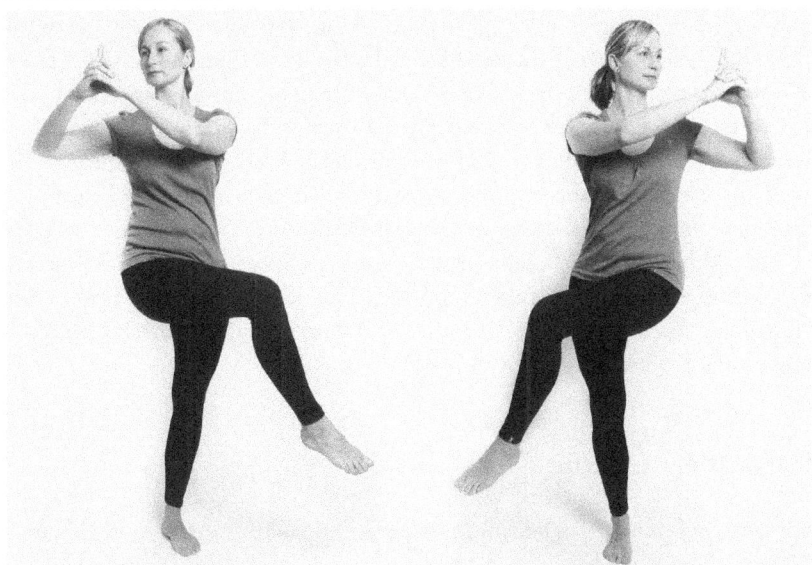

Mit jedem Hüpfer spüre ich, wie befreiend es ist, lebendig zu sein.

Während Sie die Finger nach rechts bewegen und der Blick den Fingern folgt, bewegen Sie gleichzeitig Ihr rechtes Bein – über das linke Bein hinweg – nach links.

Dann setzen Sie das rechte Bein wieder neben das linke, kommen also kurz zurück in die Ausgangsposition, wobei die Finger wieder mittig vor Ihrem Körper sind, um gleich danach die Überkreuzbewegung zu der anderen Seite hin auszuführen.

Jeweils mit einer kräftigen Ausatmung bewegen Sie Finger, Kopf und Blick abwechselnd nach links oder rechts und bewegen das Bein dieser Seite – das Standbein überkreuzend – nach schräg oben auf die gegenüberliegende Seite. Die Einatmung findet während der Bewegung zurück zur Ausgangsposition statt und ist kürzer als die Ausatmung.

Wenn Sie diese Überkreuzbewegung noch nicht kennen, beginnen Sie langsam, bis Sie ein Gefühl für die Koordination haben.

Wenn die Bewegung klar ist, nehmen Sie bitte den Atem als Hilfe dazu: ausatmend immer die Überkreuzbewegung nach links oder rechts (Drehbewegungen, mit denen Luft aus dem Brustkorb quasi herausgewrungen wird, sind immer mit der Ausatmung verbunden) und einatmend zur Mitte zurück.

Mit einem Zwischenhüpfer geht es leichter: Das Standbein hüpft, während das Spielbein in der Luft tanzt.

Versuchen Sie, sich immer mehr dem Rhythmus anzuvertrauen, bis Sie spüren: »Der Rhythmus trägt mich.«

Überkreuzbewegungen fördern die Zusammenarbeit der beiden Hirnhälften und sorgen so für mehr Leichtigkeit. Die Übung wird auch »Tanz der Freude« genannt. Vielleicht gefällt Ihnen die Geschichte dazu: Gott Shiva ist der Gott der Zerstörung. Das hört sich vielleicht zuerst grausam an, aber in den Geschichten, die von ihm erzählt werden, zerstört er Dinge, deren Zeit abgelaufen ist. Er schafft dadurch Raum für Neues. In der indischen Mythologie war die Welt vor seinem Auftauchen ruhig und still, nichts rührte sich. Da begann er, mit seiner Flöte zu spielen, und der Ton erweckte sanft die heute sichtbare Vielfalt der Welt. Er tanzte zu seiner Musik, und der Schwung seiner Beine setzte sich fort als eine Schwingung rund um die Welt, die allen Erscheinungen Leben einhauchte. Zwar zerstörte er die Ruhe und Harmonie, aber er machte die Welt bunter und schöner.

Stabilität entwickeln

Wenn Sie eine der bisherigen Übungen dieses Kapitels für sich nutzen konnten, ist Ihnen bereits ein erster Schritt hin zum Umgang mit Ihrer Angst gelungen. Wir machen täglich Schritte von etwas weg zu etwas anderem hin. Mit der nächsten Übung möchte ich Sie einladen, sich Ihrer Schritte und der Beine, die Ihnen das ermöglichen, bewusst zu werden.

Der moderne Fortschritt hat es mit sich gebracht, dass wir heute viel mehr sitzen als zu einer Zeit, als es noch keine Autos und keine Computer gab. Das führt dazu, dass bei vielen Menschen die Leisten angespannt und verkürzt sind. Verkürzte Leisten lassen das Becken nach vorne kippen, was die Wirbelsäule dadurch ausgleicht, dass ein Hohlkreuz entsteht. Ähnlich wie bei den Tieren, die bei Angst »den Schwanz einziehen« – eine Geste des Rückzugs, die zum Ausdruck bringt, dass dem anderen das Feld überlassen wird, und die zum Synonym für Angsthaben geworden ist –, um ihre Geschlechtsdrüsen zu verbergen, werden auch beim Menschen mit der Becken-Vorkipp-Bewegung die Geschlechtsteile schützend nach hinten gezogen. Sie können die seelische Qualität dieser Bewegung erspüren, indem Sie einmal mit verkürzten Leisten und nach hinten herausgestrecktem Po durch den Raum laufen und danach das Becken aufrichten, die Leisten öffnen und sich mit aufgerichteter Wirbelsäule bewegen.

Die Leisten – wie alle Sehnen und Bänder – verleihen dem Gang Geschmeidigkeit und Flexibilität, so dass der Schritt leichter und schwungvoller wirkt. Johannes Michalak hat in einer Studie über die Wirkung von Achtsamkeit auf das Depressionsverhalten unter anderem die Gangmuster seiner Probandinnen und Probanden vor und nach dem Training untersucht.[52] In einem Video konnte er eindrucksvoll zeigen, wie nach einem achtwöchigen Achtsamkeitstraining das Gangmuster der Studienteilnehmenden federnder war. Während vor dem Training der Gang wie ein Plumpsen von einem Bein zum anderen aussah, als würde die Schwerkraft immer wieder nach unten ziehen, wirkte der Schritt nach dem Training leichter und die vertikale Bewegung des Auf und Ab war deutlicher zu sehen.

Dieses Kapitel trägt die Überschrift »Stabilität entwickeln«. Nur auf den ersten Blick sind Stabilität und Flexibilität Gegensätze. Ein starkes Muskelpaket hat oftmals nicht die Differenziertheit und Flexibilität, um Feinheiten der Bewegungskoordination zu regulieren. So werden oftmals viele Muskeln mitbewegt, die für diese Bewegung gar nicht wichtig sind. Das ist unökonomisch und lässt den Körper schneller ermüden. Umgekehrt kann ein zu flexibler Körper nicht die Kraft haben, die zum stabilen Halten einer Position notwendig ist. Es besteht dann die Gefahr, dass Sehnen »ausleiern«. Yoga betont daher den übenden Wechsel von flexibilisierendem Dehnen und die Muskeln kräftigendem Halten.

> Übung: Schrittstellung – der Sprinter

Stellen Sie sich auf eine rutschfeste Unterlage, am besten barfuß, um einen sicheren Stand zu haben. Machen Sie einen großen Schritt von etwa einem Meter, beginnen Sie, das Gewicht abwechselnd auf den vorderen und den hinteren Fuß zu verlagern, indem Sie mal das vordere und mal das hintere Knie beugen. Beide Füße haben guten Kontakt

Abb. 18: Der Sprinter

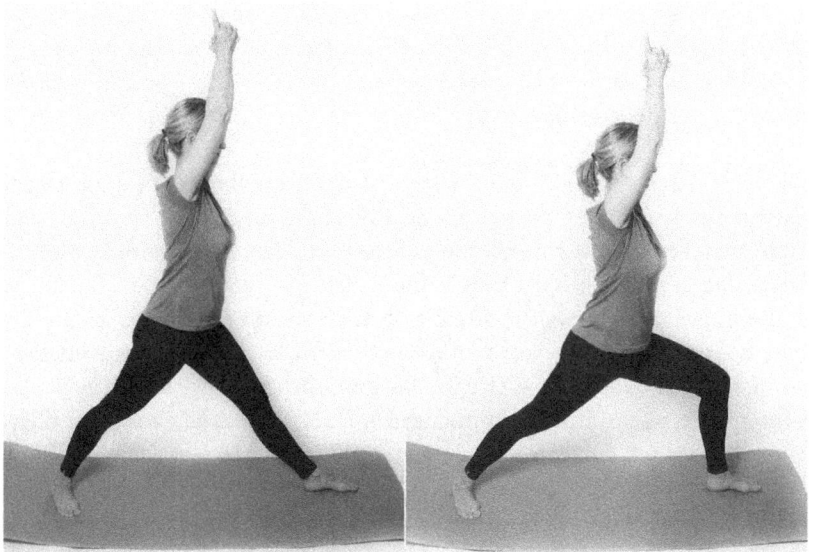

Täglich mache ich Schritte und spüre dabei meine Kraft.

zum Boden. Prüfen Sie, welche Ausrichtung der Füße Ihnen dabei die sicherste Stabilität gibt. Wenn der vordere Fuß deutlich die Ausrichtung nach vorne zeigt, dreht sich der hintere Fuß meist automatisch etwas nach außen. Nun können Sie ausatmend das vordere Knie so weit beugen, dass ein rechter Winkel zwischen Unterschenkel und Fußboden entsteht, das hintere Knie und Bein bleiben gestreckt, das Gewicht ruht weiter auf beiden Füßen und der Oberkörper bleibt aufrecht zwischen Scheitel- und Wurzelpunkt. Einatmend kommen Sie wieder hoch, wobei beide Beine gestreckt werden. Diese Bewegung fokussiert auf den ersten Teil eines Schrittes, die Fortführung wäre dann, das Gewicht auf das vordere Bein zu verlagern und den hinteren Fuß vom Boden zu lösen. Dieses Bewegungsmuster, das wir alle tagtäglich ausführen, ist oft mit einer leichten Vorbeugung des Rumpfes verbunden. Vor allem wenn Menschen es eilig haben, kann man beobachten, dass sie den Oberkörper schon in Richtung Ziel nach vorne beugen. Hier sind Sie eingeladen zu üben, den Rumpf aufrecht und entspannt zu halten, während die Beine »arbeiten«. Die Hände können entweder auf den jeweiligen Oberschenkeln ruhen, um einem Wackeln im Kniebereich vorzubeugen und das Bewusstsein von einer stabilen, achsengerechten Ausrichtung zwischen Hüftgelenk, Kniegelenk und Fußgelenk zu stärken. Oder sie werden über dem Kopf gekreuzt, um zusätzlich dem Brustkorb eine Öffnung zu gönnen.

Es darf leicht in der hinteren Leiste ziehen. Finden Sie den richtigen Abstand zwischen den beiden Beinen. Wenn Sie gar keinen Zug in der Leiste spüren, bringen Sie die Füße noch etwas mehr auseinander, aber nicht so weit, dass Sie Mühe haben, wieder hochzukommen.

Nachdem Sie dies mehrmals im Atemrhythmus geübt haben, können Sie für ein paar Atemzüge in der Position des angewinkelten Knies bleiben, die Kraft Ihrer Beine spüren und die Gedanken in dem Satz ruhen lassen: »Ich mache Schritte«, oder: »Ich nehme wahr, wie ich in meinem Leben Schritte mache.« Wechseln Sie die Beine, wenn für Sie der richtige Zeitpunkt gekommen ist.

Die Füße, besonders die Fersen, Beine und der Beckenboden, sind diejenigen Partien unseres Körpers, die uns mit dem Boden verbinden und uns Kraft und Stabilität schenken, die wir achtsam wahrnehmen können. Sie spiegeln die Stabilität und Beständigkeit der Erde in uns wider.

Kennen Sie Ihren Beckenboden? Er besteht aus drei Muskelschichten, die unsere inneren Organe halten und daran hindern, nach unten herauszufallen, wenn wir stehen oder laufen. Gleichzeitig ermöglichen sie uns jedoch auch, das abzusondern, was wir nicht mehr brauchen. Das Netz, das von unten her trägt, muss also zugleich durchlässig und stabil sein. Dafür ist es notwendig, die Muskelbasis im Bereich des Beckenbodens im Wechsel zu aktivieren und zu entspannen. Diese Muskeln kräftig und flexibel zu halten, schützt Frauen vor Problemen mit Gebärmuttersenkungen und Männer vor Prostatavergrößerungen. Ein straffer Beckenboden ist die Basis für eine aufgerichtete Wirbelsäule und damit für Selbstbewusstsein. Der seelische Zustand drückt sich in einem klaren aufrechten Stand aus und umgekehrt. Eine Patientin berichtete mir: »Seitdem ich Beckenbodenübungen mache, habe ich kaum noch Panikattacken. Jedes Mal, wenn die Panik wiederkommen will, denke ich an meinen Beckenboden, und es geht mir gleich besser.« Im Yoga wird dieser Bereich »Wurzel-Chakra« genannt. Hier befindet sich das physische Korrelat zu Vertrauen, Bodenständigkeit und Sicherheit (siehe S. 49 im Abschnitt »Asana – die richtige Sitzhaltung«).

Übung: Den Beckenboden aktivieren

Setzen Sie sich auf einen Stuhl oder ein Meditationskissen und wackeln Sie auf den Pobacken etwas hin und her, um Ihre Sitzbeinhöcker zu spüren. Wenn Sie ein Bewusstsein von Ihren Sitzbeinhöckern haben, können Sie das Gewicht auf beide gleichmäßig verteilen und sich auf die Aufrichtung in der Sitzhaltung besinnen, wie in der Übung »Der aufrechte Sitz« (S. 47 ff.) beschrieben ist.

In einem nächsten Schritt laden Sie nun die Atembewegung in den Beckenboden ein: Mit der Einatmung lassen Sie zu, dass sich durch die Anspannung und Herabsenkung des Zwerchfellmuskels der Raum unterhalb des Bauchnabels weitet und dabei sanft die beiden Sitzbeinhöcker auseinanderdehnt. Ausatmend streben die beiden Sitzbeinhöcker wieder zusammen, und Sie verstärken diese natürliche Bewegung, indem Sie die Muskeln des Beckenbodens leicht anspannen. Vielleicht stellt sich eine kleine Schaukelbewegung im Beckenbereich ein, so dass sich einatmend die Achse zwischen den Sitzbeinhöckern und dem Scheitelpunkt dehnt. Vielleicht mögen die Sitzbeinhöcker den festen Widerstand der Unterlage nutzen, um sich abzustoßen und einen Energieimpuls von unten nach oben durch die Wirbelsäule zu schicken. Ausatmend entspannt sich der Rumpf, und das Körpergewicht wird wieder zum Boden hin abgegeben. Die Sitzbeinhöcker werden zusammengezogen und die Muskeln des Beckenbodens aktiviert. Wiederholen Sie diese kleine Bewegung, solange es für Sie angenehm ist, und spüren Sie nach.

Kürzlich hatte ich das Glück, ein Baby von etwa einem halben Jahr für einige Zeit auf dem Schoß halten zu dürfen. Mich beeindruckte die Energie, mit der dieses kleine Wesen immer wieder seine Beine strecken und sich von meinen Oberschenkeln abstoßen wollte. Es trainierte die Kraft seiner Beine, um sich auf ein Stehen und Laufen vorzubereiten. Die folgende Übung lädt Sie dazu ein, sich aufzurichten, zu strecken und aktiv gegen etwas zu stemmen.

Übung: Der Hund

Achten Sie darauf, dass Sie eine sichere, rutschfeste Unterlage haben. Am besten, Sie üben barfuß, dann haben die Füße guten Bodenkontakt. Begeben Sie sich in den Vierfüßlerstand: Arme und Oberschenkel bilden einen rechten Winkel zum Boden. Die

Abb. 19: Der Hund

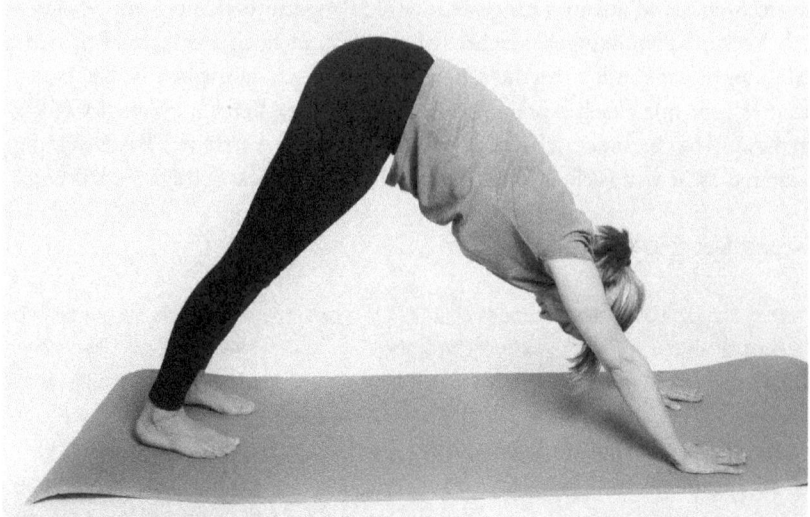

Ich stoße mich vom Boden ab und überwinde die Schwerkraft.

Hände, Knie und Füße sind jeweils etwa 10 cm voneinander entfernt. In dieser Position bilden Ihre Arme, Ihre Oberschenkel und Ihr Rücken mit dem Boden – von der Seite aus gesehen – ein Rechteck, das sich mit der nächsten Bewegung zu einem Dreieck verwandeln wird.

Atmen Sie ein und stoßen Sie sich ausatmend mit den Händen vom Boden ab, lösen Sie die Knie vom Boden, strecken Sie die Beine und schieben Sie das Gesäß nach oben und hinten. Versuchen Sie, soweit es Ihnen möglich ist, die Fersen zum Boden sinken zu lassen und aus Armen und Rumpf eine schräge Ebene zu bilden. Der Kopf ist in Verlängerung der Wirbelsäule, die Ohren befinden sich mittig zwischen den Oberarmen. Nun können Sie sich kräftig von den Handballen und den Fersen abstoßen, als wollten Sie Ihre Sitzbeinhöcker, die jetzt den obersten Punkt eines Dreiecks bilden, noch mehr in Richtung Himmel schieben. Sie können zunächst dynamisch üben, d.h. Sie lassen sich einatmend immer wieder in die Knie sinken und kommen in den Vierfüßlerstand, ausatmend stoßen Sie sich in die Position Hund. Während Sie ein paar Atemzüge im Hund verweilen, können Sie im Bewusstsein ruhen: »Ich überwinde immer wieder die Schwerkraft.«

Die Beine geben uns die Möglichkeit, immer wieder in die Vertikale zu kommen und uns aufzurichten, wenn wir einmal gefallen sind. Sich auf die Aufrichtekraft zu besinnen oder eine Gerade, einen Winkel, ein Dreieck oder Rechteck körperlich zu spüren, fördert Klarheit und Zielstrebigkeit im Denken. So wie ein Raum mit vielen Rundungen und Verzierungen das Gemüt weicher stimmt, lässt ein schräg geneigter Kopf und gerundeter Rücken den Menschen nachgiebiger und anpassungswilliger werden. Büroräume sind meist in geometrischen Formen gestaltet, weil strukturiert gearbeitet werden soll. Unser Körper stellt beide Möglichkeiten zur Verfügung, so dass wir wählen können, was in einer gegebenen Situation angebrachter ist.

Ein trotziges Kind stampft mit den Füßen (genauer: mit den Fersen) auf, um seinem Willen Ausdruck zu verleihen. Die folgende Übung lädt Sie ein, diese Kraft in Ihren Waden und Fersen zu spüren.

Übung: Die Willenskraft stärken und aufstampfen

Stehen Sie auf und laufen Sie dort, wo Sie sich gerade befinden, auf und ab, indem Sie bei jedem Schritt mit der Ferse aufstampfen und dabei gleichzeitig »Ich will!« entweder denken oder besser noch laut sagen. Gibt es etwas, was Sie gerne einmal mit Nachdruck zum Ausdruck bringen wollen?

Wenn ein unangenehmes Ereignis abgewehrt werden soll, versteift und verspannt sich der Körper, um gegen Angriffe von außen besser gewappnet zu sein. Dies ist in der Regel eine unbewusste, aber natürlich sinnvolle Reaktion, die Sie schützen will. Sie können Ihrem Körper einen Teil dieser Arbeit abnehmen, wenn Sie sich in einer bewussten Entscheidung steif und fest machen. Dazu möchte Sie die nächste Übung einladen. Die Knochen sind außer den Zähnen der festeste Teil unseres Körpers. In Reinhard Bögles Yoga-Buch werden sie mit Zeltstangen verglichen.[53] So wie ein Zelt seine Festigkeit und Form durch die Stangen bekommt, geben die Knochen dem Körper seine Gestalt. Unsere Organe sind zum Glück gut in der Mitte des Körpers geschützt, und mit den Knochen an der Peripherie – den Ellbogen, Knien oder Fersen – können wir uns wehren.

Das Wort Wirbel-»Säule« bringt die tragende und stützende Funktion unserer inneren Mitte gut zum Ausdruck. Eine Säule ist stabil und hat die Kraft, auch etwas aushalten zu können. Als Vorübung bitte ich Sie, sich in eine gut aufgerichtete Standposition zu bringen: Die Füße stehen parallel zueinander, etwa im Abstand von 5–10 cm, Brustkorb und Leisten sind geöffnet und die Schultern entspannt. Nehmen Sie nun die beiden Endpunkte – Fußsohle und Scheitelpunkt – bewusst wahr. Mit der nächsten Einatmung strecken Sie sich zwischen diesen beiden Polen, als wollten sich die Füße noch mehr mit der Erde verbinden und der Kopf noch mehr himmelwärts streben. Ausatmend können Sie entspannen und die Muskeln lösen. Während Sie diese kleine Bewegung wiederholen, können Sie sich die tragende und stützende Funktion Ihrer Wirbelsäule und Ihrer langen Beinknochen bewusst machen, die uns die Aufrichtekraft schenken.

Übung: Stab-Pose – die Knochen strecken

Abb. 20: Dandasana – die Stab-Pose

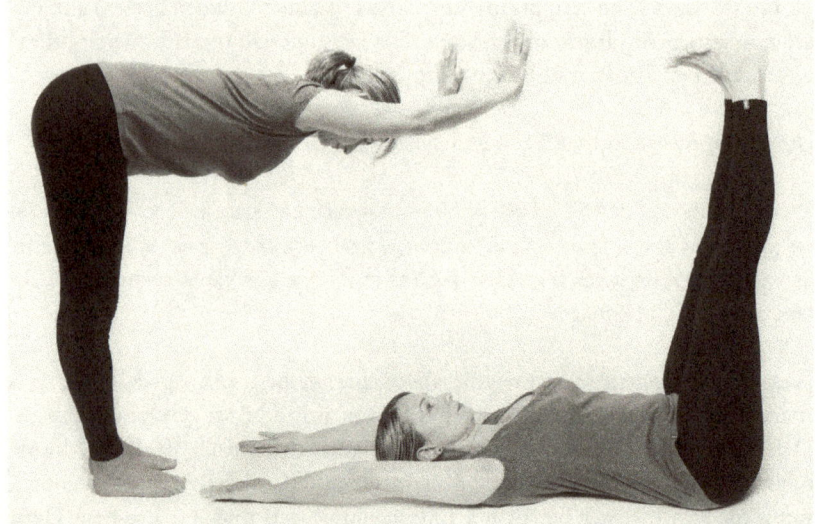

Die Knochen sind unser inneres Gerüst. Das Dehnen im rechten Winkel zeigt eine klare Positionierung.

Stellen Sie sich so weit entfernt vor eine Wand oder eine geschlossene Tür, dass Sie (ohne sich vorzubeugen) mit den Fingerspitzen die senkrechte Fläche berühren können. Nun beugen Sie den Oberkörper in die Waagerechte und drücken die Handinnenflächen in Höhe Ihrer Hüftknochen fest gegen die Wand. Eventuell müssen Sie noch einen Schritt zurücktreten, damit Ihr Oberkörper von den Sitzbeinhöckern bis zu den Handwurzeln eine waagerechte Linie bildet. Der Kopf bleibt in Verlängerung der Wirbelsäule. Ihr Körper bildet jetzt von der Seite aus gesehen einen rechten Winkel, der sich mit dem Fußboden und der Wand zu einem Rechteck ergänzt. Strecken Sie sich nun zwischen den drei Eckpunkten: Dehnen Sie einatmend den Körper zwischen den Fersen und den Sitzbeinhöckern sowie zwischen den Handflächen und den Sitzbeinhöckern, ausatmend können Sie in die Position hinein entspannen. Die Aufmerksamkeit ruht bei den Knochen und der Kraft, die sie Ihnen bieten.

Begeben Sie sich nun in die Rückenlage und führen Sie die gleiche Position im Liegen durch. Einatmend winkeln Sie die Knie an und strecken sie ausatmend in Richtung Decke. Dabei wird vor allem die Ferse nach oben gedehnt, so dass ein weiterer rechter

Winkel zwischen gestrecktem Bein und Fußsohle entsteht. Die Arme können entweder neben dem Körper oder in Verlängerung des Rumpfes nach oben ausgestreckt werden. Wenn Sie mögen, können Sie im Atemrhythmus die Beine anwinkeln und ausatmend die Fersen immer wieder nach oben bringen, als wollten Sie damit etwas wegstoßen. Natürlich geht es auch abwechselnd mal mit dem rechten und dann mit dem linken Bein. Bei dieser Übung geht es darum, sich der Kraft bewusst zu werden, die in Ihren Knochen liegt.

Die eigene Kraft spüren und ausdrücken

In dem Prozess, die eigene Kraft zu spüren, kann es wichtig sein, sich von etwas zu trennen, was unnötig Energie bindet. Es kann wichtig sein, sich einem (gedachten) Gegenüber oder auch einem inneren Anteil gegenüber klar zu verhalten. Ein Großteil unserer Ängste geht auf frühe ungute Erfahrungen mit Autoritäten zurück. Das kann ein Elternteil, ein Lehrer, eine Lehrerin, aber auch ein anderes Kindergartenkind, eine Mitschülerin oder ein Mitschüler sein, die vielleicht aggressiver, schneller, schlagfertiger o. Ä. als wir damals waren. Das Erlebnis »die andere Person ist groß und stark und ich bin klein und hilflos« kann zu einem tief sitzenden Muster im Speicher unserer unbewussten Programme (Mano-Maya-Kosha) geworden sein. Solche Glaubenssätze sind oft zäh und warten auf jede Gelegenheit, bei der sie sich an eine passende Situation »anhängen« können.

Nehmen wir an, Sie haben bei einem Vorstellungsgespräch etwas Ungeschicktes gesagt, z. B. ein Fremdwort falsch gebraucht oder zwei Dinge verwechselt. Nun fällt Ihnen ein, dass eine Lehrerin früher immer schon gesagt hat, dass Sie einfach dumm seien, besser aufpassen sollten o. Ä. Sie können nun auf sich selbst wütend sein, nach dem Motto: »Ja, ich bin wirklich dumm und ungeschickt, dass mir so etwas immer wieder passiert!« Sie können auch auf den Personalchef, die Lehrerin von früher oder auf die ungünstigen Situationsfaktoren wütend sein, alles hat auf seine Weise zu diesem Missgeschick beigetragen. Beginnen Sie mit der Wut auf die im Außen liegenden Begleitumstände. Auch die Lehrerin von damals, die so ungünstige Startbedingungen für Ihr Leben geschaffen hat, verdient noch eine Portion Wut. Während meines Studiums hatte ich einen Professor, der gerne den Satz wiederholte: »Schimpfen ist der Stuhlgang der Seele – der Dreck muss raus!« Wenn man sich das Schimpfen auf andere mal so richtig erlaubt, tritt in der Regel nach einiger Zeit leise ein Gefühl für Gerechtigkeit auf: »Na ja, so ganz unschuldig bin ich auch nicht daran, ich hätte ja ... machen können.« Wenn Sie bei Ihrem eigenen Anteil angekommen sind, empfehle ich gerne, »die Kraft der Wut in die Zukunft zu schicken«, z. B.

durch einen Satz wie: »Das passiert mir nicht noch mal! Das nächste Mal werde ich ...«

Bei der folgenden Übung kommt es darauf an, immer wieder im Wechsel die eigene Energie im Körper zu spüren und sie dann auch auszudrücken. Ein zentraler Punkt ist dabei, an die eigene Kraft zu glauben.

Übung: Wegwerfen

Ob es ein Gedanke, eine Vorstellung, der dummer Satz eines Kollegen oder ein Körpergefühl ist, das Sie bedrückt – diese Übung kann helfen, etwas loszuwerden. Wichtig dabei ist, dass Sie kein Eigentor schießen. Wut auf sich selbst macht traurig und führt in einer Abwärtsspirale nach unten zu immer unangenehmeren Gefühlen. Versuchen Sie, die »Wallung« der Wut als wichtige Quelle Ihrer eigenen Energie wahrzunehmen. Ich bringe gerne den Vergleich mit dem elektrischen Strom aus der Steckdose: Sie können diesen für einen Fön oder Staubsauger sehr hilfreich nutzen, Sie können sich jedoch damit auch einen gefährlichen Stromschlag verpassen. Wenn es Ihnen gelingt, die Wut als reine Energie ohne Zielobjekt wahrzunehmen, stärken Sie ein wichtiges Steuerungszentrum im Gehirn, den präfrontalen Kortex. Die Yogis würden sagen, dass Sie Vijnana-Maya-Kosha pflegen. Sie dürfen also jetzt auf etwas im Außen wütend sein: ein Gedanke, der Sie immer wieder belästigt und nach unten zieht; ein dummer Spruch, den Ihnen jemand gesagt hat; ein krisenhaftes Ereignis, das Ihnen etwas Liebgewonnenes weggenommen hat. Es tut manchmal gut, auch auf das Schicksal zu schimpfen, das es mir offensichtlich so schwer macht. Als Durchgangsphase zum Akzeptieren von unabänderlichen Fakten kann dies befreiend und lösend sein.

Stellen Sie sich seitlich zu einem Fenster, das nach draußen auf die Straße weist. Die Beine sind etwas gegrätscht, etwa einen halben bis einen Meter auseinander. Achten Sie auf eine gute Standfestigkeit. Einatmend heben Sie Ihre Arme schräg nach oben auf die vom Fenster abgewandte Seite, um dann ausatmend mit all der Ihnen zur Verfügung stehenden Energie das, was Sie loswerden wollen, wieder auf die andere Seite in Richtung Fenster zu schleudern. Für Rechtshänder ist es oft leichter, zunächst die linke Körperhälfte dem Fenster zuzuwenden und dann beide Arme einatmend nach rechts oben zu strecken, wobei das Gewicht etwas auf das rechte Bein verlagert wird. Mit einer energievollen Ausatmung wird dann das Gewicht über die Körpermitte hinweg auf das linke Bein verlagert und die Arme bewegen sich nach links zum Fenster. Wiederholen Sie diese Befreiungsgeste mehrmals, drehen Sie sich dann um 180 Grad und werfen Sie danach etwas Vorgestelltes von links nach rechts zum Fenster hinaus. Vielleicht kann nach einiger Zeit das Rauswerfen auch eine Qualität von Leichtigkeit bekommen.

Wie Sie in Kapitel 2 bereits erfahren haben, verbindet Yoga drei Ebenen (vgl. S. 68):

- Ihren Atem: Durch das Heben der Arme wird der Brustkorb geweitet, zunächst auf der rechten, dann auf der linken Seite. Dadurch kann der Atem vertieft werden, und da Atem gleichbedeutend mit Lebensenergie ist, wird Ihr Energielevel gehoben.
- Ihren Körper: Die Rechts-links-Bewegung ist eine Überkreuzbewegung, die durch Wiederholung die eigene Mitte stärkt und zur Integration der beiden Hirnhälften beiträgt.
- Ihre Vorstellung/Imagination: Sie werfen etwas zum Fenster raus, Sie trennen sich ganz bewusst von etwas, das Sie nicht in Ihrem Leben haben wollen.

Nach einer Yoga-Bewegungsübung ist Nachspüren, Früchteernten dran: Hat Ihnen die Übung geholfen? Was ist ihre Wirkung – körperlich, gedanklich, gefühlsmäßig?

Die Entwicklung der eigenen Kraft geht oft den Weg vom Du über das Ich zum Wir. Wenn andere Menschen mich nicht wichtig nehmen, nehme ich mich selbst auch nicht wichtig. Ich fühle mich fallen gelassen und lasse mich auch selbst fallen. Dabei wird der andere als der übermächtige andere gesehen, der verhindert, dass ich mich wohlfühle; er ist der Böse, von dem ich abhängig bin, und unreflektierte Beschimpfungen treffen dann diesen »Täter«. In einem nächsten Stadium hat sich so viel angesammelt, dass ein Punkt kommt, an dem es endgültig reicht. Die Augen werden weit aufgerissen und die Fäuste geballt, jetzt wird die Konfrontation gewagt: »Ich spüre mich«, ist die Energie der Löwenübung. In einem dritten Schritt kann nun das Wir gefunden werden, wenn sich nach der Auseinandersetzung wieder Ruhe, Abstand und Distanz eingestellt haben, so dass nach einer Lösung gesucht werden kann, die beiden Seiten gerecht wird. Der Durchgang durch das Spüren der Kraft ist jedoch ein sehr wichtiger Schritt.

Wut, Kraft, Power, Energie – der Löwe

Oft gehört zur Angst auch ein Gefühl der Ohnmacht, Hilflosigkeit und des Sich-klein-Fühlens. Um die Ohnmacht zu überwinden, geht es in der nächsten Übung darum, die eigene Kraft und Energie zu spüren und auszubauen. Dem Starken etwas gleich Starkes entgegenzusetzen und an die eigene Stärke zu glauben – dabei hilft »der Löwe«. Die Löwenübung ist besonders dann hilfreich, wenn es um eine konkrete zwischenmenschliche Konfrontation geht, in der Sie sich unterlegen fühlen. Üben Sie anfangs, ohne sich ein Gegenüber vorzustellen, in einem nächsten Schritt können Sie vor einem Spiegel üben, doch ohne sich durch Lachen oder Lächeln in der Power selbst zu begrenzen. Nehmen Sie sich ernst! Fangen Sie an, sich auch als starke und durchsetzungsfähige Person kennen und lieben zu lernen. In der gedanklichen Sammlung bereiten Sie sich auf diesen Schritt vor, indem Sie sich fest mit Ihrem Willen verbinden und auf das konzentrieren, was Sie endlich wollen oder endlich nicht mehr wollen.

Übung: Der Löwe

Abb. 21: Der Löwe

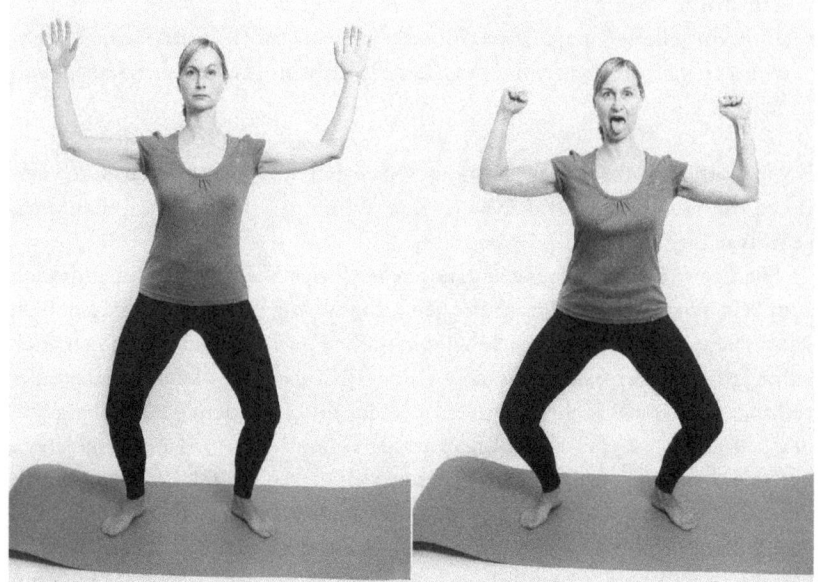

Nach einer konzentrierten Vorbereitung zeige ich, was in mir steckt und wozu ich fähig bin.

Stellen Sie sich etwas breitbeinig in Startposition auf. Die Zehen zeigen etwas nach außen und das Gewicht des Körpers ruht mehr auf den Fersen als auf den Zehen. Die Oberarme sind in einer Ebene mit dem Körper rechts und links ausgebreitet, die Unterarme und die Hände zeigen nach oben.

Während Sie tief einatmen, sammeln Sie in Gedanken Kraft und Energie und bereiten sich innerlich schon auf folgende Aktionen vor, die gleichzeitig stattfinden: Die Hände werden zu Fäusten geballt, die Ellbogen angewinkelt und nach unten gezogen, als wollten Sie fest mit dem Ellbogen auf einen Tisch hauen, die Knie werden angewinkelt, als wollten Sie Ihr ganzes Gewicht nochmals deutlich auf den Boden bringen, dabei strecken Sie die Zunge so weit wie möglich raus und reißen die Augen auf, um Ihr Gegenüber mit festem und klarem Blick zu fixieren. Das alles verbinden mit einem kräftigen »Hah«-Laut, bei dem Sie ausatmen.

Wiederholen Sie dies ruhig ein paar Mal, bis Sie das Gefühl haben, dass Sie wirklich Ihre ganze Kraft und Energie in dieser Übung ausgedrückt haben. Spüren Sie auch hier wieder nach.

In der Nachbardisziplin des Yoga, im Ayurveda, werden die Augen dem Feuer-Element zugeordnet: Im Auge sitzt Power. Vielleicht haben Sie schon einmal beobachtet, dass sich bei Auseinandersetzungen die Kontrahenten intensiv in die Augen schauen, um ihrem Anliegen Nachdruck zu verleihen. Oft siegt derjenige und kann sich mit seinen Interessen besser durchsetzen, der dem Blick länger standhält. Auch die Entschlossenheit der Stimme spielt eine wichtige Rolle. Mit dieser Übung können Sie experimentieren und üben, bis Sie mit dem Ausdruck Ihrer Kraft zufrieden sind. Sie können sich einen Menschen vorstellen, dem gegenüber es Ihnen bisher schwerfiel, die eigene Meinung deutlich zum Ausdruck zu bringen.

Noch wichtiger ist jedoch, an die eigene Kraft zu glauben und sie zu spüren. Was ist Ihnen so wichtig, dass Sie dafür Ihre ganze Kraft einsetzen und zum Ausdruck bringen wollen? Wofür wollen Sie sich einsetzen und kämpfen? Was würden Sie tun, wenn der Spruch von Nelson Mandela auch auf Sie zutreffen würde:

> Unsere größte Angst ist nicht, unzulänglich zu sein,
> unsere größte Angst ist, grenzenlos mächtig zu sein.
> Unser Licht, nicht unsere Dunkelheit ängstigt uns am meisten.
> Wir fragen uns: Wer bin ich denn, dass ich so brillant sein soll?

Es gibt Menschen, deren Erziehung von einem Aggressionstabu dominiert war, weil die Eltern oder ein Elternteil Wut nicht aushalten konnten und daher jegliche Äußerungen von Wut bestraft haben. Sollte das auch auf Sie zutreffen, könnte es spannend sein auszuprobieren, einmal den vollen Einsatz zu wagen und zu zeigen, wie viel Wut in Ihnen stecken kann. Meist kommen Freude und Erleichterung auf, wenn es endlich erlaubt ist und ausprobiert wird.

Das trifft jedoch nicht für alle Menschen zu. Herr Krause kam zu mir, nachdem er in einer psychosomatischen Klinik viel gegen einen Boxsack getreten und geboxt hatte, um seiner Wut Ausdruck zu verleihen. Seine Wut wurde dadurch jedoch immer stärker und er wurde immer verzweifelter. In seiner Kindheit war er als »Wutnickel« bekannt; wenn er wütend war, gingen die anderen Familienmitglieder aus dem Zimmer, um zu warten, bis er wieder »vernünftig« wäre. Sein Problem war nicht, Wut zeigen zu können, sondern zu lernen, die Wut kontrollieren zu können und mit einer klaren Willensäußerung zu verbinden. Da seine Wutäußerungen nicht ernst genommen wurden, hatte er auch gelernt, sie als Schwäche zu interpretieren, was ihn noch wütender machte und immer mehr zu ohnmächtiger (blinder) Wut führte.

Eine verzweifelte Wut wird immer lauter, wenn sie an dem Objekt abprallt, das sie erreichen will. Eine ohnmächtige Wut kann sich dann in Schuldgefühle verwandeln, die gegen die eigene Person gerichtet werden. Für Menschen mit dieser Problematik ist die Löwenübung vermutlich nicht förderlich, da bei ihnen Wutäußerungen mit dem Erleben von Ohnmacht gekoppelt sind. Für sie ist eher hilfreich zu lernen, die Wut zu kontrollieren, mit einer klaren Ziel- bzw. Wunsch-Vorgabe zu verbinden und vor allem an die eigene Power zu glauben. In meiner Praxis gebe ich meinen Patientinnen und Patienten für diese Zwecke immer wieder ein Kissen in die Hand und fordere sie auf, dieses voller Energie auf den Boden oder an eine leere Wand zu werfen und bei jedem neuen Wurf etwas zu äußern, das ihnen wichtig ist, etwa energisch zu sagen: »Ich will, dass du jetzt die Zeitung beiseite legst und mir zuhörst!«, oder: »Ich will nicht länger deine Bevormundungen hören!«

Nachdem Sie sich (und der Umwelt?) gezeigt haben, dass Sie ernst genommen werden wollen und auch Energie haben, lade ich Sie ein, diese Energie in Ihr inneres System überzuleiten. In der Übung »Die Heldenstellung« kommt eine ruhige, klare Kraft zum Ausdruck. Sie ist weniger an ein Gegenüber gerichtet, hier geht es vielmehr um die Eigenwahrnehmung der Kraft. Dieses Asana fordert und fördert gleichzeitig Kraft in den Muskeln und erzeugt Wärme.

Übung: Die Heldenstellung

Stellen Sie sich breitbeinig hin, die Füße sind zunächst parallel zueinander und etwa einen Meter voneinander entfernt. Nun drehen Sie den rechten Fuß um 90 Grad nach außen; die Verlängerung der gedachten Linie zwischen Großzeh und Ferse des rechten Fußes sollte zur Mitte des Fußgewölbes vom linken Fuß weisen. Der linke Fuß wird um 30 Grad in dieselbe Richtung wie der rechte gedreht. Die Ausrichtung des Rumpfes bleibt in der Ausgangsposition. Nun heben Sie beide Arme und breiten sie in Schulterhöhe auseinander, die Handinnenflächen weisen zum Boden. Einatmend strecken Sie sich in die Aufrichtung zwischen Wurzelpunkt und Scheitelpunkt und bringen ausatmend das rechte Knie über den rechten Fuß. Achten Sie darauf, dass der Oberkörper in der Vertikalen bleibt und Sie sich durch das vorgestellte Ziel nicht aus Ihrer Mitte bringen lassen. Der Kopf wird dabei nach rechts gedreht und der Blick wandert über den rechten Mittelfinger zu einem gedachten Ziel, das Sie gerne erreichen wollen. Bleiben Sie für ein paar Atemzüge in dieser Position, in der Ihre gebündelte Energie – von Knie, Fuß, Arm und Blick – in eine Richtung weist. Vielleicht spüren Sie, wie die Übung Ihnen Kraft abfordert, sie aber gleichzeitig auch erzeugt, ebenso Wärme.

Abb. 22: Der Held

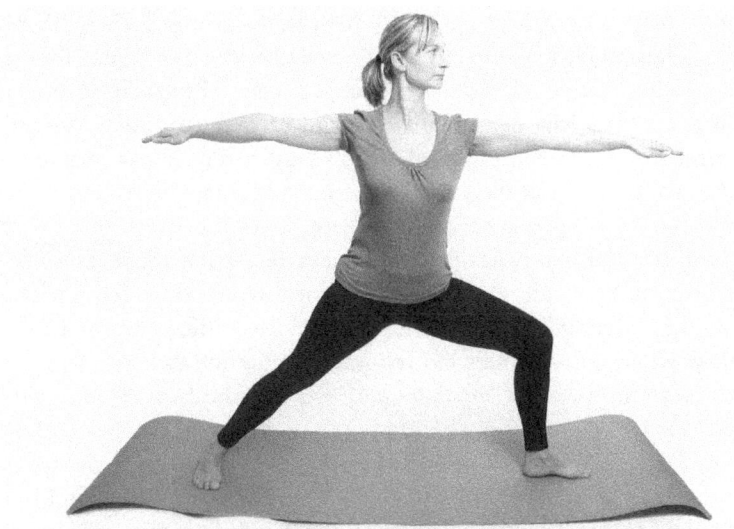

Fuß, Knie, Hand und Blick – ich bündele alle Energien in eine Richtung.

Um die Übung zu beenden, lassen Sie die Arme wieder sinken, drehen Füße und Kopf nach vorne und bringen die Füße zusammen. Spüren Sie nach, bevor Sie die Übung in die Gegenrichtung ausführen.

Es ist vor allem wichtig, dass Sie selbst an sich glauben. Erinnern Sie sich an die Haltung der Würde in Kapitel 2 (siehe S. 101 f.). Setzen Sie sich in eine aufrechte und entspannte Haltung. Graf Dürckheim spricht von drei Mittelpunkten im Menschen: 1. der Scheitelpunkt, der uns mit menschlichen Werten und dem verbindet, was den Menschen schön und edel macht; 2. der Wurzelpunkt, der uns mit den Gesetzmäßigkeiten der Erde verbindet; und 3. das Herzzentrum, das uns mit unseren Mitmenschen und unserer Fähigkeit, Liebe zu geben und Liebe zu empfangen, verbindet. Während Sie der körperlichen Wirkung der Heldenstellung nachspüren, können Sie vielleicht die gewonnene Energie diesen drei Zentren zuführen.

Entspannung und Wohlgefühl zulassen

Angst beruht auf einer Übererregung des sympathischen Nervensystems, und so gehört zu einem Kapitel über den Gegenpol zur Angst natürlich auch das Thema Entspannung und Beruhigung. Entspannungsübungen gehören zum

Kern des Yoga. In der Polarität des Hatha-Yoga sind sie neben dem Spannung fördernden Teil – ausgedrückt im »Ha« – der zweite wichtige Pfeiler, der mit dem »Tha« angesprochen wird. Yoga bietet hier eine reiche Palette an. Nach einer Anspannung lässt es sich leichter entspannen. Dieses Prinzip hat Edmund Jacobsen mit seiner Methode der »progressiven Muskelentspannung« aus dem Yoga übernommen: Die wichtigsten Muskeln werden für ein paar Sekunden intensiv angespannt, um sie danach loszulassen. Nach jedem Joggen oder sonstigem Sport ist der Körper zu Entspannung gerne bereit. Das Nachspüren nach einem aktiv ausgeführten Asana ist ein Moment der Verinnerlichung, der die Eigenwahrnehmung schult, und stellt damit einen wesentlichen Teil von Entspannung dar. Wichtige regenerative Prozesse finden in dieser Zeit statt: Die Blutgefäße weiten sich, es findet ein vermehrter Sauerstofftransport statt, die Organe werden mit Nährstoffen versorgt, die Magen- und Darmtätigkeit wird gesteigert.

Die wichtigsten Entspannungstechniken beruhen auf einer verlängerten Ausatmung, einer Körperwahrnehmungsschulung – z. B. dem Bodyscan (siehe S. 109 f.) –, und einer Bewusstseinslenkung, z. B. durch Imaginationsübungen (siehe S. 110 f.).

Übung: Die Ausatmung verstärken

Als Erstes möchte ich Sie einladen, einmal genüsslich zu gähnen. Atmen Sie tief ein, öffnen Sie dabei den Mund so weit wie möglich und lassen Sie ausatmend langgezogene Gähngeräusche ertönen. Die Ärztin Julie Henderson schreibt über das Gähnen: »Es steigert die Serotoninproduktion im Gehirn, Serotonin […] wirkt stimmungsausgleichend: Es beruhigt Sie, wenn Sie hyperaktiv sind, und es heitert Sie auf, wenn Sie niedergeschlagen sind […]. (Es) trägt dazu bei, dass Sie einschlafen können, auch wenn Sie Schwierigkeiten haben, zur Ruhe zu kommen.«[54] Das Gähnen geht am besten, wenn Sie sich dabei etwas räkeln und strecken. Wenn Sie zusätzlich die Arme heben und Seitbeugen nach rechts und links machen, können Sie den angenehmen Effekt noch verstärken.

Bei der nächsten Übung »Last von den Schultern werfen« sind Sie ebenfalls eingeladen, tief einzuatmen, diesmal lassen Sie die Ausatemluft jedoch mit einem stöhnend langgezogenem »Haaah«-Laut ausströmen. Üben Sie das Seufzen zunächst ein paar Mal ohne Bewegung, und verbinden Sie dann diese Atemtechnik noch mit einer Übung für die Schultergelenke.

Übung: Last von den Schultern werfen

Setzen Sie sich mit aufgerichteter Wirbelsäule hin und legen Sie die Hände auf Ihre Schultern, so dass die Daumen nach hinten weisen. Einatmend heben Sie die Ellbogen und führen sie ausatmend und mit einem tiefen Seufzer in einem großen Kreis nach

Abb. 23: Schultern und Ellenbogen kreisen

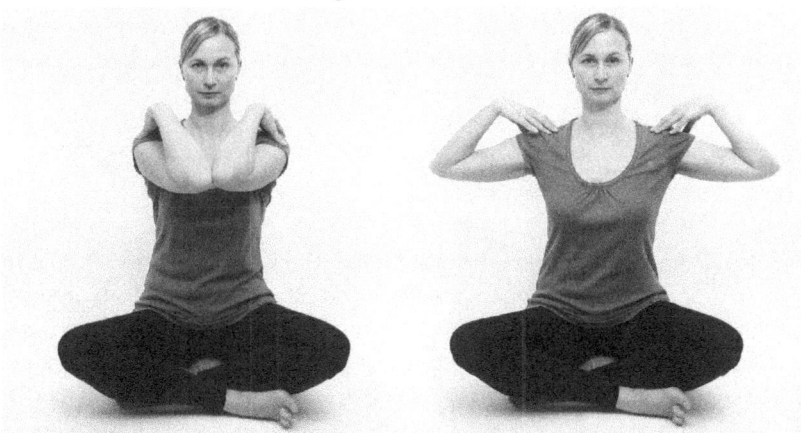

Mit den Ellbogen kann ich mir Freiraum verschaffen und entscheiden, wann und wo ich mich öffne.

hinten und unten. Wiederholen Sie die Übung und lassen Sie dabei den Kreis größer und das Seufzen tiefer, länger und genüsslicher werden. Stellen Sie sich dabei vor, was Sie alles an Ballast abwerfen wollen. Mit jedem Kreisen plumpst ein weiteres Gewicht von Ihren Schultern. Sie können auch abwechselnd nur das rechte und dann nur das linke Schultergelenk nach hinten kreisen lassen.

Abb. 24: Überkreuzbewegung im Schulterbereich

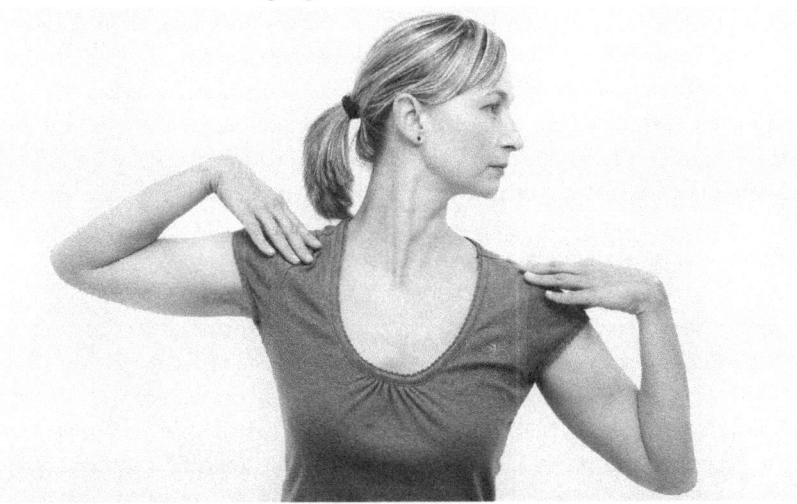

Ich wende mich ab von Dingen, die mir nicht guttun.

Während Sie die rechte Schulter kreisen lassen, schauen Sie nach links. Sie wenden sich damit noch deutlicher ab von dem, was Ihnen von der Schulter fällt, zeigen sozusagen der bisherigen Last »die kalte Schulter«. Und dann machen Sie natürlich das Gleiche auf der gegenüberliegenden Seite. Spüren Sie nach.

Übung: Brahmari – Summen wie eine Biene

Nun lade ich Sie zu *Brahmari* ein – dem Summen wie eine Biene: Setzen Sie sich auf dem Stuhl oder Sessel, auf dem Sie sitzen, aufrecht und entspannt hin, atmen Sie ein und lassen Sie ausatmend einen langen tiefen Summton (mmmmm) ertönen, der langsam ausklingt. Hören Sie sich selbst so lange zu, bis Sie gar nichts mehr hören. Vielleicht klingt der Summton in einem Vibrieren Ihres Zwerchfells aus. Beenden Sie das Summen nicht zu schnell, sondern lassen Sie den Ton mit aller Zeit der Welt verhallen. Wiederholen Sie dies ein paar Mal und spüren Sie dann nach.

Wenn Sie etwas mehr Zeit haben, breiten Sie eine Decke auf dem Boden aus und legen Sie sich in die Rückenlage. Sie stellen die Füße auf, winkeln die Knie an und bringen einatmend Ihr Gesäß und Ihren Rücken nach oben in eine Schulterbrücke, indem Ihr Rumpf von den Knien bis zu den Schultern eine schiefe Ebene bildet. Ausatmend lassen Sie Wirbel für Wirbel wieder auf die Unterlage niedersinken und summen dabei einen Ton. Probieren Sie es mit verschiedenen Tönen aus. Welcher passt Ihrer Meinung nach am besten zu der Bewegung? Welcher kann das Runterlassen und Entspannen am längsten und ausgiebigsten unterstützen?

Probieren Sie, wenn Sie das nächste Mal unruhig oder erregt sind, dies: Machen Sie zunächst die Übung »Die Ausatmung verstärken« (Gähnen), dann »Last von den Schultern werfen« (Seufzen) und dann die »Schulterbrücke« in Kombination mit »Brahmari« (Summen wie eine Biene): Einatmend strecken Sie sich nach oben, und mit einem lang gezogenen Summton (oder mehreren) begleiten Sie die Wirbel auf ihrem Weg runter zur Matte, als wollten Sie jeden Wirbel einzeln in den Schlaf summen. Dann können Sie nachspüren und entspannen.

Übung: Ein eigenes Lied – die eigene Melodie finden

Nachdem Sie sich nun von Fremdem befreit haben, ist es Ihnen vielleicht möglich, etwas Ureigenes zu singen, zu sprechen, zu sagen. Es muss keinen Sinn haben, formen Sie eigene Töne, mit denen Sie der eigenen Lebendigkeit Ausdruck verleihen und durch die Sie Ihre Stimmbänder spüren können. Probieren Sie aus, welche Bewegungen mit Ihrem Kinn, Ihrer Zunge und Ihren Stimmbändern möglich sind. Vielleicht überrascht es Sie sogar selbst, welche Vielfalt hier möglich ist und dass Töne aus Ihnen herauskommen, die Sie noch gar nicht von sich selbst kennen, die Sie bisher noch nie gehört haben.

Verbinden Sie sich mit dem Gefühl: »Ich habe etwas zu sagen, jetzt übertöne ich mal die anderen. Ich lasse zu, was aus mir und meiner Lebendigkeit kommt.«

Übung: Sich vom Atem tragen lassen

Nehmen Sie eine aufrechte Standposition ein. Spüren Sie, wie der Atem Ihren Brustkorb weitet und Ihre Arme von dieser dehnenden Bewegung nahezu automatisch mit nach oben genommen werden. Fast ist es so, als würde der Atem die Bewegung auslösen. Die Bewegung wird in den Atem eingebettet: Erst Einatmen, wobei der Atem die Arme mitnimmt, und mit der Ausatemluft entweicht auch die Bewegungsenergie wieder aus den Armen. Einem Vogel gleich lassen Sie sich von der Luft nach oben tragen. Ihre Gedanken ruhen dabei in dem Satz: »Der Atem trägt nach oben und die Schwerkraft lässt sie sinken.«

Versuchen Sie, die Bewegung mit so wenig Anstrengung wie möglich auszuführen. Wenn Sie etwas damit vertraut sind, sich von der Atemluft bewegen zu lassen, können Sie sich gleichzeitig mit dem Heben der Arme auch noch auf die Zehenspitzen stellen (bzw. bringen lassen). Oder Sie können ausatmend der Schwerkraft noch mehr nachgeben und sich in die Vorbeuge sinken lassen. Die Bewegung wird von der Atmung geführt, indem Sie immer erst mit dem Ein- bzw. Ausatemprozess beginnen und dann die Bewegung sich von diesem Prozess mitnehmen lassen.

Übung: Tönen

Setzen Sie sich aufrecht hin, so dass Ihr Bauchraum genügend Platz für den Atem hat und einen guten Resonanzraum bietet. Die Hände können Sie auf den Schoß legen: Beide Hände sind mit den Handinnenflächen nach oben geöffnet, die linke Hand ruht auf der rechten Hand, die beiden Daumen berühren sich und weisen nach oben.

Atmen Sie tief ein und lassen Sie ausatmend die Vokale nacheinander tönen. Dadurch werden unterschiedliche Partien Ihres Innenraums in Schwingung versetzt. Spüren Sie, welcher Vokal sich heute besonders gut für Sie anfühlt.

Der Ton »Om« hat in der indischen Mythologie eine besondere Bedeutung. Er wird als Schöpfungslaut bezeichnet. Als die Welt noch ruhig, still und ohne Leben war, erklang durch die Flöte Shivas der Laut Om. Er hatte so viel Kraft, dass er die Welt langsam aus ihrem Schlaf erwecken konnte. Versuchen Sie, dies nachzuempfinden, wenn Sie sowohl die Lippen als auch Ihren Bauchinnenraum zu einem O formen, das mit einem summenden M ausklingt. Lassen Sie das Om mehrmals ertönen, es entfaltet erst in der Wiederholung seine Wirkung.

Vielleicht können Sie beim Nachspüren noch ein Vibrieren der verschiedenen Membranen im Innern wahrnehmen.

Im indischen Yogatherapiezentrum von Lonavla gab es zu der Zeit, als ich dort für einige Monate zu Gast war, einen Arzt, dessen Therapie fast ausschließlich in der Begleitung des Om-Lautes seiner Patientinnen und Patienten lag. Da die speziellen Vibrationen des Sprechens und Tönens bei jedem Menschen einzigartig sind, war er davon überzeugt, dass ein Abgeholtwerden im individuellen Schwingungsbereich eine heilende Wirkung hat. Er suchte eine Musik aus, die speziell an die Frequenz meiner Stimme angepasst war. Durch das Singen des eigenen Tons, der begleitet wurde von Instrumenten, die sich harmonisch zu meiner Stimme einfügten, entstand ein wunderbares Gefühl von Harmonie, Verbundenheit und Geborgensein in etwas Größerem. Das gemeinsame Tönen in Yoga-Kreisen hat oft eine ähnliche Qualität, es klingt in aller Regel umso stimmiger und harmonischer, je größer der Chor ist.

Auch an manchen Orten in der Natur kann das Om-Tönen zu dem Gefühl führen, in etwas Größerem eingebettet und geborgen zu sein. In Bergkonstellationen, die ein Echo erzeugen, in höhlenartigen Gewölben oder auch in Eisenbahntunneln kann man erleben, dass von außen eine Antwort kommt. Das Wechselspiel von Tun und Lassen besteht darin, zu tönen und die antwortende Schwingung der Umgebung auf sich wirken zu lassen. Wenn man dabei in einen Zustand eintaucht, bei dem die Grenze zwischen »Ich töne« und »Es tönt (um mich herum)« immer schwächer wird und das Tönen von innen und außen zu einer Einheit verschmilzt, kann dies in eine wunderbare Meditation führen. »Das Ziel der yogischen Meditation ist die Vereinigung des Meditierenden, des Objekts der Meditation und des Meditationsvorgangs selbst.«[55] Das kann während einer Bewegungsübung genauso wie bei einer Bewusstseinsübung eintreten.

Bei der folgenden Meditation können Sie sich zunächst auf das Meditationsobjekt, die Kerze, konzentrieren. Versuchen Sie, nach einiger Zeit immer mehr die Anstrengung loszulassen; die Übung darf leichter werden. Ein anfängliches Machen geht immer mehr in ein Geschehenlassen über. Während man in der Konzentration bewusst ablenkende Gedanken beiseiteschiebt, machen Sie es hier so, dass Sie den Gedanken einfach keine Energie mehr geben. Sie dürfen kommen und gehen, und Sie nehmen sie nicht mehr so wichtig.

| Kerzen-Meditation

Setzen Sie sich mit aufgerichteter Wirbelsäule in den Schneidersitz, Kniesitz oder eine andere bequeme Sitzhaltung.

Stellen Sie vorher eine Kerze im Abstand von etwa einem halben Meter bis einen Meter so vor sich hin, dass sich die Flamme in Ihrer Augenhöhe befindet. Schauen Sie mit ruhigem Blick, möglichst ohne zu zwinkern, in die Flamme und lassen Sie Ihre Gedanken kommen und gehen. Wenn die Augen zu tränen beginnen, lassen Sie auch das zu, es führt zu einem Klärungs- und Reinigungsprozess. Beginnen Sie mit ca. fünf Minuten, Sie können es später bis zu zehn oder fünfzehn Minuten steigern.

Leichtigkeit üben und Glücksmomente sammeln

Du musst das Leben nicht verstehen,
dann wird es werden wie ein Fest.
Und lass dir jeden Tag geschehen,
so wie ein Kind im Weitergehen
von jedem Wehen
sich viele Blüten schenken lässt.

RAINER MARIA RILKE

Angst hat etwas Schweres, Bedrückendes. Welche Vorstellung verbinden Sie mit Leichtigkeit? Viele Menschen denken dabei an Luftballons. Auch ein rollender Ball ist ein Bild für Leichtigkeit: Er kann hüpfen und springen und bietet vielfältige Überraschungen, weil man nie weiß, wohin er rollt. Besitzen Sie noch die Fähigkeit, über Seifenblasen zu staunen oder sich an ihnen zu freuen, wie Kinder das gerne tun? Können Sie noch auf Bäume klettern? Oder auf kleinen Mauern oder Baumstämmen im Wald balancieren? Können Sie sich kugeln vor Lachen? Gibt es Gesellschaftsspiele, die Sie gerne spielen? Eine Kollegin von mir, die etwas älter als 70 Jahre ist, wünscht sich jedes Jahr zu ihrem Geburtstag die alten Spiele aus ihrer Kindheit wie z. B. »Hänschen piep einmal«[56]. Wissen Sie noch wie es war, als Sie mit Ihrer ersten großen Liebe – eng umschlungen – nach Musik getanzt haben? Können Sie Ihr Herz mitschwingen lassen, wenn Sie Musik von Mozart hören oder wenn Sie sich Bilder von Miró im Museum ansehen?

Was verbinden Sie mit Leichtigkeit? Können Sie im Sommer am Strand liegen und zu den Wolken hochschauen, sich gedanklich auf eine Wolke legen und in ferne Länder tragen lassen? Oder wäre Ihnen ein fliegender Teppich lieber? Auch zuzusehen, wie Kinder Freude an einfachen Dingen haben, kann die Energie von Leichtigkeit in der eigenen Seele freisetzen. Wenn eine der genannten Szenen Sie anspricht, schließen Sie für einen kurzen Moment die Augen und verbinden Sie das innere Bild mit Ihrem Atem. Jeder Atemzug trägt Sie noch weiter, wirbelt Sie noch mehr herum. Vielleicht können Sie spüren, wie der Atem die Leichtigkeit der Luft in uns verkörpert.

Können Sie noch Purzelbäume schlagen? Für etwas ältere Zeitgenossen wie mich ist das Rollen über die Seitenlage (siehe Abb. 25, S. 144) allerdings genussvoller. Für die folgende Übung ist ein fester Teppichboden eine ideale Unterlage. Holz, Kork oder Linoleumböden sind ebenfalls geeignet. Bei einem Bodenbelag aus Fliesen empfehle ich, eine ausgebreitete Decke oder große Matte auszulegen.

Übung: Seitliches Rollen

Abb. 25: Seitliches Rollen

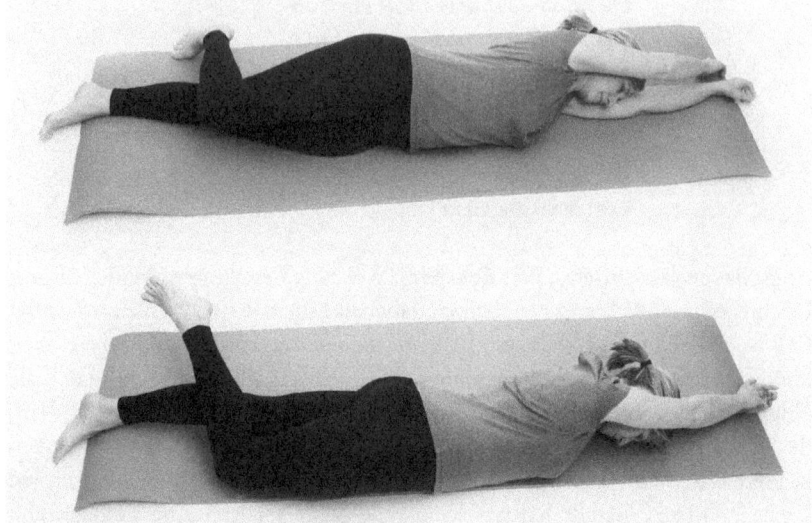

Sich rollen, kugeln und plumpsen lassen.

Beginnen Sie in der Rückenlage und geben Sie alle Spannung an den Boden ab. Machen Sie sich so schwer wie möglich, vielleicht hilft dabei ein Gedanke wie: »Endlich Feierabend!« Nun winkeln Sie ein Bein an, um sich abzustoßen, und rollen sich einatmend über das gestreckte Bein als Achse. Ausatmend lassen Sie sich nun so entspannt wie möglich in die Bauchlage plumpsen. Strecken Sie nun das angewinkelte Bein und machen es sich in der Bauchlage für ein oder mehrere Atemzüge so bequem wie möglich. Nun winkeln Sie wieder einatmend ein Bein an und drehen sich wieder ausatmend um das ausgestreckte Bein. Dabei können Sie entweder wieder zurück- oder weiter in den Raum hineinrollen. Führen Sie die Übung so lange aus, wie sie Ihnen Spaß macht. Die Aufmerksamkeit ruht im Wechsel von kurzer Anspannung/Rollen und längerem, ausatmenden Loslassen, das sich ganz vom Boden anziehen und tragen lässt.

Spüren Sie in der Rückenlage nach.

Glücksmomente sind in der Regel flüchtig. Goethes *Faust* ist die Geschichte eines Menschen, der Glück dauerhaft haben und festhalten will. Jedoch hat der

Dichter erkannt: »Schönheit und Dauer – sie scheinen sich zu fliehen.« Im Unglück und Leid können wir meist länger verharren.

Die Glücksforschung ist in letzter Zeit auch in Deutschland in Mode gekommen. Da das Glück in den Grundrechten der amerikanischen Verfassung verankert ist, gab es die Forschungsrichtung dort schon länger. Mihaly Csikszentmihalyi hat uns den Ausdruck »Flow« geschenkt. Es sind Momente, in denen eine Person völlig selbstvergessen in einer Aufgabe aufgeht und das Gefühl für Raum und Zeit verliert. Diese Aufgabe darf weder zu leicht sein, sonst ist sie langweilig, noch zu schwer sein, sonst ist sie entmutigend. In diesen Momenten ist es völlig egal, ob die Hose einen Fleck hat und was andere von einem denken könnten. Die ganze Aufmerksamkeit ist bei einer Sache, die fesselt. Für eine Mutter oder einen Vater kann dies die Pflege eines Babys sein, bei der sich die ungeteilte Zuwendung mit dem Wunsch nach einem gesunden und zufrieden aussehenden Baby verbindet. Für einen Koch kann dies die Zubereitung eines Menüs sein oder für Jugendliche ein Computerspiel. Das interessante Ergebnis von Csikszentmihalyis internationalen Studie war, dass die meisten Menschen sich zwar mehr Freizeit wünschen, aber in der Freizeit oft gar nicht so glücklich sind, sondern sich glücklicher einstufen, wenn sie mit einer für sie interessanten Aufgabe beschäftigt sind. Diese Flow-Erlebnisse haben viel gemeinsam mit dem Zustand, in den Yoga-Übungen führen: Das »Gefesseltsein« macht deutlich: Es gibt keine Dualität von mir und der Welt, ich bin ganz eins mit einer Aufgabe, die Sinn macht (vgl. S. 53). Ich lebe fokussiert ganz im Augenblick; das Gestern und das Morgen sind weit weg. Linke und rechte Hirnhälfte sind gleichermaßen aktiv, so dass die Einfälle ein-fallen.

Man kann diesen Zustand des Flows »selbst-vergessen« nennen, allerdings nur dann, wenn mit dem Selbst unser narzisstischer Anteil gemeint ist, der gefallen will und sich daran orientiert, was anderen wichtig ist. Das wahre Selbst, das sich über Belanglosigkeiten hinwegsetzen kann, ist jedoch sehr präsent. Aktivität und Passivität sind in einem harmonischen Verhältnis zueinander. In dieser liebevollen Verbindung mit einer Aufgabe ist das Herz genauso beteiligt wie der Kopf. Sicher kennen auch Sie solche Tätigkeiten, bei denen Sie Raum und Zeit um sich vergessen. Versuchen Sie, solche Situationen wie kleine Kostbarkeiten zu sammeln. Manchmal reicht schon die Vorstellung davon oder die Erinnerung daran, um ein leises Lächeln auf die Lippen zu zaubern.

Die Bohnen-Geschichte

In einem Dorf lebte eine alte Frau, die jeden Morgen ihr Haus verließ, um Reisig zu sammeln. Den Einwohnern des Dorfes kam sie fast etwas unheimlich vor, denn trotz ihres Alters wirkte sie keineswegs gebückt, nein sie wirkte fast fröhlich, manchmal pfiff sie ein Lied leise vor sich hin. Sie verließ das Haus niemals, ohne sich vorher eine Handvoll Bohnen in die Tasche zu stecken. Sie tat dies nicht etwa, um darauf zu kauen. Nein, sie nahm diese mit, um schöne Momente einzufangen. Jedes Mal, wenn sie einem fröhlichen Plausch auf der Straße beiwohnte, wenn sie das Lachen eines Kindes hörte, wenn ihr ein köstliches Mahl gelungen war oder ein schattiger Platz in der Mittagshitze ihr Kühlung schenkte, ließ sie eine Bohne von der einen Rocktasche in die andere wandern, manchmal wechselten sogar zwei bis drei Bohnen ihre Seite, weil ein besonders schöner Moment für sie doppelt und dreifach wog. Abends zählte sie die Bohnen und ließ jede einzelne Begebenheit noch einmal vor ihrem inneren Auge erscheinen, freute sich und dankte dem Schicksal, das es offensichtlich so gut mit ihr meint. Und auch an Tagen, an denen nur eine Bohne die Seite gewechselte hatte, hatte es sich für sie gelohnt zu leben.

Mit Hilfe der bildgebenden Verfahren der modernen Hirnforschung konnte nachgewiesen werden, dass im Gehirn die gleichen Areale feuern, wenn wir etwas tatsächlich erleben und wenn wir nur eine lebhafte Vorstellung von etwas haben. Sicher haben Sie selbst auch schon mal erlebt, dass ein wunderschöner Sonnenuntergang oder ein herrlicher Strand, den Sie – »nur« im Film oder Fernsehen – gesehen haben, bei Ihnen einen tiefen Atemzug verbunden mit einem angenehmen Wohlgefühl ausgelöst hat, während Sie sich beim Anblick eines ekligen Bildes schüttelten und körperliche Ekelgefühle wahrnehmen konnten. Und ein Foto von einem durch Krieg verstümmelten Menschen ließ Sie den Atem anhalten, obwohl es nur ein Bild war. Ähnliches passiert auch in Träumen: Obwohl es nur »innere Filme« und Bilder sind, können sie ähnliche Körperreaktionen bis hin zu Schwitzen und Herzflattern auslösen. Diese Zusammenhänge lassen sich für den Umgang mit uns selbst nutzen: Durch Vorstellungen und Bilder können wir die eigenen physiologische Vorgänge steuern. Ein Foto oder ein Fernsehbild erreicht uns über die Augen und möglicherweise auch noch über die Ohren. Je mehr Sinneskanäle aktiv werden, desto intensiver ist die Wirkung einer Vorstellung.

Die Schwere sitzt für viele Menschen in den Beinen, die uns tragen. Mit Umkehrhaltungen können Sie daher Ihren Beinen eine Entlastung geben. Denken Sie daran, dass Ihr Körper eine Ganzheit ist. Wenn Sie also Ihren Beinen mitteilen, dass ihnen jetzt einmal die komplette Last Ihres Körpers abgenommen wird, dann registrieren dies auch die anderen Teile Ihres Körpers.

| Übung: Baby-Strampeln

Breiten Sie eine Decke auf dem Boden aus und begeben Sie sich in die Rückenlage. Nun können Sie beginnen, alle vier Gliedmaßen nach oben zu strecken und zu schütteln. Schütteln Sie alle Schwere aus den Beinen oder strampeln Sie sie weg. Vielleicht fällt Ihnen dazu das Bild eines Babys ein, das ausprobiert, was es alles mit seinen Gliedmaßen

Abb. 26: Strampeln wie ein Baby

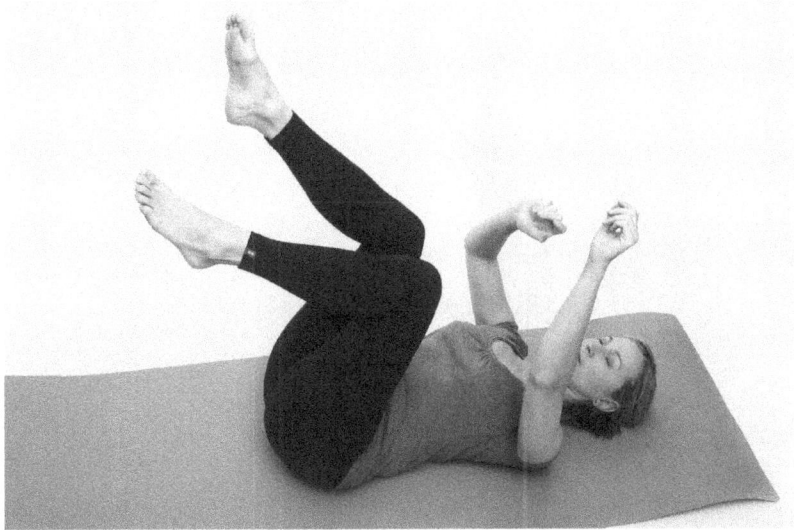

Hampelnd und strampelnd die eigene Lebendigkeit spüren.

anstellen kann. Sie können auch mit den Händen die Füße umfassen und sich hin und her kugeln lassen.

Übung: Der Schulterstand

Nachdem Sie den Bewegungsspielraum Ihrer Beine in der umgekehrten Position etwas erforscht haben, führen Sie nun die Beine wieder gestreckt zusammen und lassen sie einmal mehr in Richtung Boden und dann wieder mehr in Richtung Ihres Kopfes hin- und herpendeln. Dabei rollt sich Ihr Rücken mal wie ein Katzenbuckel, wobei sich das Becken vom Boden löst, und mal liegt die Wirbelsäule wieder ausgestreckt am Boden. Sie können nun versuchen, die Füße mit leichtem Schwung etwas in Richtung Kopf zu bringen, dann die Hände rechts und links unter die Hüftknochen zu führen und sich mit den Ellbogen am Boden abzustützen. Versuchen Sie nun, die Beine in Richtung Decke zu strecken. Je nach Flexibilität werden die Beine dabei einen mehr oder weniger stumpfen Winkel zu Ihrem Rücken bilden.

Umkehrhaltungen sind von den Yogis mit königlichen Namen bedacht worden. Statt dem üblichen Körpererleben »Ich trage mich« wenden Sie sich nun nach oben, weg von den irdischen Notwendigkeiten. Diese Haltung wird auch Kerze genannt. Eine Kerze hat immer, auch wenn ihre Flamme schwankt und züngelt, die Ausrichtung nach oben, sie hat verwandelnde Kraft: Wachs wird in Licht und Wärme transformiert.

Abb. 27: Der Schulterstand

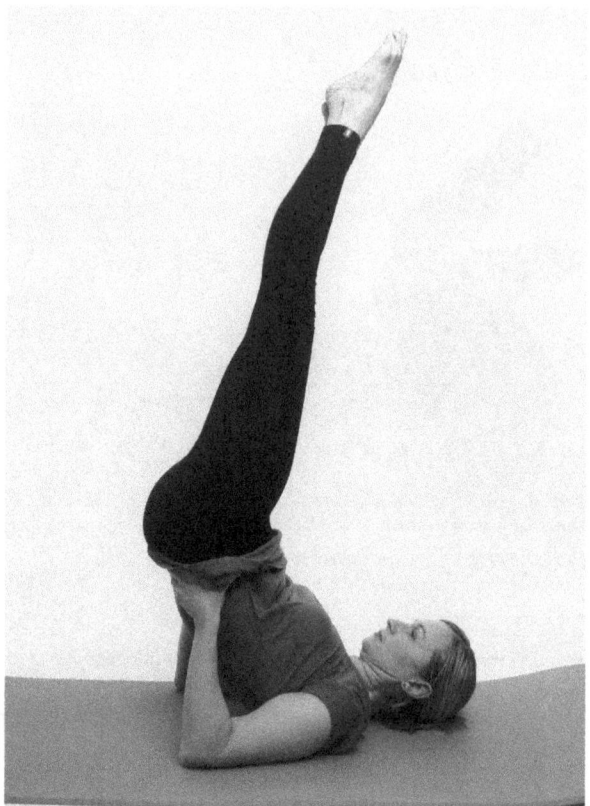

Die Schwerkraft in eine andere Richtung fließen lassen – die Kräfte anders ausrichten.

Verweilen Sie in diesem Bild und kommen Sie zurück, wenn es für Sie angenehm ist. Spüren Sie nach.

5. Dem Leben Sinn geben – Authentizität entwickeln

Verzweiflung ist der Rohstoff grundlegender Veränderung.
WILLIAM S. BORROUGHS

Das Konzept der Salutogenese

Angst, so haben wir bisher gesehen, ist eine unverzichtbare Begleiterin auf unserem Lebensweg, die uns auf mögliche Gefahren in der Zukunft aufmerksam machen will. Sie braucht jedoch ein Gegengewicht, etwas, das sie begrenzt und an ihren Platz weist. In der Welt gibt es zurzeit viele Umbrüche, Aufbrüche und Revolutionen. Die Menschen, die in Diktaturen auf die Straße gehen, sehen einen Sinn in ihrem Handeln. Das Gefühl »Mein Tun ist wichtig« lässt die Angst nebensächlich erscheinen.

Bedrohungen der unterschiedlichsten Art gehören seit Anbeginn der Zeiten zu unserer menschlichen Existenz. Das Leben wird aushaltbar durch drei innere Annahmen, die mir ein subjektives Gefühl von Sicherheit geben:
1. Selbstwert: Ich tue nichts Böses, deshalb passiert mir nichts Schlimmes.
2. Kontrolle: Die Welt ist verstehbar und vorhersehbar. Wenn etwas Schlimmes passiert, hat das immer einen Grund.
3. Sicherheit: Schlimme Dinge passieren *mir* nicht.[57]

Wenn sich jedoch einer dieser Sätze plötzlich als nicht mehr haltbar erweist, muss das Gedankengebäude neu errichtet werden: Obwohl ich mich korrekt verhalten habe, ist mir etwas Schlimmes (Kündigung, Scheidung, Krankheit) widerfahren. Wie kann ich meinem Leben jetzt einen neuen Sinn geben? Über den Sinn denkt man bekanntlich erst nach, wenn er verloren gegangen ist.

Der amerikanische Soziologe Aaron Antonovsky interessierte sich nach dem Zweiten Weltkrieg für Frauen, die in der Zeit des Nationalsozialismus in KZs interniert waren und überlebt hatten. Dabei stellte er fest, dass 29 Prozent sich trotz dieser lebensbedrohlichen und menschenverachtenden Situation in einem relativ guten seelischen Gesundheitszustand befanden. Statt den Blick in Richtung der Kranken und der Krankheit zu wenden, wie bisher in medizinischen Kreisen üblich, stellte er die Frage: »Was braucht der Mensch, um gesund zu bleiben?« Er entwickelte das Konzept der Salutogenese, der Entstehung (griech.

genesis = Geburt, Entstehung) von Gesundheit (lat. *salus* = Heil, Gesundheit, Wohlbefinden).⁵⁸ Gesundheit ist nach Antonovsky kein statischer Zustand, sondern ein Kontinuum, auf dem der Mensch mal mehr in der Nähe von Gesundheit ist und mal mehr zum Pol der Krankheit neigt. Die Fähigkeit, die eigenen Ressourcen nutzen zu können – er prägte dafür den Begriff »Kohärenzgefühl« – unterscheidet zwei Menschen, die beide das Gleiche erlebt haben, aber sehr verschieden darauf reagieren. Seine Untersuchungsergebnisse führten ihn zu drei Schutzfaktoren: Der Mensch braucht, um gesund zu bleiben bzw. zu werden:
1. ein Gefühl von Bedeutsamkeit, dass etwas Sinn macht: Ich und das, was ich tue, sind wichtig und wertvoll;
2. ein Gefühl von Selbstwirksamkeit: Ich kann etwas tun. Ich kann den Verlauf der Ereignisse beeinflussen;
3. ein Gefühl von Verstehbarkeit: Ich habe die Fähigkeit, die Welt zu interpretieren. Ich kann die notwendige Veränderung als eine Herausforderung sehen und als Chance zur Weiterentwicklung nutzen.⁵⁹

Auch Mihaly Csikszentmihalyi hat sich für die ehemaligen KZ-Häftlinge interessiert. Er fand heraus, dass denen das Überleben gelungen war, die sich selbst eine Aufgabe hatten stellen können. Er nennt sie in seinem Buch *Flow* die »autotelischen« Persönlichkeiten. So interviewte er Menschen, die in ihrer Zelle gegen sich selbst Schach gespielt hatten. Andere hatten innerlich eine Weltreise unternommen und sich dabei die abenteuerlichsten Geschichten ausgedacht, wieder andere hatten Gedichte verfasst. Diese Menschen haben die Zeit genutzt, um bestimmte Fähigkeiten zu entwickeln. Daran konnte kein Aufseher sie hindern. Bei diesen Berichten muss natürlich bedacht werden, dass der allergrößte Teil dies nicht geschafft hat und deshalb auch nicht befragt werden konnte. Übertragen auf unsere Lebenswirklichkeit machen Csíkszentmihályis Forschungen deutlich: Die Fähigkeit, sich selbst Ziele setzen zu können, die weder eine Chefin noch ein Partner vorgibt, ist gerade in Krisenzeiten eine gesund erhaltende Kraft.

Der Placeboforscher Manfred Schedlowski konnte durch bildgebende Verfahren bei seinen Patientinnen und Patienten an der Universitätsklinik Essen feststellen, dass positive Erwartungen den Stoffwechsel bestimmter Hirnregionen stimulieren. So kommt es, dass bestimmte Botenstoffe die Ausschüttung von Hormonen anregen, wie z. B. Serotonin, was den Gefühlshaushalt und viele Organe beeinflusst. Angst und Schmerzen werden dadurch signifikant reduziert. Die moderne Hirnforschung liefert damit einen Wirksamkeitsnachweis für die alten christlichen Tugenden Glaube, Hoffnung und Liebe.⁶⁰

Die Traumaforschung sieht im Fortbestehen von Hoffnungs- und Hilflosigkeit nach einer traumatischen Erfahrung die stärksten Stressoren, die ein Ankommen in der (normalerweise) ungefährlichen Gegenwart verhindern. Unsere Zeit neigt zu der übertriebenen Vorstellung, alles kontrollieren zu können: Gesundheit und Krankheit, Naturkatastrophen, Atomkraftwerke usw. Früher wurden Schicksalsschläge als gottgewollt interpretiert. Indem man durch Gebete und Rituale die Zukunft in Gottes Hand legte, ließ sich eine Entlastung erreichen. Nicht nur aus psychotherapeutischer Sicht spricht daher vieles dafür, sich mit einer höheren Instanz oder göttlichen Macht zu verbinden.

Yoga ist Selbstbegegnung

In der Einleitung habe ich die Zunahme von Ängsten und Burn-out-Phänomenen als Selbstverlust oder Verlust der Beziehung zur eigenen Seele bezeichnet und in Kapitel 1 die Angst vor der Selbstbegegnung thematisiert (siehe S. 18 f.). Als ich mich mit einem befreundeten Abteilungsleiter über Urlaubsvorlieben unterhielt, sagte er mir: »Wir suchen uns immer einen Urlaub mit viel Programm aus, damit ich gar nicht erst ins Nachdenken und in die Entspannung komme, sonst klappt womöglich danach der Wiedereinstieg in den Berufsalltag nicht mehr.« Er hatte sich dafür entschieden zu funktionieren und wollte keine Ruhepause, die eine Möglichkeit zur Selbstbegegnung bieten könnte.

Yoga ist ein Weg der Selbstbegegnung, der – mehr oder weniger bewusst – von einigen Menschen vermieden wird. In der Zeit nach dem Zweiten Weltkrieg war es fast eine ganze Generation, die ein Nachdenken über die Erlebnisse im Nationalsozialismus und während des Kriegs scheute. Sich Zeit und Raum für das Erforschen des eigenen Innenlebens zu nehmen, führt manchmal zu Ergebnissen, die nicht nur angenehm sind. Von Hermann Hesse wird eine Begebenheit überliefert, die einen Anlass zum Schmunzeln bieten kann. Er träumte immer von einer Berghütte und meinte, wenn er eine solche besäße, in schöner Umgebung und mit herrlichem Ausblick, dann würde er rundherum glücklich sein (und bleiben). Sein Leben brachte es mit sich, dass er in den Besitz einer solchen Hütte kam. Aus Briefen wird deutlich, dass er sich entlarvt fühlte, als er feststellen musste: Es war die Vorstellung, die ihn glücklich machte, nicht der tatsächliche Besitz.[61] In der Zeitung las ich kürzlich einen Artikel über die neue Wir-Generation, die aus einer ähnlichen Erkenntnis heraus verschiedene Modelle des Teilens von Besitz entwickelt hat. Diese Menschen haben erkannt, dass der Besitz nur sehr kurzfristig glücklich macht und dass es für einen kurzfristigen Gebrauch eines Gegenstandes nicht des Besitzes bedarf.

Die Selbstbegegnung im Yoga beginnt mit einfachen Beobachtungsaufgaben wie z. B. dem Spüren, welche Muskeln zu schlaff und welche zu stark angespannt bzw. verspannt sind. Da der westliche Mensch sich wenig mit seinem Körper, sondern mehr mit seinen Gefühlen und noch mehr mit seinen Gedanken identifiziert, ist eine solche Fragestellung noch wenig schambesetzt. Ähnlich ist es bei der Anleitung, seine körperlichen Grenzen zu spüren (z. B. bei der Vor- oder der Rückbeuge); die Frage »Bist du jemand, der schnell über die eigenen Grenzen geht, oder machst du lieber schon vor der Grenze Halt?« berührt dagegen innerlich schon mehr.

Da im Yoga unsere Programme und Gewohnheiten lediglich als Hüllen gesehen werden, die man, vergleichbar mit Kleidern, wechseln kann, besteht ein wichtiger Aspekt des Yoga-Übens darin, sich nicht damit zu identifizieren, sondern sie lediglich gefühls- und wertneutral zu beobachten. Wenn eine Yoga-Übende – ohne es zu bewerten – öfters wahrnimmt, dass sie die eigenen Grenzen zu wenig respektiert, kann sie dies langsam ablegen. Wenn dagegen ein Yoga-Übender sich jedes Mal darüber ärgert oder mit sich schimpft, bleibt er gebunden an dieses Verhalten. Dies bringt der bereits erwähnte Satz aus der indischen Bhagavad Gita zum Ausdruck: »Hass bindet und Liebe macht frei.« Yoga übt Achtsamkeit, das heißt: Alles, was im Jetzt erscheint, wird wohlwollend akzeptiert. Es ist ein wichtiger Schritt, dieses Gebundensein überhaupt wahrzunehmen. Es war zuvor unbewusst da, durch Bewusstwerden entwickelt sich die Freiheit, diese Eigenschaft achtsam zu pflegen oder sie langsam zu entsorgen. Yoga ist daher ein Weg zu mehr Selbstbestimmung und Authentizität.

Auf dem Weg, sich selbst immer besser kennenzulernen und von zufälligen Programmierungen zu befreien, stößt man früher oder später auch auf Zielfragen und Wertsetzungen: »Wofür bin ich da? Wo will ich hin? Was ist der Sinn meines Lebens?« Besonders die meditativen Übungen im Yoga führen zu Fragen nach dem eigenen Wesenskern.

Die Sinnfrage in der Psychologie

Viktor Frankl, nach Sigmund Freud und Alfred Adler der Begründer der dritten Wiener Schule der Psychotherapie, hatte sich schon sehr früh mit der Sinnfrage beschäftigt und bereits im Alter von 16 Jahren einen Vortrag »Über den Sinn des Lebens« vor der sozialistischen Arbeiterjugend gehalten. Durch sein ganzes späteres Wirken und Lehren zeigt sich sein Menschenbild: Der Mensch ist auf Sinn hin ausgerichtet! Das Fehlen von Sinn macht krank. Frankl betonte, dass der Mensch die innere Übereinstimmung mit dem eigenen Dasein und Tun braucht. Wenn er, seiner inneren Bestimmung folgend, authentisch und eigenverantwortlich leben kann, ist er gesund. Aus diesen Grundüberzeugungen entwickelte er die Logotherapie.[62] Logos bedeutet Sinn. Als Leiter einer psychiatrischen Klinik hat er sich später gegen die Ermordung jüdischer Patientinnen und Patienten im Rahmen des sogenannten Euthanasieprogramms zur Wehr gesetzt. Wegen seines mutigen und engagierten Verhaltens war er drei Jahre lang in verschiedenen KZs inhaftiert. Diese Zeit nutzte er jedoch, um seine Ideen weiter auszudifferenzieren. Das Beeindruckende an seiner Biographie ist, dass er seinen ganz eigenen Weg geht, unbeirrt von dem, was die Außenwelt von ihm verlangt. Solche Menschen sind natürlich einmalig, und es kann nicht jeder ein Viktor Frankl oder Nelson Mandela sein, aber auch für uns gilt: Mehr Mut zum eigenen Weg zu haben und das Wagnis einzugehen, einzigartig zu sein, ist nicht nur für unsere Selbstentfaltung und die Entwicklung der Persönlichkeit wichtig, es ist vielmehr auch ein wichtiges Heilmittel bei Ängsten und schützt vor Krankheit und Burn-out.

Von Abraham Maslow, dem Begründer der Humanistischen Psychologie, stammt die sogenannte Bedürfnishierarchie, die besagt, dass zuerst die existentiellen Bedürfnisse nach Sicherheit, Bindung und Nahrung erfüllt sein müssen, bevor die höheren Bedürfnisse nach Selbstverwirklichung, Authentizität und Spiritualität sich melden.[63] Wir im Westen haben das große Glück, dass unsere existentiellen Notwendigkeiten in aller Regel kaum ein Problem sind, die komplexeren Bedürfnisse melden sich jedoch oftmals mit ähnlicher Dringlichkeit. Eine Entschiedenheit zum sinnvollen Leben findet man oft gerade bei Menschen, die alles erreicht haben, was an Äußerlichkeiten zu erreichen ist. Die Frage nach dem Sinn stellt sich besonders in der zweiten Lebenshälfte, es ist die typische Frage in der Midlife-Crisis. Lesen und Schreiben zu lernen macht Sinn, auch eine Berufsausbildung ist zunächst genauso sinnvoll, wie eine Familie zu gründen und ein Kind zur Welt zu bringen. Aber dann – wenn das erreicht ist – tauchen die Fragen auf: »Was bleibt von mir? Weshalb war ich hier? Ist durch mich die Welt an einer kleinen Stelle ein bisschen schöner geworden?« Die Frage, was für mich ganz persönlich sinnvoll ist, kann nicht von einer anderen Person beantwortet werden, es ist *mein* ureigenes Gefühl von Stimmigkeit und Richtigkeit. Ich habe eine Frau gekannt, die ihre Bestimmung darin sah, Küken aus Massentierhaltung aufzukaufen und sie über einige Generationen hinweg so lange zu pflegen, bis sie wieder gesunde Flügel und Beine hatten. Das Geld und der Arbeitseinsatz waren für andere nicht nachvollziehbar, aber sie war mit Leib und Seele mit dieser Aufgabe verbunden, die ihrem Leben Sinn gab.

Ein anderes Beispiel: Ein erfolgreicher Manager kam in meine Praxis, weil er die innere Notwendigkeit einer anderen Weichenstellung fühlte: Das bisherige Leben war für ihn »nicht mehr stimmig«, es fülle ihn nicht mehr aus, er habe das Gefühl, sich verloren zu haben, und wolle jetzt etwas tun, was »wirklich wichtig« und für ihn eine »Herzensangelegenheit« sei. Natürlich hatte er auch Angst vor diesem Schritt, der bedeutete, dass er seinen bisherigen Lebensstandard aufgeben musste, vermutlich das Haus verkaufen musste usw. Für seine seelische Gesundheit war es jedoch notwendig, diesen Schritt zu gehen.

Es ist auch unwahrscheinlich, dass Viktor Frankl keine Angst kannte. Er hatte eine Mutter, die er sehr liebte und deren Leben er durch seinen Widerstand gegen das Naziregime gefährdet sah. Die Angst war auf der einen Seite des Waagebalkens, doch auf der anderen Seite stand das innere Bedürfnis, etwas in die Welt zu bringen, das dieser fehlt und dem eigenen Leben Sinn verleiht. Und diese Seite wog mehr.

Aus dieser Perspektive ist die Angst eine Schwelle, die übertreten werden muss, um zum eigenen Leben zu kommen, das hinter dieser Schwelle liegt. Die ayurvedische Medizin kennt die Weisheit: »Die Seele will lieber sterben als das eigene Wesen verfehlen.« Es gibt einen Punkt, an dem das eigene Leben nicht mehr lebens-wert erscheint, aus Verzweiflung kann dann »todes-mutig« eine andere Richtung eingeschlagen werden. Krankheit und/oder einengende Angst sind daher ein Zeichen für: »So will ich nicht mehr weiterleben!«

Der Psychotherapeut und Meditationslehrer Karlfried Graf Dürckheim nennt drei existentielle Gefährdungen, mit denen jeder konfrontiert ist. Mit der daraus resultierenden Angst muss jeder lernen umzugehen:

1. Die Bedrohung des Lebens. Wann ist ein Leben noch ein Leben? Wenn ich beide Beine verloren habe, kann ich noch Rollstuhl fahren. Aber was ist, wenn ich nichts mehr höre oder sehe, wenn ich Alzheimer habe oder wenn ich im Koma liege? Eine mögliche Bedrohung des Lebens macht Angst. Früher oder später muss sich jeder dieser Frage stellen.
2. Die Gefährdung durch letztendliche Einsamkeit. Auch wenn wir glücklich verheiratet sind und einen tragfähigen Freundeskreis haben, gibt es Schritte, die jeder nur ganz alleine gehen kann. Schicksalsschläge, notwendige Operationen und auch an der Schwelle zum Tod ist jeder ganz auf sich selbst gestellt und alleine.
3. Die Erkenntnis der Sinnlosigkeit. Auch der Sinn ist etwas, das nur ich mir selbst geben kann. Der Sinn des Lebens kann sich mehrmals im Laufe eines Lebens ändern. Und gelegentlich kommt es vor, dass das Leben eine Kehrtwende von 180 Grad erfordert. War dann alles Bisherige sinnlos? Gerade in Krisenzeiten, wenn das Alte nicht mehr trägt und das Neue noch nicht da ist, kann die Frage nach dem Sinn eine quälende Dimension annehmen. Und das hält keiner lange aus. Die Angst kann dann ein Motor sein, um sich auf eine Suchbewegung zu begeben.[64]

Von der Angst zur Sinnerfahrung – eine persönliche Geschichte

Im Folgenden gebe ich die anonymisierte und in den personenbezogenen Details veränderte Geschichte einer ehemaligen Patientin wider, die ich einige Jahre ihres Lebens begleiten durfte und die mir ihr Einverständnis für die hier vorliegende Veröffentlichung gegeben hat.

Katja kam als Kind einer »verbotenen Liebe« zur Welt. Beide leiblichen Elternteile waren anderweitig verheiratet. In dem strengen christlichen Umfeld war eine Scheidung nicht möglich. Genauso war es verpönt, ein »Kuckuckskind« im eigenen Heim aufzuziehen. Katjas Mutter war die Sache äußerst peinlich, und sie versuchte, den Umstand geheim zu halten. Außer ihrem Ehemann wusste es keiner. Aus Angst, seine Frau an den attraktiveren Nebenbuhler zu verlieren, wagte der Ziehvater nicht, seine unbändige Kränkungswut an seiner Frau auszulassen, und agierte sie stattdessen mit ganzer Wucht an der Tochter aus, der sichtbaren Erscheinung dieses Seitensprungs. Die Mutter fühlte sich dem Ziehvater gegenüber schuldig und konnte sich nicht schützend vor die Tochter stellen, stattdessen suchte sie der unangenehmen Situation so oft wie möglich zu entfliehen und lieferte so die Tochter noch mehr dem Vater aus, der – häufig betrunken – sie mit Beschimpfungen und Beleidigungen bedroht. Ihre Angst steigert sich oft bis zur Todesangst. Sie baut einen Panzer um sich, wünscht sich weg von dieser Welt und fühlt sich innerlich tot und leer. Katja hat nur wenige Erinnerungen an ihre Kindheit; weder zum Vater noch zur Mutter konnte sie eine vertrauensvolle Beziehung aufbauen. Sie erinnert als wiederkehrende Szenen, dass sie sich oft in der Wohnung versteckte, ganz still war und den Atem anhielt, damit der Ziehvater sie nicht sah. Ihre weitere Entwicklung war geprägt durch Schuleschwänzen, den Abbruch von Ausbildungen; ab der Pubertät kam es zu einer Drogenkarriere mit zunehmend harten Drogen.

Mir begegnet Katja zum ersten Mal im Alter von Anfang 20 Jahren. Sie wirkt dünn, ängstlich, zurückhaltend, die Schultern sind nach vorne zusammengezogen, etwas an ihr wirkt steif und schief. Immer wieder zählt sie auf, was an ihr nicht in Ordnung sei, was sie alles nicht könne, sie lässt kein gutes Haar an sich. In ihrer Vorstellung sind alle Menschen gefährlich, ganz besonders die Männer, aber auch unter Frauen kann sie keine Freundin finden, mit der sie gemeinsam Zeit verbringen mag. Tagelang halte sie sich zu Hause auf, ohne sich für irgendetwas zu interessieren oder zu etwas aufraffen zu können. Sie grübelt und träumt, träumt und grübelt. Sie traue sich auch nicht unter Menschen, weil sie so hässlich und missgestaltet sei und jeder sie ja ablehnen müsse. So verbringt sie Tag für Tag, allein mit ihrer Angst.

Nach einer Phase des langsamen Vertrauensaufbaus fragt sie mich nach Yoga. Sie hat erfahren, dass ich auch Yogalehrerin bin. Ich öffne das Fenster und mache zwei bis drei Übungen vor, die als Aufwärm- oder Anfängerübungen bekannt sind. Sie strahlt mich an. Es scheint Licht in ihre so dunkle Welt zu kommen. Die Beziehung zwischen uns bekommt eine andere Färbung: Während ich vorher in ihre Welt eingestiegen bin, bekommt sie nun das Angebot, in meine Welt einzutauchen. Es ist vergleichbar einer Mutter-Kind-Beziehung, wenn das Kind der Mutter beim Backen oder Putzen zuschaut und mithelfen will. Wir verabreden, dass wir die nächsten Sitzungen jeweils mit einer ca.

10-minütigen Yoga-Sequenz beginnen. Nach diesem yogischen Eingangsritual braucht sie oftmals einige Zeit, um wieder in ihre Welt einzusteigen: Es scheinen zwei Energien miteinander zu kämpfen. Der Wunsch, weiter in dieser gleichzeitig nährenden und befreienden Stimmung zu verweilen, wird stärker.

Kontinuierlich findet ein Veränderungsprozess statt: Während es zunächst nur vereinzelte Inseln der emotionalen Lösung in unseren Sitzungen gab, fängt sie langsam an, auch zu Hause und alleine Yoga zu praktizieren. Da ihre Schutzhaltungen sich vor allem im Bereich der Schultern und des Brustkorbs befinden, beginnen wir mit den Herzöffnungsübungen (siehe S. 94 ff.). Als Meditationsfokus biete ich die Affirmation an: »Ich kann mich für meine Mitwelt öffnen und wieder verschließen, beides ist gleich wichtig, beides geschieht zu seiner Zeit.« Hier ist dann viel Detailarbeit notwendig: Die Patientin lehnt ihr Misstrauen und ihre Angst gegenüber anderen Menschen ab und zwingt sich, die nach vorne gerundeten Schultern über die Schmerzgrenze hinaus nach hinten zu öffnen. Abwechselnd in der Übung und im Gespräch wird zunächst die Fähigkeit, sich verschließen zu können, als wichtiger Schutz gewürdigt, der auch heute noch sein darf und manchmal auch sehr nützlich ist. Über lange Strecken ist es wichtig, immer wieder diese Schutzhaltung achtsam zu respektieren und die heutigen Möglichkeiten zu erspüren. Der Wunsch nach Öffnung ist so stark, dass sie sich oftmals zu einer Bewegung zwingen will, für die es noch keine innere Bereitschaft gibt. In kleinen Schritten bekommt sie Kontakt zu ihrer Seele, und der Rhythmus von Öffnen und Verschließen wird authentischer. So können die Phasen der Öffnung langsam länger und weiter werden.

Das Thema des sich Schützens und Versteckens kann auch in anderen Übungen wie der Schildkröte (siehe S. 74 ff.) gespürt und vertieft werden. Hier »schützt« die Erde: »Ich kann mich ihr anvertrauen. Ich sehe nichts und werde nicht gesehen.« Langsam wachsen auch die Neugier und der Wunsch, mehr am Leben teilzunehmen. So führt die Frage weiter: »Wann will ich ruhen und nichts von der Welt sehen, und wann entsteht das Bedürfnis zu schauen und mich zu zeigen?« Das Wahrnehmen der momentanen Befindlichkeit, die manchmal von Minute zu Minute wechseln kann, sowie der Grenze, wo es beginnt, unangenehm zu werden, findet parallel in der Übung und in ihrem Leben statt.

Ihr Leben wird zunehmend bunter und ihr Körper flexibler und geschmeidiger. Noch eine andere Übung wird für sie wichtig: Wir beginnen die Stunde mit dem Sonnengruß, einer Übungsreihe von zwölf Asanas, die vom aufrechten Stand über eine Vorbeuge hinunter zur Erde, zum tiefsten Punkt und von dort aus wieder langsam zum Aufgerichtetsein führen.

Übungen aus dem Sonnengruß

Die Affirmationen zur Rück- und Vorbeuge lauten:

1. Ich stehe mit beiden Beinen auf der Erde.
2. Ich öffne mich für das, was kommen will.
3. Ich verbeuge mich vor dem, was größer ist als ich.

Abb. 28: Rückbeuge und Vorbeuge (aus dem Sonnengruß)

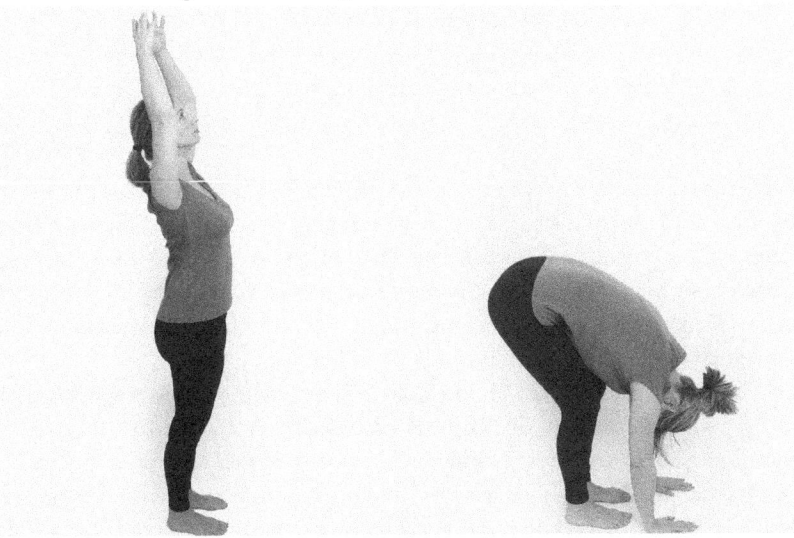

Rückbeuge: Ich öffne mich für das, was kommen will.
Vorbeuge: Ich verbeuge mich vor dem, was größer ist als ich.

Abb. 29: Welle und Kobra (aus dem Sonnengruß)

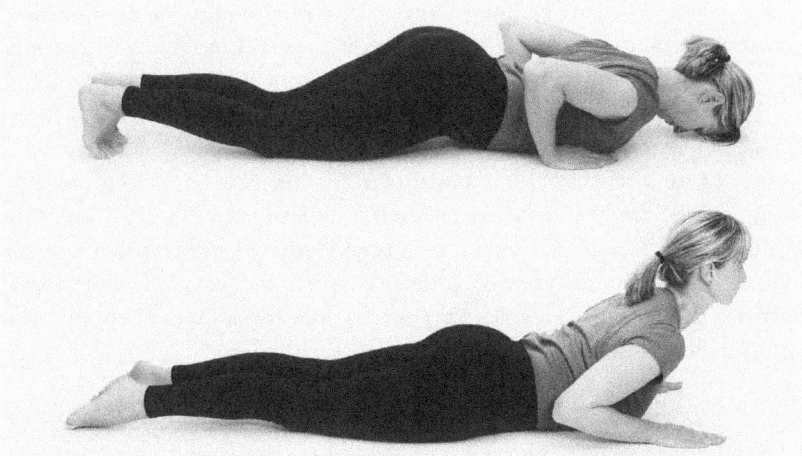

Welle: Tiefer kann ich nicht fallen als bis zur Erde, die mich trägt.
Kobra: Von da aus schaue ich nach vorne.

4. Ich mache Schritte.
5. Ich bin bereit, etwas auszuhalten.
6. Tiefer kann ich nicht fallen als bis zur Erde, die mich trägt.
7. Von da aus schaue ich nach vorne.
8. Und verbinde wie eine Brücke innen und außen.
9. Ich nehme wahr, wie ich Schritte mache.
10. Ich berühre mich und begegne immer wieder mir selbst.
11. Ich öffne mich für das, was größer ist als ich.
12. Und führe es zu meinem Herzen.

Mein Angebot, die Bewegungen mit Affirmationen zu verbinden, nimmt sie dankbar an. Fast wirkt es so, als seien sie eine lang ersehnte Nahrung nach einer langen Hungerperiode. Deutlich kann ich spüren, dass solche meist knappen Sätze für sie Sinn machen und Sinn geben. Besonders der Satz »Tiefer kann ich nicht fallen als bis zur Erde, die mich trägt« wird von ihr öfters wiederholt und scheint eine heilende Symbolkraft für sie zu besitzen.

Meine Patientin hat nach einiger Zeit nicht mehr wie zu Beginn den Wunsch, mir alles nachzumachen. Sie kann sich aus der früheren Mutter-Übertragung mir gegenüber lösen und entwickelt immer mehr ihre eigene Weltsicht. Sie besucht Gesprächskreise, in denen sie sich mit anderen über philosophische Fragen austauscht. Seit einigen Jahren hat sie ein festes Arbeitsverhältnis und kommt mit den Kolleginnen und Kollegen gut klar. In ihrer Freizeit besucht sie VHS-Kurse, beschäftigt sich mit Kampfkunst und meldet sich zu einem Aikido-Kurs an. Drogen sind schon lange überflüssig geworden. Als ich sie nach der Therapie gelegentlich noch mal sah, konnte ich wahrnehmen, dass sie eine völlig andere Beziehung zu ihrem Körper hat. Sie hat Besitz von ihrem Körper genommen, kann sich in ihm und durch ihn ausdrücken und ist eine schöne Frau mit einer selbstbewussten Ausstrahlung geworden.

Als sie noch grübelnd in ihrem kleinen Zuhause herumsaß, hatte das Leben keinen Sinn für sie. Den Körper flexibler zu machen, ist dagegen sinnvoll. Die Beziehung zu sich selbst zu verbessern, ergibt ebenfalls Sinn. Sich mit dem Denkgebäude des Yoga auseinanderzusetzen, macht ebenfalls Sinn. Das Heilende an dieser Geschichte liegt in der Entwicklung von Authentizität und von Sinn, den Katja ihrem Leben geben konnte. Auch von einer anderen Patientin hörte ich den Satz: »Seitdem ich Yoga mache, brauche ich keine Drogen mehr. Gute Gefühle kann ich mir nun auch anders verschaffen.«

Die Sinne als Verbindungsbrücke zur Welt

Der Sinn des Lebens kann auch darin bestehen, etwas Sinnloses zu tun, so wurde mir entgegengehalten, als ich anfing, mich mit dem Thema Sinn zu beschäftigen. »Dann liegt der Sinn darin, Spaß zu haben, was natürlich auch sinnvoll ist«, war meine Antwort. Es wird hier deutlich, dass der Begriff »Sinn« vielfältige Facetten in sich birgt. Der Sinn, über den man erst nachdenkt, wenn er verloren gegangen ist, hat eine existentielle Qualität. Suizidgefährdete begründen ihren Todeswunsch in der Regel damit, dass ihr Leben keinen Sinn mehr mache. Die Aufgabe einer Therapeutin oder eines engen Freundes ist dann, nach einem bisher noch nicht gelebten, aber noch möglichen Sinn zu suchen. Wenn er gefunden ist, wird er gelebt und nicht mehr darüber spekuliert. Der Sinn ist also etwas, das mich unmittelbar mit der Welt verbindet.

Auch die fünf Sinne haben in einem gewissen Maße eine existentielle Qualität. Bei älteren Menschen, die das Augenlicht oder/und die Hörfähigkeit verloren haben, kann man beobachten, dass mit fortschreitendem Verlust der Sinnesorgane auch die Freude am Leben schwindet. Die Sinne verbinden mich mit der Welt und können bewirken, dass ich nicht über den Sinn des Lebens nachdenken muss. Ein herrliches Naturpanorama, ein wunderbares Musikstück, eine wohltuende Massage werden genossen; in solchen Augenblicken kommt niemand auf die Idee, über den Sinn des Lebens nachzudenken.

Die Sinne sind der Kanal, der die Außenwelt in mein Inneres führt. Rudolf Steiner spricht sogar von zwölf Sinnen.[65] Neben den uns bekannten fünf Sinnen kennt er zum Beispiel noch den Wort-Sinn, mit dem wir erfassen, was jemand meint, obwohl er oder sie noch auf der Suche nach dem richtigen Wort ist. Wir können manchmal an der Sprache eines Menschen erkennen, welcher sozialen Gruppe er angehört und wie es um seine Vitalität beschaffen ist. Mit dem sogenannten Gedanken-Sinn erfassen wir etwas von der Weltanschauung oder erspüren wir die Werte und Ideale, auch wenn das Gegenüber sie nicht explizit geäußert hat. Und mit dem Ich-Sinn nehmen wir den anderen in seiner Einmaligkeit wahr. So kann z. B. das Gangmuster, auch in der Dunkelheit, uns eindeutig mitteilen: Das ist Frau Meier und das Herr Müller. Auch am Telefon – wenn wir nur die Stimme hören und manchmal weite Entfernungen dazwischen liegen – wissen wir: Das ist XY.

Mit der Wahrnehmung der Umgebung dienen die Sinne gleichzeitig auch der sozialen Orientierung. Indem wir die Gestimmtheit des Gesprächspartners sinnlich wahrnehmen, können wir uns innerlich auf ihn oder sie einstellen: »Kann ich mich entspannen und öffnen oder ist es besser, sich etwas zu kontrollieren und zu schützen?« Wenn die Wahrnehmung durch Angst eingeengt ist, wird jedoch eher die eigene Person, genauer: die eigene körperliche Reaktion auf ein Gegenüber wahrgenommen. So kann es leicht zu Verallgemeinerungen und ängstigenden Vorurteilen kommen. Die Differenzierung und Pflege der Sinne erweist sich somit auch als ein Heilmittel gegen Angst.

Wann ist ein Leben sinnvoll?

Viele Menschen können heute keinen Sinn mehr in ihrer beruflichen Tätigkeit sehen. In dem Wort »Beruf« steckt noch die Bedeutung von Berufung, doch heute geht es oft nur um Jobs oder Projekte. Wo früher sich die Arbeiterinnen und Arbeiter noch mit ihrer Firma identifizieren konnten und stolz auf ihren Firmenchef waren, der sich väterlich um ihre Bedürfnisse kümmerte, weiß ein Arbeiter oder eine Angestellte heute oft nicht mehr, ob er oder sie für einen chinesischen oder einen amerikanischen Investor arbeitet. Es kann krank machen, wenn die innere Verbindung zu der eigenen Tätigkeit fehlt. Ich erinnere mich an einen Patienten, der eine falsche Berufswahl getroffen hatte und unter Depressionen litt. Mit therapeutischer Ermutigung erlernte er in fortgeschrittenem Alter noch den Beruf des Geigenbauers, von dem er seit seiner Kindheit geträumt hatte. Die Depressionen waren danach wie weggeblasen.

In einem sozialen Beruf zu arbeiten, wird von vielen Menschen als unmittelbar sinnvoll erlebt, es sei denn, die Rahmenbedingungen stimmen nicht. Im therapeutischen Bereich kann es für den Therapeuten, die Therapeutin beglückend sein, miterleben zu dürfen, wie sich Patientinnen und Patienten weiterentwickeln und gesünder werden. Im pflegerischen Bereich kann ein Helfer oder eine Helferin wahrnehmen, wie Menschen zufriedener und gelöster wirken. Jede zwischenmenschliche Begegnung ist in sich und ohne Frage sinnvoll, natürlich nur, wenn es wirklich eine Begegnung ist. Meine Tochter besuchte eine Schule, bei der der Hausmeister morgens eine Viertelstunde vor Schulbeginn am Eingangstor des Schulhofs stand und alle ankommenden Kinder und Eltern mit einem Lächeln begrüßte. Die meisten nahmen das Lächeln auf und mit in ihren jeweiligen Tag. Als ich dies eine Zeitlang beobachtet hatte, dachte ich: »Was für ein sinnvoller Job (ist das Anlächeln)! Für so ein Verhalten könnte man mehr Menschen einstellen und bezahlen.« Aber auch die Mitbeteiligung an einem Herstellungsprozess – egal ob Auto, Brot oder Möbelstück – kann zu einem Gefühl von Sinn führen, wenn der Mensch mit Stolz und Zufriedenheit auf das Ergebnis schauen kann. Das Glücksempfinden liegt im ersten Fall mehr im Fühlen, im zweiten Beispiel im handelnden Tun. Jedoch auch die denkende Verbindung mit der Welt, sei es durch Mathematik, Philosophie, Kreuzworträtsel oder Sudoku, löst ein Gefühl von »Heureka – ich hab es gefunden!« aus, das unmittelbar zu Sinn führt.

Das mag nun vielleicht für manche zu positiv klingen, denn nicht jedes Brot gelingt, nicht jede Therapie führt zur Gesundheit, und auch ein philosophisches Problem braucht manchmal Jahre, um gelöst zu werden. Es macht Sinn, die Wohnung zu putzen, weil sie danach schön aussieht. Wenn aber der Hund und/oder das Kind sie danach sofort wieder dreckig macht, wenn die Berichte, die ich schreibe, nur im Aktenschrank verschwinden und von keinem gelesen werden, wo ist dann der Sinn? Die zuerst genannten Beispiele zeigen, dass es möglicherweise noch etwas zu lernen gibt, wie Brotbacken besser gelingt oder welche Patientinnen und Patienten vielleicht bei einer Kollegin besser aufgehoben sind. Die letzteren Beispiele dagegen machen einen Mangel in unserer Gesellschaft deutlich: Der Mensch braucht Würdigung und Anerkennung für sein Tun, und ich ermutige gerne Menschen, auf diesem Recht auch zu bestehen.

Während meiner Yogalehrer-Ausbildung hatte unsere Gruppe einen Koch, der vor Beginn der Mahlzeit einen Wagen mit dem fertig zubereiteten Essen in den Speisesaal fuhr und uns mitteilte, was er heute gezaubert hatte. Es war üblich, dass wir alle danach klatschten. Als wir es einmal, ins Gespräch vertieft, vergaßen, fuhr er den Wagen wieder zurück in die Küche. Wir vergaßen es nur dieses eine Mal, in Zukunft dachten wir daran. Ich erzähle diese Geschichte gerne. Sie kann Mut machen, auf diesem natürlichen Bedürfnis zu bestehen. Der Koch hat das Essen gerne für uns zubereitet, es ist eine soziale Tat. Und es gelingt ihm leichter, Sinn in seinem Tun zu finden, wenn sein Werk gewürdigt wird.

Kürzlich las ich ein Zeitungsinterview mit einem Unternehmer. Ein Satz hat mich besonders berührt:»In Zukunft wird der Faktor Sinn den Faktor Geld ablösen.« Eine sozial-ökologische Bank, die Kredite nur an sorgfältig ausgewählte Firmen vergibt, macht mit ihrer Wertsetzung Werbung:»Was macht Ihr Geld bei uns? Sinn.« In der Zunahme von Stiftungsgründungen und NGOs zeigt sich das Bedürfnis vieler Menschen, mit der eigenen Tätigkeit und dem eigenen Geld etwas Sinnvolles zu tun. Dies kann und will man nicht mehr an staatliche Institutionen delegieren; das Bedürfnis nach Authentizität und Selbstverwirklichung lässt das nicht mehr zu.

Um Sinn in seiner beruflichen Tätigkeit zu finden, sind zwei Fragen wichtig: Die erste Frage ist:»Wer bin ich, was sind meine besonderen Fähigkeiten, wo ist meine Grenze und was ist nicht mein Gebiet?« Diese Frage braucht eine klare, objektive Antwort ohne Wertung oder Einfluss nehmende heimliche Wünsche. Und die nächste Frage ist:»Was braucht die Welt, woran fehlt es, was brauchen meine Mitmenschen?« Wenn nur eine Antwort auf die Frage nach den Fähigkeiten gefunden wurde, kann es schwierig werden, einen Geldgeber zu finden. Wenn nur das Gebrauchtwerden im Außen die Berufswahl beeinflusst, tauchen früher oder später möglicherweise Erschöpfung oder Burn-out-Phänomene auf. Je größer die Schnittmenge zwischen den beiden Bereichen ist, desto leichter wird die Berufswahl ausfallen. Die beiden Fragen werden dann verbunden zu der Frage: »Mit welcher Aufgabe, welchem Projekt, welcher Fragestellung kann ich mich innerlich verbinden?«

Vor vielen Jahren habe ich für einige Wochen die spirituelle Lebensgemeinschaft in Findhorn/Schottland besucht. Jeweils am Sonntagabend wurde in einer Gruppe, die aus zwölf Personen bestand, mitgeteilt: »Wir brauchen in der nächsten Woche noch vier Personen in der Küche, drei Personen im Garten, zwei zum Anstreichen, drei zum Putzen. Wer kann sich mit welcher Aufgabe verbinden?« Es folgte dann eine Phase von etwa fünf Minuten Stille, in der jeder für sich der inneren Bereitschaft nachspürte, und danach wurde geprüft, ob es passte. Wenn sich zu viele für die Küche und zu wenig für den Garten gemeldet hatten oder umgekehrt, folgte noch einmal eine Phase der Stille, in der jeder prüfte, ob es angesichts dieser äußeren Notwendigkeit für sie oder ihn auch stimmig sein könnte, sich anders zu entscheiden. Es gab Sonntagabende, da passte die Anzahl der benötigten Arbeitsplätze schnell zu der Anzahl der Personen. Und dann gab es andere, da waren mehrere Phasen der Stille und Überprüfung nötig, bis sich ein Gefühl von Stimmigkeit einstellte. Es hatte mich überrascht, wie wichtig es genommen wurde, dass jeder sich mit seiner Aufgabe identifizieren kann. Die Begründung wurde mir bald geliefert: Die innere Einstellung, mit der wir an die Arbeit gehen, prägt das Ergebnis und wirkt sich auf die Materie aus, die wir bearbeiten. Das leuchtete mir ein.

In der Morgenrunde wurde noch einmal geschaut, ob sich jeder am beginnenden Tag mit seiner Arbeit verbinden konnte. War eine Person unwillig oder lustlos, wurde gefragt, was sie brauchte, um an ihre Arbeit gehen zu können. Das konnte eine Massage, ein verständnisvolles Gespräch oder eine Umarmung sein. Die Arbeit durfte warten, bis die Person sich wieder mit ihrer Aufgabe verbinden konnte. Auch wenn das Leben in dieser Gemeinschaft nicht mein Weg war oder ist, so hat es mich doch nachhaltig beeindruckt. Kurze Zeit später überraschte mich meine Tochter – sie war gerade in der Pubertät – mit der sehr entschiedenen Aussage: »Heute gehe ich nicht zur Schule.« An der eindrucksvollen Klarheit, mit der diese Äußerung vorgebracht wurde, merkte ich, dass mit elterlicher Autorität nicht viel zu erreichen war. In einem Gespräch konnte sie mir deutlich machen: »Ich bin heute so schlecht gelaunt, ich würde meine Lehrer und Mitschüler nur nerven, anstecken oder aggressiv anmachen.« In Nachwirkung von Findhorn konnten wir uns auf den Kompromiss einigen, dass ich ihr eine Entschuldigung für die Schule schrieb, sie aber die Verpflichtung hatte, dafür zu sorgen, wieder in eine bessere Verfassung zu kommen. Ich ließ sie allein in ihrem Zimmer und hörte bald darauf laute und wilde Musik und Schreien. Nach einer guten Stunde kam sie wieder heraus und teilte mir mit, dass sie jetzt in der Lage sei, zur Schule zu gehen, was sie dann auch tat.

»Fürchtet euch nicht – ich verkündige euch Freude!«

Ich habe mich öfters gefragt, warum in der Bibel dort, wo eine Begegnung mit der geistigen Welt bevorsteht und sich Himmlisches offenbaren will, jeweils eine Entwarnung stattfindet. In der Bibel gibt es zwei Stellen, in denen eine Engelbegegnung offensichtlich Angst auslöst: Als der Verkündigungsengel Gabriel zu Maria kommt, um ihr die bevorstehende Schwangerschaft und Geburt des Jesuskindes mitzuteilen, begegnet er ihr mit den Worten: »Fürchte dich nicht!« Auch die Engel, die den Hirten in der heiligen Nacht die frohe Botschaft bringen, beginnen mit diesen Worten ihre Begrüßung. Es wird ihnen nicht nur mitgeteilt, dass es nichts zu fürchten gibt, sondern dass in Wirklichkeit ein Grund zur Freude bestehe. Freude und Furcht, eine sich öffnende und eine zurückweichende seelische Bewegung, scheinen zunächst ja sehr polar zueinander zu sein.

Wenn Menschen in einer Krisensituation zu mir in die Therapie kamen, konnte durch ein subtiles Nach-innen-Lauschen oftmals festgestellt werden, dass bereits seit einiger Zeit etwas leise angeklopft hatte, das nicht bis an die Bewusstseinsoberfläche dringen durfte, weil es Angst auslöste. Indem es sich immer lauter meldete, wurde es schließlich zur Krise, die ein Handeln erforderte. Eine von außen oder von innen hereinbrechende Krise stellt oft den Auslöser für eine spirituelle Suchbewegung dar. Vielleicht meinen die Bibelstellen diese Angst, die offensichtlich macht, dass jetzt etwas Neues – eine andere Stufe des menschlichen Bewusstseins – notwendig wird.

Das Erleben von innerer Leere nach einem Schock oder die starke Sehnsucht nach Tiefe macht es unumgänglich, Alternativen zu der bisherigen Art zu leben zu finden. Auch die Traumatherapie hat das Thema Meditation entdeckt. Ein Trauma stellt mit starker Wucht alles Bisherige in Frage und konfrontiert mit der Notwendigkeit, dem Leben eine andere Richtung zu geben. Ohne die Anerkennung von etwas Höherem – wie es auch die Anonymen Alkoholiker mit ihrem 12-Schritte-Programm tun – lässt sich die nach solchen Schicksalsschlägen aufgeworfene Sinnfrage nicht lösen.

Ich bin Mitglied des SEN (Spiritual Emergence Network), dem Therapeutennetzwerk für spirituelle Entwicklung und Krisenbegleitung, und werde in dieser Funktion von Menschen angerufen, die durch eine Krise unerwartet mit spirituellen Fragen konfrontiert werden. Plötzlich taucht eine neue Dimension in ihrem Leben auf, das Alte passt nicht mehr, und dies löst natürlicherweise Angst aus. Neue Erlebnisdimensionen, mit denen bisher noch keine Erfahrung gemacht wurde, lösen – das wurde bereits deutlich gemacht (vgl. S. 15) – Angst aus, und dies kann auch beim ersten Auftauchen von Sinnfragen geschehen.

Die Beschäftigung mit der Frage nach dem Sinn und das Bedürfnis nach Spiritualität sind heute weit verbreitet; vieles wird ausprobiert. Gelegentlich werden forcierende Techniken angewandt, und mit Ehrgeiz möchte man gerne auch auf diesem Gebiet schnelle Erfolge haben. Doch eine zu plötzliche Begegnung mit der transpersonalen Dimension kann nicht nur Angst auslösen, sondern auch wie ein Schock wirken und tatsächlich gefährlich sein. Eine mystische Erfahrung, eine Nah-Tod-Erfahrung oder eine Gotteserfahrung kann so gewaltig sein, dass sie eine innere Notsituation erzeugt: »Keiner versteht mich, ich verstehe mich selber nicht mehr. Ich bin nicht mehr die gleiche Person, die ich bisher war. Ich kann nicht mehr so weiterleben wie bisher.« Die alltäglichen Verrichtungen gelingen nicht mehr, so dass manchmal ein Psychiatrieaufenthalt eingeleitet wird, weil die Angehörigen sich überfordert fühlen mit diesem Menschen, der »plötzlich so ganz anders« ist. Eine psychiatrische Klinik ist natürlich nicht der geeignete Ort. Die Betroffenen brauchen Hilfe dabei, die Erfahrungen, die sie gemacht haben, zu verstehen, einzuordnen und sie langsam in ihr Leben zu integrieren.[66]

»Jeder spirituelle Weg, der nicht im Alltag endet, ist ein Irrweg.«

Willigis Jäger

In meiner Praxis sind mir Menschen begegnet, die plötzlich übernatürliche Fähigkeiten hatten. So wussten einige, was an entfernten Orten passiert, oder sie konnten Ereignisse voraussehen, wie z. B. den Unfall oder Tod eines Angehörigen, der dann auch tatsächlich eintrat. Anderen begegneten in der Einsamkeit Engel oder Naturwesen. Solche außergewöhnlichen Erfahrungen beunruhigen, sie passen nicht in das gewohnte Weltbild, auf dem unsere Alltagssicherheit aufbaut. Sie konfrontieren uns auch mit Ohnmacht, denn die Gesetze in der spirituellen Welt sind andere als die in der physischen, und sie wollen erst verstanden und gelernt werden.

In einer mystischen Erfahrung kann ich mich voller Licht und Liebe mit allen und allem verbunden fühlen und die Polarität von Sympathie und Antipathie weit hinter mir lassen. »Raum« und »Zeit« lösen sich auf, und die Grenzen zwischen Ich und Du existieren nicht mehr. Im Straßenverkehr und am Bankschalter brauche ich jedoch wieder die klare Unterscheidungs- und Urteilsfähigkeit. Der vorübergehende Aufenthalt in der spirituellen Welt übt jedoch oftmals auch eine große Faszination aus, so dass Widerwillen und Verachtung gegenüber den »Belanglosigkeiten« des Alltags auftauchen. Je besser die betreffende Person spirituelle Elemente, wie z. B. Achtsamkeit, bereits in ihren Alltag integriert hat, desto leichter wird ihr die Verbindung zwischen diesen beiden Erlebnisebenen gelingen. Für den Prozess der Heilung und Integration ist es wichtig, zunächst die Verschiedenheit der beiden Welten anzuerkennen und sich bewusst für den Eintritt in die spirituelle Welt – z. B. durch eine ausgedehnte Yoga-Übung oder eine Meditation – und das Beenden der Meditation und die Rückkehr in den Alltag, entscheiden zu können, statt sich von ihr überfallen zu fühlen.

Zum Glück verlaufen nicht alle Begegnungen dramatisch. So möchte ich dieses Kapitel mit dem Beispiel einer Patientin, nennen wir sie Frau Bergmann, beenden, die das Wirken einer spirituellen Kraft in sich zur Erweiterung Ihres bisherigen Selbstbildes nutzen konnte. Sie war eine Frau, die sich selbst meist als unfähig und ängstlich bezeichnete und auch so fühlte. Als sie einmal mit dem Bus fuhr, hörte sie, wie der Busfahrer abfällige, rassistische Bemerkungen gegenüber einem Farbigen machte, der in den Bus einsteigen wollte. Für sie selbst völlig überraschend ging sie in einem Moment klarer »Geistes«-Gegenwart ganz entschieden nach vorne und verteidigte den Schwarzen, indem sie zum Busfahrer sagte: »Dieser Mann kann genauso freundlich behandelt werden wie alle anderen Fahrgäste auch. Hängt es etwa von der Hautfarbe ab, ob er anständig behandelt wird?« Es gelang ihr, den Busfahrer und die Mitfahrenden zum Nachdenken zu bringen. Als sie mir die Geschichte erzählte, war sie noch immer erstaunt: »Bin ich das gewesen oder war das eine Kraft aus einer höheren Dimension?« Das Erlebnis hatte einen nachhaltigen Einfluss auf sie. In ihrer bisherigen Selbstdefinition sah sie sich als klein und hilflos. Indem sie von einer »großen« Aufgabe erfasst wurde – das Eintreten für allgemein gültige Menschenrechte – wuchs sie über die engen Grenzen ihres kleinen Ichs hinaus. Die Yogis nennen diese Eingrenzung der Fähigkeiten und Möglichkeiten *Ahamkara – den Ich-Macher* (vgl. S. 53); er redet uns ein: »Das bin ich, das kann ich, und das bin ich nicht, das kann ich nicht.« Menschen, die Karma-Yoga zu ihrem Lebensinhalt machen, denken nicht darüber nach, ob sie etwas können oder nicht, sie sind mit ihrer ganzen Aufmerksamkeit bei der Aufgabe, die getan werden will. Sie tun einfach, was ansteht. Für meine Patientin leitete diese Begebenheit eine Phase ein, in der sie immer mehr eine berufliche Tätigkeit anstrebte, die für sie Sinn hatte und die eigenen Einschränkungen vergessen ließ. Es wurde immer deutlicher, dass Frau Bergmann eigentlich eine sehr kreative und intelligente Frau war, die Angst vor ihrer eigenen Größe hatte, wie der in Kapitel 4 zitierte Satz von Nelson Mandela (siehe S. 135) zum Ausdruck bringt.

Als Frau Bergmann nach einiger Zeit noch einmal auf diese Situation zu sprechen kam, war für sie klar, dass es sich um eine »Eingebung von oben« gehandelt hatte. Hätte man sie vor der Szene mit dem Busfahrer gefragt, ob sie – die immer Angst vor männlichen Autoritäten hatte – sich traut, auf diese Weise vor ihn hinzutreten, hätte sie das sicher verneint. Sie erlebte, dass es Kräfte gibt, die durch sie hindurch wirken, die größer sind als sie und vor denen sie nur Ehrfurcht haben kann. Die Erfahrung hatte für sie auch eine entspannende Wirkung im Sinne von: »Ich muss mich selbst gar nicht mehr so anstrengen. Es geht eher darum, die guten Kräfte in mir wirken zu lassen.« Sie fühlte sich beschenkt und glücklich, immer mehr mit etwas Größerem verbunden zu sein. Diese Verbindung mit einer höheren Macht, die zunächst Angst auslöst, kann – wie eingangs vermutet – ein Grund zur Freude sein. Ein Entwicklungsschritt, eine neue Epoche deutet sich an, die eine schönere Zukunft mit neuen Möglichkeiten in Aussicht stellt.

Das Beispiel von Frau Bergmann macht deutlich, dass die Verbundenheit mit etwas Höherem, das man auf die Erde und zu den Mitmenschen bringen will, sinnvoll ist. Eine Geste, die das zum Ausdruck bringt, kann in der folgenden Übung »Kreuz« nachempfunden werden: Durch die Vertikale drückt sich die Verbindung mit Idealen, Werten und »Eingebungen von oben« aus, sie stellt die Verbindung vom Himmel zur Erde her. In der Horizontalen wird die Verbindung zu den Mitmenschen deutlich.

Übung: Das Kreuz

Stellen Sie sich bitte aufrecht und entspannt hin (siehe S. 57), die Füße sind parallel zueinander und etwa 10 cm voneinander entfernt. Nun breiten Sie Ihre Arme in Schulterhöhe rechts und links aus. Einatmend konzentrieren Sie sich auf die vertikale Linie vom Scheitelpunkt zu den Füßen: Nach oben sind Sie mit dem Himmel und nach unten mit der Erde verbunden. Und ausatmend schicken Sie die empfangene Energie in die horizontale Linie, die entlang Ihrer ausgebreiteten Arme verläuft und Sie mit Ihren Mitmen-

Abb. 30: Das Kreuz

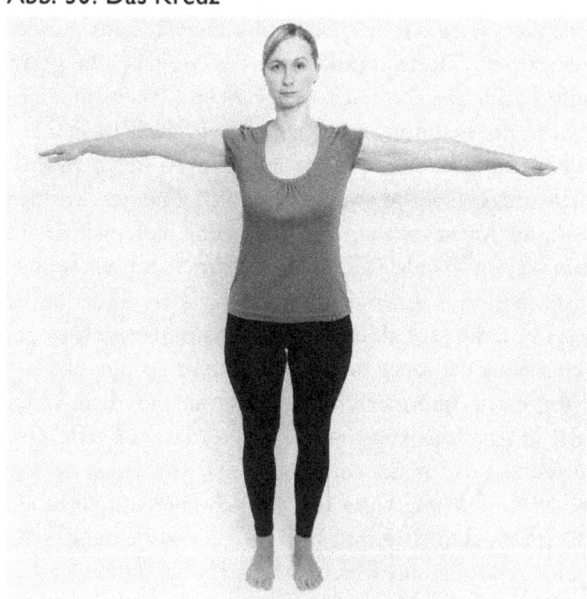

Ich bin aufgerichtet zwischen Himmel und Erde und verbunden mit meinen Mitmenschen.

schen verbindet. Versuchen Sie, ausatmend auch die Schultern zu entspannen und nur die Muskeln zu betätigen, die für diese Übung wirklich gebraucht werden.
Wo spüren Sie den Kreuzungspunkt der beiden Linien? Die Arme werden im Karma-Yoga die »Verlängerung des Herzens« genannt; sie verwandeln das, was ich im Innern fühle, in ein handelndes Tun. Vielleicht mögen Sie eine Hand mit der Handinnenfläche nach oben öffnen als empfangende Geste und die andere Hand mit der Innenfläche nach unten drehen als abgebende und loslassende Geste.
Lassen Sie die Arme sinken, wenn die Übung anstrengend wird. Spüren Sie nach.

Der Punkt, an dem sich zwei Energielinien kreuzen, hat eine hohe, fast heilige Symbolkraft. Als ich mich vor Jahren intensiv in die Weisheit der chinesischen Schriftzeichen einführen ließ, brachte mir mein Meister bei, dass ich immer zuerst die waagrechten Linien zu Papier bringen müsse. Bevor ich die kreuzenden Linien, die von oben nach unten kommen, setzen dürfe, müsse ich einen Moment der Besinnung und Konzentration einlegen. So bekam ich jedes Mal fast Ehrfurcht und das Gefühl von etwas ganz Besonderem, wenn durch mein Tun etwas von oben in die unteren Striche bzw. Ebenen einbrach. Es ist interessant, dass die chinesische Kalligraphie ein Teil des präventiven Gesundheitssystems war in einer Zeit, als die Ärzte in China nur dann bezahlt wurden, wenn die ihnen anvertrauten Menschen gesund blieben.

Leider ist das Kreuz in der christlichen Symbolik vor allem mit Leid, Erleiden und Opfersein assoziiert. Das Plus-Zeichen in der Mathematik deutet noch auf die verbindende Energie hin und hat im Vergleich mit dem Minus-Zeichen eine positive Kraft. Eine heilsame Bedeutung wird dem Kreuz bzw. dem Überkreuzen auch in der Kinesiologie und der Traumatherapie des EMDR zugeschrieben, bei der in pendelndem Rhythmus abwechselnd der Blick nach rechts und links gelenkt wird. In der dadurch entstehenden Verbindung von rechter und linker Hirnhälfte und entsprechend rechtshemisphärischem und linkshemisphärischem Denken können neue Kräfte und Möglichkeiten entstehen.

Ich habe oben von der Patientin erzählt, die sich in der Identifikation mit einer höheren Kraft etwas zutraute, das sonst nicht zu ihren Gewohnheiten gehörte. Da sie sonst zurückhaltend und unsicher war, brachte diese von oben kommende Kraft, die sie zu Zivilcourage ermutigte und ihr ermöglichte, selbstbewusst einen Farbigen gegenüber einem diskriminierenden Busfahrer zu verteidigen, etwas Heilsames in ihr Leben. Eingebungen von oben entfalten dann eine gute Kraft, wenn sie an die Umwelt und die Mitmenschen weitergegeben werden, wie es in der Symbolik des Kreuzes durch die waagrechte Linie ausgedrückt wird. Zwischen Größenwahn und falscher Bescheidenheit gibt es einen Punkt, an dem die göttliche schöpferische Energie, gepaart mit der Liebe zu den Mitmenschen, in mir und durch mich hindurchfließen kann.

Das ist leider nicht immer der Fall. Inwieweit der norwegische Attentäter Breivik tatsächlich davon überzeugt war, etwas Wichtiges für die Menschheit zu tun, lässt sich schlecht von außen beurteilen. Von den Kreuzzügen über die Hexenverbrennungen bis hin zu den heutigen Fundamentalisten östlicher und westlicher Prägung gibt es leider viele Beispiele, wo die (vermeintliche) Identifikation mit einer höheren Macht viel Unheil in die Welt gebracht hat. Die Korrektur findet in der Waagerechten statt, im Austausch und in der Verbindung mit den Mitmenschen, natürlich nicht nur mit den Sektenschwestern und Glaubensbrüdern. In der Bibel steht: »An ihren Früchten werdet ihr sie erkennen«, im Yoga wird es das Nachspüren genannt: Durch ein beobachtendes Lassen nach dem Tun offenbart sich die Wirkung. Eine meditative Ausführung der Kreuzübung kann helfen zu überprüfen, ob für mich eher die Aufgabe ansteht, die Senkrechte zu pflegen (siehe die Übung »Das Herz öffen für Werte – die Blume«, S. 98 ff.) oder mehr die Waagrechte (siehe die Übung »Krokodil-Variation – Brust- und Herzraum öffnen«, S. 94 ff.).

Die zu Beginn des Kapitels beschriebene Furcht vor der Begegnung mit etwas, das größer ist als ich, kann daher als nützliche Warnung verstanden werden, denn »noch ist Stückwerk unser Erkennen« (1 Kor 13,12). Nicht nur mit dem Bewusstsein der Gefahr, sondern auch mit einer Portion Ehrfurcht vor dem, was kommen mag, will das Neue begrüßt werden. Trotz all der wunderbaren Methoden und Heilmittel, die uns die moderne Schulmedizin, die Psychotherapie und die alternative Medizin (einschließlich Yoga) bieten, wird immer ein Rest bleiben, der nicht in unserer Macht liegt. Man kann es »Schicksal«, man kann es das »höhere Selbst« oder auch »Gott« nennen. Durch ein Fitnessprogramm und/oder Yoga kann ich den Alterungsprozess aufhalten, was ja auch einige achtzigjährige Yoginis und Yogis eindrucksvoll demonstrieren, aber auch sie können krank werden und auch sie werden eines Tages sterben. Die fortschrittsgläubige Überzeugung, alles kontrollieren zu können, führt daher eher zur Erzeugung von Angst, da für Leid und Schicksalsschläge nur die Interpretation »Versagen« und »selber schuld« übrig bleibt. Die Anerkennung von etwas Größerem, das nicht meinem Einflussbereich unterliegt, eröffnet mehr Deutungs- und damit auch mehr Handlungsmöglichkeiten.

In meiner Praxis sind mir viele Menschen begegnet, deren natürliche kindliche Bereitschaft zum Staunen und zur Ehrfurcht missbraucht wurde. Das Göttliche wurde folglich mit Macht und Unterwerfung assoziiert. Doch auch wenn die Beziehung zu Gott oder dem Göttlichen beschädigt wurde, lassen sich manchmal andere Bezugsgrößen finden, die eine Einbettung in eine übergeordnete Instanz ermöglichen. So konnte etwa einer meiner Patienten, der als Kind unter einem gewalttätigen Vater gelitten hatte, zu Mutter Erde eine positive Beziehung aufbauen und sich in einer urtümlichen Naturreligion beheimatet fühlen.

Wir können den Zeitpunkt für einen neuen Reifungsschritt in der Regel nicht planen und tun gut daran, ihn als immer wieder notwendige Weiterentwicklung zu sehen, wie es Hermann Hesse in seinem Gedicht *Stufen* so wunderbar beschreibt:[67]

Stufen
Wie jede Blüte welkt und jede Jugend
Dem Alter weicht, blüht jede Lebensstufe,
Blüht jede Weisheit auch und jede Tugend
Zu ihrer Zeit und darf nicht ewig dauern.
Es muß das Herz bei jedem Lebensrufe
Bereit zum Abschied sein und Neubeginne,
Um sich in Tapferkeit und ohne Trauern
In andre, neue Bindungen zu geben.
Und jedem Anfang wohnt ein Zauber inne,
Der uns beschützt und der uns hilft, zu leben.

Wir sollen heiter Raum um Raum durchschreiten,
An keinem wie an einer Heimat hängen,
Der Weltgeist will nicht fesseln uns und engen,
Er will uns Stuf' um Stufe heben, weiten.
Kaum sind wir heimisch einem Lebenskreise
Und traulich eingewohnt, so droht Erschlaffen,
Nur wer bereit zu Aufbruch ist und Reise,
Mag lähmender Gewöhnung sich entraffen.

Es wird vielleicht auch noch die Todesstunde
Uns neuen Räumen jung entgegen senden,
Des Lebens Ruf an uns wird niemals enden …
Wohlan denn, Herz, nimm Abschied und gesunde!

Schluss

Dieses Buch ist aus dem Wunsch entstanden, die Leserin und den Leser einzuladen, den ängstlichen Rückzug zu überwinden und an der Gestaltung unserer Welt wieder mehr teilzunehmen. Ich bin nicht der Meinung, dass unsere Zeit schlechter ist als frühere Zeiten. Immerhin gibt es – zumindest in unserer westlichen Lebenswirklichkeit – weder Leibeigenschaft noch Hexenverbrennung oder Pest und Cholera. Wir leben heute in einer Zeit des Wandels, und Angst ist eine natürliche Begleiterscheinung für solche Zeiten. Indem wir mitbestimmen und mitentscheiden, was ruhig »sterben«, d. h. losgelassen werden darf, etwa manche Einstellungen und Gewohnheiten, können wir Ideen für eine lebenswerte Zukunft mitentwickeln.

Wir verfügen heute über viel Wissen über psychologische, ökologische und ökonomische Zusammenhänge und können gute Ideen für eine lebenswerte Zukunft entwickeln. An verschiedenen Stätten finden sogenannte Zukunftswerkstätten und Zukunftskonferenzen statt. Bürgerschaftliches Engagement ist gefragt, damit wir nicht alle Einfluss- und Gestaltungsmöglichkeiten geldgierigen Finanzmarktspekulanten, eitlen Politikern oder machthungrigen Funktionären von Großkonzernen überlassen. Kürzlich las ich im *Stern* einen humorvollen Artikel über die »Generation Kuschel«, die »Angst vor dem Job, der Beziehung und dem Leben hat«[68]. In diesem Artikel wurde eine Studie der Universität Bochum zitiert, die zu dem Ergebnis kam, dass die Zahl der Jungakademikerinnen und -akademiker mit Führungsambitionen in den letzten acht Jahren dramatisch gesunken ist. Besonders Männer um die 30 Jahre seien von der Angst vor Verantwortung und Bindung betroffen.

Das Bedürfnis nach Rückzug wahrzunehmen, ist richtig und wichtig. Um lebendig zu bleiben, braucht der Mensch jedoch auch die Teilnahme an der Welt. Ein zentrales Anliegen im Yoga besteht darin, die Polaritäten bewusst zu pflegen und miteinander zu verbinden. Leben ist Rhythmus und Rhythmus ist Leben – das macht uns das Herz vor: Sich-Verbinden und Sich-Lösen. Es ist wichtig, die Angst wahrzunehmen und sich im nächsten Schritt von ihr zu distanzieren, indem erkannt wird: »Ich habe zwar Angst, aber ich bin mehr als meine Angst. Es gab einen Zeitpunkt vor der Angst und es wird einen Zeitpunkt danach geben, wo wieder andere Dinge im Vordergrund stehen.« Mit den Worten des von mir so geschätzten amerikanischen Glücksforschers Mihaly Csikszentmihalyi[69] hört sich das so an: Um Flow- oder Glückserlebnisse haben zu können, braucht der Mensch die Teilhabe an der Gesellschaft und das Erkennen von Handlungsmöglichkeiten, mit denen er die eigenen Fähigkeiten verbessern kann, um sich erreichbare Ziele setzen zu können.

Kürzlich war ich auf einem Kongress und hörte zu, wie die Ärztin und Psychotherapeutin Luise Reddemann vorgestellt wurde. Der Moderator würdigte ihre Verdienste um die Traumatherapie und hob besonders hervor, dass sie den Begriff »Würde« in die Psychotherapie eingeführt habe. Allein das Hören und Nachsinnen über »Würde« kann bereits subtile Veränderungen in der Seele hervorrufen. Dieser Begriff zielt auf die Einmaligkeit und Besonderheit des Individuums mit seinem sehr persönlichen Schicksal und bringt Selbstakzeptanz und das Bewusstsein des eigenen Wertes genauso wie Anerkennung durch die Mitmenschen zum Ausdruck. Diese Hervorhebung der zentralen Bedeutung von Würde hat mich sehr beeindruckt, und es ist mir ein Bedürfnis geworden, nach Wegen zu suchen, wie diese zutiefst menschliche Qualität sich ausdrücken und auch körperlich verankern lässt. In diesem Buch habe ich den Begriff Würde noch um die Dimension von Sinn erweitert. Ein sinnvolles Leben zu führen, ist ohne Würde nicht möglich. Die Frage nach dem Sinn ist eine Frage nach den Prioritäten und Werten, denen ich mich verpflichtet fühle. Und die können (und dürfen) sich im Laufe des Lebens ändern; manchmal ist sogar eine Kehrtwende um 180 Grad notwendig.

Was ist wirklich wichtig? In der einen Lebensphase kann es wichtig sein, die eigene Leistungsfähigkeit und berufliche Kompetenz zu steigern, und dann kommt möglicherweise eine Phase, in der es zu lernen gilt, sich auch ohne berufliche Kompetenz wertvoll und liebenswert zu fühlen. Ein Haus wurde gekauft und in der ersten Zeit war viel Arbeiten und Sparen wichtig, dann muss es jedoch einen Umkehrpunkt geben, um das Leben darin auch genießen zu können. Eine Frau, die viel Anerkennung aufgrund ihrer attraktiven Erscheinung bekam, muss irgendwann lernen, ihr Selbstbewusstsein über andere Qualitäten zu definieren.

Während auf der einen Seite die biographische Entwicklung oder die individuelle Lebensplanung Umstrukturierungen von uns verlangt, konfrontiert uns das Leben auch von der Seite des beruflichen und sozialen Umfelds immer wieder mit neuen Herausforderungen, die Angst machen können: Ein fürsorglicher Chef, der die Belange seiner Mitarbeiterinnen und Mitarbeiter stets im Blick hatte, wird gegen einen kalten Vorgesetzten ausgetauscht, der Kontakte vermeidet und nur auf Umsatzstatistiken schaut. Während ich für den einen Chef vielleicht gerne mal am Abend noch eine Stunde länger gearbeitet habe, muss ich nun lernen, klar meine Grenzen zu behaupten. Eine Lernaufgabe kann sich auch aus der Erfahrung ergeben: »Das, was ich an Umgangsformen bei meinen Eltern gelernt habe, hat möglicherweise bei anderen Menschen keine Gültigkeit.« Das Jammern darüber darf genauso Raum haben wie das Bewusstsein, dass ich durch Aneignung neuer Fähigkeiten kompetenter und vielseitiger werde.

Wir verdanken der Angst viele wunderbare Entdeckungen im Bereich der Technik und Medizin. Die Angst vor Syphilis oder Typhus hat die Medizin zu einer sehr elaborierten Wissenschaft gemacht. Manchmal müssen Dinge erst bis zu einem gewissen Grad schlimm sein, bevor ein dringender Handlungsbedarf zu einer Änderung führt. Die Geschichte hat gezeigt, dass wir offensichtlich nur aus Fehlern lernen. Vielleicht kennen Sie den Spruch: »Aus Fehlern wird man klug, drum ist einer nicht genug.« Tschernobyl musste stattfinden, um ein Umweltbewusstsein zu erzeugen. Fukushima hat eine neue Phase des Umgangs mit Kernenergie zumindest denkbar gemacht. Nicht nur Angst, auch die Erkenntnis, dass manche Entwicklungen der letzten Zeit einer dringenden Änderung bedürfen, liegt heute »in der Luft«. Davon zeugen Bewegungen wie Occupy, Anonymous, der Arabische Frühling, Indignados in Spanien und viele andere kulturkreative Initiativen auf der Welt. Der Begründer und Leiter des Weltwirtschaftsforums Klaus Schwab hat beim Jahrestreffen 2012 Kapitalismuskritik geübt. Seine Rede gipfelte unter anderen in dem Satz, dass die Welt heute unter einem Burn-out leidet. Die Konferenz wurde unter das Motto »Wandel« gestellt.

Krisen sind notwendig, um ein Umdenken zu ermöglichen. Eine Krise lässt die bisherigen Gewohnheiten fragwürdig werden und macht die Notwendigkeit für neue Lösungen deutlich. Es ist eine Herausforderung, nach Alternativen zu suchen. Alternativen und Wahlmöglichkeiten reduzieren die Angst und vermitteln ein Gefühl von Freiheit. Lange Zeit galt die Devise: Es gibt keine Alternative. Heute stehen immer mehr Menschen auf, die davon überzeugt sind, dass eine andere Welt möglich ist. Wir wissen heute noch nicht, wie die Welt aussehen wird, wenn der letzte Tropfen Öl versiegt ist. Genauso wenig wissen wir, wie unsere eigene letzte Stunde aussehen wird. Unsicherheiten laden dazu ein, die Prioritäten neu zu überdenken. Gesetzt den Fall, die Finanzkrise endet in einer absoluten Geldentwertung – was könnte ich tun, um das Leben dennoch lebenswert zu gestalten?

Yoga ist kein Gesellschaftsmodell, das verspricht, die Welt besser zu machen. Yoga stärkt den einzelnen Menschen – zuerst körperlich, und mit wachsender Übung wird dann auch der Umgang mit Gefühlen kompetenter und das Denken kreativer. Damit baut Yoga Ressourcen-Netzwerke auf und trägt dazu bei, dass der Einzelne mehr Verantwortung für sich und dann auch für seine Umwelt wahrnehmen kann. Die heutige Zeit braucht kreative und authentische Menschen.

Dank

Meiner Mutter danke ich für die unendliche Geduld und Liebe, die sie uns Kindern entgegengebracht hat. Sie war mir ein Vorbild darin, Intelligenz und Mütterlichkeit zu verbinden. Auf weiblich sanfte Art war sie eine feministische Vorreiterin.

Meinem Mann danke ich für die Ermutigung und das Verständnis, das er meinem Buchprojekt entgegengebracht hat. Liebevoll hat er mich immer wieder unterstützt – egal ob es um Fragen der Rechtschreibung oder um das Diskutieren inhaltlicher Fragen ging.

Ein sehr großer Dank gilt auch meiner Tochter dafür, dass sie mit ihrer Lebendigkeit und Energie dafür sorgt, dass meine grauen Zellen nicht verkalken, sondern immer wieder mit neuen Anforderungen konfrontiert werden. Es ist ein wunderbares, nicht selbstverständliches Geschenk, mit dem eigenen Kind liebevoll verbunden zu sein.

Meiner Schwester Katrin danke ich nicht nur für die Fotos, sondern auch dafür, dass sie mir mit ihrem ermutigenden Spruch »Wir Weiser-Frauen schaffen das!« öfters ein entspanntes Lächeln entlockt hat, wenn mir mal ein PC-Problem zu schwer erschien.

Meiner Lektorin, Dr. Christiane Neuen, danke ich für die sorgfältige Durchsicht meiner niedergeschriebenen Gedanken. Meinen Ideen und Einfällen hat sie dadurch eine Präzisierung und bessere Bodenhaftung verliehen.

Ich danke auch meinem Schicksal, das mir zwar einige Hürden in den Weg gelegt hat, aber auch immer wieder Möglichkeiten aufzeigte, wie ich damit umgehen kann. Dabei denke ich an meinen Vater und danke ihm für die Zielstrebigkeit, die er mir vorgelebt hat. Er hat mir die innere Sicherheit mitgegeben, dass ich das, was mir wirklich wichtig ist, auch erreichen kann.

Ich danke der Gemeinschaft aller Yogis und Yoginis für dieses wunderbare Denk- und Handlungsmodell, zu dem jeder Einzelne beigetragen hat und das mir in vielen schwierigen Situationen eine unschätzbare Hilfe bedeutet hat.

Und natürlich danke ich all meinen Patientinnen und Patienten, Yogaschülerinnen und Yogaschülern, ohne die dieses Buch nicht zustande gekommen wäre.

Anhang

Anmerkungen

1 Dürr (2001/2002).
2 Hüther (2011).
3 Bode (2004).
4 Vgl. Gerald Hüther, zitiert in: Diegelmann/Isermann (2011), S. 17.
5 Vgl. Bauer (2007), S. 160; 192.
6 Vgl. Csikszentmihalyi (1999), S. 117.
7 Vgl. Hüther (2001), S. 34 ff.
8 Vgl. ders. (2011).
9 Hüther (2003), S. 58.
10 Vgl. Ott (2010), Hölzel (2011).
11 Vgl. Hüther (2011).
12 Vgl. Riemann (2007).
13 Vgl. Brisch (2007).
14 Vgl. WIPT (2009).
15 Vgl. ebd.
16 Schulz von Thun (1998).
17 Holmes (2007) und Holmes (2010).
18 Schwartz (1995).
19 Vgl. Nijenhuis / van der Hart (2008), S. 282 ff.
20 Vgl. Lettner (2007), S. 91 f.
21 Vgl. Schmidt (2011).
22 Diegelmann/Isermann (2011), S. 41.
23 Vgl. Ende (1960).
24 Vgl. Zundel/Zundel (1987), S. 224.
25 Swami Kuvalayananda vom Kaivalyadhama Institut in Lonavla und Swami Saraswati von der Bihar School of Yoga.
26 In den alten Schriften wird die Ujjay-Atmung der »siegreiche Atem« oder der »psychische Atem« genannt.
27 Vgl. Niessen (2012).
28 Ende (1973), S. 36/37.
29 Vgl. Nadolny (1983), S. 270.
30 Csikszentmihalyi (1999), S. 118.

31 Ich habe mich von den wunderschönen Bildern, die es dazu gibt – siehe Ohtsu (2008) – inspirieren lassen und sie auf meine Weise interpretiert.
32 Gendlin (1981).
33 Vgl. Weiser (2007), S. 122–127.
34 Van der Hart et. al (2008), S. 257; 268.
35 Die sogenannten »formelhaften Vorsatzbildungen« sind ein wichtiger Teil der Oberstufe des Autogenen Trainings nach J. H. Schultz. Ein klassischer Satz ist z. B.: »Ich höre mit dem Rauchen auf.«
36 Vgl. Schmidt (2011).
37 Henderson (2005), S. 33.
38 Vgl. Weiser (2010).
39 Vgl. Niessen (2012).
40 Eine Kontraindikation für Kapalabhati besteht bei Bluthochdruck, Herz- oder Lungenerkrankungen, Magengeschwür und bei erhöhtem Augendruck oder Netzhautproblemen. Bei diesen Beschwerden darf es nicht durchgeführt werden.
41 Hüther (2003), S. 38.
42 Vgl. Grönemeyer (2010), S. 28.
43 Ebd.
44 Siehe auch: Schellenbaum (2003).
45 Grönemeyer (2010), S. 22.
46 Eine ayurvedische Weisheit lautet: »Die Seele will lieber sterben als das eigene Wesen verfehlen.«
47 Vgl. Steinvorth (2012). Die vier Patienten haben jeweils ihren eigenen Heilungsweg über alle Zweifel und Schwierigkeiten hinweg in Büchern veröffentlicht. Steinvorth zitiert daraus und kommentiert die wichtigen Schritte. Ein ermutigendes Buch für Menschen mit einer ernsthaften Erkrankung!
48 Vgl. Ramm-Bonwitt (2010), S. 27.
49 Vielleicht kennen Sie das das Lied: »Guten Morgen, liebe Sorgen, seid ihr auch schon alle da? Habt ihr auch so gut geschlafen? Na, dann ist ja alles klar.« Es bringt einen humorvoll distanzierten Umgang mit den Sorgen zum Ausdruck, was ein wichtiger erster Schritt ist. Dieses Buch hätte auch – in Anlehnung an das Lied – den Titel haben können: »Tschüss, ihr Sorgen – ich mach jetzt Yoga!« Hier geht es also um die Wiederaneignung der Handlungsfähigkeit.
50 Vgl. van der Kolk (2007), S. 222.
51 Ein Mudra (wörtliche Übersetzung: »Siegel, Geste, Symbol«) bezeichnet die spezifische Stellung eines Körperteils im Gegensatz zu einem Asana, das die Stellung des gesamten Körpers meint. Am geläufigsten sind die Hand- und Finger-Mudras, jedoch gibt es auch Mudras für die Zunge, den Bauch, den Anus usw. Wie das Wort Siegel andeutet, unterstützen und verstärken Mudras einen Bewusstseinszustand und bringen ihn gleichzeitig zum Ausdruck.
52 Vgl. Michalak (2011).

53 Vgl. Bögle (1998).
54 Henderson (2005), S. 29.
55 Pfannstiel (1997), S. 313.
56 Eine Gruppe sitzt im Kreis. Eine Person wird ausgewählt, die ihre Augen verbunden bekommt und paar Mal um die eigene Achse gedreht wird, bis sie vergessen hat, wer an welcher Stelle im Kreis saß. Nun tastet sie sich zu einer Mitspielerin oder einem Mitspieler, setzt sich auf ihren bzw. seinen Schoß und bittet: »Hänschen, piep einmal!« An der Stimme versucht sie zu erkennen, auf wessen Schoß sie sitzt. Wenn Sie es nicht errät – natürlich verstellt die sitzende Person die Stimme –, muss sie weiter auf den nächsten Schoß. Errät sie es, ist nun derjenige dran, auf dem sie gesessen hatte.
57 Vgl. WIPT (2009).
58 Vgl. Antonovsky (1997).
59 Vgl. WIPT (2011).
60 Vgl. Albers/Niehaus (2011).
61 So ausgeführt im Vortrag eines Hesse-Kenners anlässlich von Hesses 50. Todestag.
62 Vgl. Frankl (2005).
63 Vgl. Maslow (1943).
64 Vgl. Dürckheim (1993).
65 Vgl. Steiner (1916).
66 Vgl. Weiser (2009).
67 Hesse (1997), S. 676.
68 Bömelburg/Boldebuck (2012), S. 58.
69 Csikszentmihalyi (1999), S. 128, 208

Literatur

Albers, A. / Niehaus, J. (2011): Das Wunder Heilung. In: Focus 30/2011. http://www.focus.de/gesundheit/news/tid-23363/titel-seite-5-das-wunder-heilung_aid_656982.html (Zugriff: 27.6.2012).

Antonovsky, A. / Franke, A. (1997): Salutogenese: Zur Entmystifizierung der Gesundheit. dgvt-Verlag, Tübingen.

Bauer, J. (2006): Warum ich fühle, was du fühlst. Hoffmann und Campe, Hamburg.

Bauer, J. (2007): Das Gedächtnis des Körpers. Wie Beziehungen und Lebensstile unsere Gene steuern. 10. Aufl. Piper, München.

Bode, S. (2004): Die vergessene Generation. Die Kriegskinder brechen ihr Schweigen. Klett-Cotta, Stuttgart.

Bögle, R. (1998): Yoga – ein Weg für Dich. Bechtermünz, Augsburg.

Bömelburg, H. / Boldebuck, C. (2012): Männer, zieht den Strampler aus! Eine Polemik. In: Stern Nr. 11/2012 vom 8.3.2012, S. 58–61.

Brisch, K. H. (2007): Bindung und Trauma – Diagnostik und Anwendung der Bindungstheorie in der Psychotherapie von traumatisierten Kindern und Erwachsenen. Vortrag gehalten auf dem Kongress »KörperPotenziale in der Psychotherapie«, 29.–31.5.2007 in Leipzig.

Caddy, E. (2009): Herzenstüren öffnen. Ein Findhornbuch, Greuthof, Gutach im Breisgau.

Csikszentmihalyi, M. (1999): Flow. Das Geheimnis des Glücks. 7. Aufl. Klett-Cotta, Stuttgart.

Damasio, A. R. (2006): Descartes' Irrtum. Fühlen, Denken und das menschliche Gehirn. 4. Aufl. Neuausg. List, Berlin.

Diegelmann, C. / Isermann M. (2011): Kraft in der Krise. Ressourcen gegen die Angst. Klett-Cotta, Stuttgart.

Dürckheim, K. G. (1993): Meditieren – wozu und wie. 2. Aufl. Herder, Freiburg im Breisgau.

Dürr, H. P. (2001/2002): Wissenschaft und die Zukunft des Menschen. 2 DVDs. Auditorium-Netzwerk, Müllheim/Baden.

Ende, M. (1973): Momo. Thienemann, Stuttgart.

Ende, M. (1960): Jim Knopf und Lukas der Lokomotivführer. Thienemann, Stuttgart.

Frankl, V. (2005): Trotzdem Ja zum Leben sagen. 9. Aufl. Kösel, München.

Gendlin, E. T. (1981): Focusing. Technik der Selbsthilfe bei der Lösung persönlicher Probleme. Müller, Salzburg.

Grönemeyer, D. (2010): Dein Herz. Eine andere Organgeschichte. 2. Aufl. S. Fischer Verlag, Frankfurt/Main.

Henderson, J. (2005): Embodying Well-Being. Wie man sich trotz allem wohlfühlen kann. 3., überarbeitete und erweiterte Ausgabe. AJZ, Bielefeld.

Hesse, H. (1997): Die Gedichte. 4. Aufl. Suhrkamp, Frankfurt am Main.

Holmes, T. (2007): Parts Work. An Illustrated Guide to Your Inner Life. 3. Aufl. Winged Heart Press, Kalamazoo, MI.

Holmes, T. (2010): Reisen in die Innenwelt. Der Selbsterfahrungs-Guide in Bildern. Kösel, München.

Hölzel, B. (2011): Aktivierungsmuster und morphologische Veränderungen im Gehirn von Meditierenden. Doktorarbeit und Vortrag auf dem Kongress: Meditation, Yoga und Wissenschaft vom 11.–13.11.11 in Horn-Bad-Meinberg.

Hüther, G. (2001): Biologie der Angst. Wie aus Streß Gefühle werden. 4. Aufl. Vandenhoek & Ruprecht, Göttingen.

Hüther, G. (2003): Wie aus Stress Gefühle werden. Betrachtungen eines Hirnforschers. 2. Aufl. Vandenhoek & Ruprecht, Göttingen.

Hüther, G. (2011): Experten-Interview mit Gerald Hüther. CD-Beilage zum Buch: Diegelmann, C. / Isermann, M.: Kraft in der Krise. Ressourcen gegen die Angst. Klett-Cotta, Stuttgart.

Lettner, F. (2007): Objektgestützte psychodynamische Psychotherapie in der stationären Psychotherapie von frühgestörten Patienten. Schattauer, Stuttgart / New York.

Maslow, A. (1943): A theory of human motivation. In: Psychological Review 50, S. 370–396.

Michalak, J. (2011): Die Rolle des Körpers in der achtsamkeitsbasierten Therapie. Vortrag gehalten am 9.11.2011 in der LWL-Klinik Bochum.

Nadolny, St. (1983): Die Entdeckung der Langsamkeit. Piper, München.

Niessen, G. (2012): Unveröffentlichtes Handout zur Weiterbildung: Yoga und Orthopädie. Berlin.

Nijenhuis, E. / van der Hart (2008): Diagnostik und Behandlung chronischer Traumatisierungen. Unveröffentlichtes Manual der Fortbildungsreihe 2008.

Ohtsu, D. R. (2008): Der Ochs und sein Hirte. Zen-Geschichten aus dem alten China. 9. Aufl. Klett-Cotta, Stuttgart.

Ott, U. (2010): Meditation für Skeptiker. Ein Neurowissenschaftler erklärt den Weg zum Selbst. O. W. Barth, München.

Pfannstiel, C. (1997): Handbuch Yoga. Grundlagen, Übungen und Techniken. dtv, München.

Ramm-Bonwitt, I. (2010): Yoga Nidra – der Schlaf der Yogis. Körper, Geist und Seele entspannen durch Visualisierung. Schirner, Darmstadt.

Reddemann, L. (2011): Psychodynamisch Imaginative Traumatherapie. PITT – das Manual. Ein resilienzorientierter Ansatz in der Psychotraumatologie. 6., vollst. überarb. Neuaufl. Klett-Cotta, Stuttgart.

Riemann, F. (2007): Grundformen der Angst. Eine tiefenpsychologische Studie. Reinhardt, München.

Schellenbaum, P. (1993): Das Nein in der Liebe. Abgrenzung und Hingabe in der erotischen Beziehung. dtv, München.

Schmidt, G. (2011): Von Stress und Burn-out zur optimalen Lebensbalance. Audio-CD. Auditorium-Netzwerk, Müllheim/Baden.

Schulz von Thun, F. (1998): Miteinander reden. Bd. 3: Das »Innere Team« und situationsgerechte Kommunikation. 14. Aufl. Rowohlt, Reinbek bei Hamburg.

Schwartz, R. C. (1995): Systemische Therapie mit der inneren Familie. 5. Aufl. Klett-Cotta, Stuttgart.

Steiner, R. (1916): Die 12 Sinne des Menschen. In: Weltwesen und Ichheit. Steiner GA 169. Rudolf-Steiner-Verlag, Dornach/Schweiz, S. 48–54.

Steinvorth, M. G. (2012): Im Kampf mit dem Krebs gesunden? Wie man lebensfeindliche Energien transformiert. Vindobona, Neckenmarkt.

Van der Hart, O. / Nijenhuis, E. / Steele, K. (2008): Das verfolgte Selbst. Strukturelle Dissoziation und die Behandlung chronischer Traumatisierung. Junfermann, Paderborn.
Van der Kolk, B. (2007): Untersuchungen zur PTBS. In: Lamprecht, F. (Hg.): Wohin entwickelt sich die Traumatherapie? Bewährte Ansätze und neue Perspektiven. Klett-Cotta, Stuttgart, S. 213–237.
Weiser, R. (2007): Achtsamkeit und spirituelle Körperübungen. In: Belschner, W. et al. (Hg.): Achtsamkeit als Lebensform. LIT, Münster, S. 122–127.
Weiser, R. (2009): Spirituelle Wegsuche und Psychotherapie. Grenzerlebnisse und ihre Gefahren. In: Info 3, März 2009. S. 69–73.
Weiser, R. / Dunemann, A. (2010): Yoga in der Traumatherapie. Klett-Cotta, Stuttgart.
WIPT (Westfälisches Institut für Psychotraumatologie) (2009): Unveröffentlichtes Handout der Weiterbildung zum Fachberater für Psychotraumatologie. Herdecke.
Zundel, E. / Zundel R. (1987): Ken Wilber: Transpersonale Psychologie – Entwicklung des Bewusstseins. In: dies.: Leitfiguren der Psychotherapie. Leben und Werk. Kösel, München, S. 215–235.

Verzeichnis der Übungen

Es gehört zu den essentiellen Aussagen von Yoga (*yug* = verbinden), dass Atem, Bewegung und Bewusstsein stets miteinander verbunden sind. Das Eingangstor in den yogischen Zustand, bei dem dies erlebt und wahrgenommen wird, ist jedoch mal die Bewegung, mal der Atem, mal der Geist, deshalb habe ich im Folgenden diese drei Energielieferanten als Ordnungsstruktur gewählt.

Bewegungsübungen

Sich-Drehen auf dem Stuhl (mit Abb. 1 und 2)	27–29
Der aufrechte Sitz (mit Abb. 3 und 4)	47–49
Der Namasté-Gruß (mit Abb. 5)	53
Der aufrechte Stand	57
Der Baum	58
Seitbeuge und das Streben zur Mitte (mit Abb. 6)	59
Die Schildkröte (mit Abb. 7 und 8)	74–76
Yoga unter der Dusche	81
Sich-Schütteln	83
Sich-Öffnen in die vier Himmelsrichtungen (mit Abb. 9, 10 und 11)	84–87
Krokodil-Variation – Brust- und Herzraum öffnen (mit Abb. 12 und 13)	94–96
Das Herz öffen für Werte – die Blume (mit Abb. 14)	98–100

Nicken – Haltung der Würde (mit Abb. 15)	101
Trost, Selbst-Berührung, Sich-Wiegen (mit Abb. 16)	116 f.
Selbst-Berührung, Selbst-Begegnung: die Igluhöhle	118 f.
Shivas Tanz (mit Abb. 17)	122 f.
Schritt-Stellung – der Sprinter (mit Abb. 18)	125 f.
Der Hund (mit Abb. 19)	127 f.
Die Willenskraft stärken und aufstampfen	129
Stab-Pose – die Knochen strecken (mit Abb. 20)	130 f.
Wegwerfen	132
Der Löwe (mit Abb. 21)	134 f.
Die Heldenstellung (mit Abb. 22)	136 f.
Last von den Schultern werfen (mit Abb. 23 und 24)	138–140
Ein eigenes Lied – die eigene Melodie finden	140 f.
Seitliches Rollen (mit Abb. 25)	144
Baby-Strampeln (mit Abb. 26)	146 f.
Der Schulterstand (mit Abb. 27)	147 f.
Übungen aus dem Sonnengruß (mit Abb. 28 und 29)	156–158
Das Kreuz (mit Abb. 30)	166 f.

Atemübungen

Die Verbindung von Atem und Bewegung beobachten	64
Atem-Ge-lassen-heit	65
Atembewusstheit	66 f.
Ujjay-Atmung	88 f.
Kapalabhati und Feueratem	91 f.
Den Beckenboden aktivieren	127
Die Ausatmung verstärken	138
Brahmari – Summen wie eine Biene	140
Sich vom Atem tragen lassen	141
Tönen	141

Bewusstseinsübungen

Angst und ihre Bewältigung	16 f.
Beobachtungsübung: Dehnen und Drücken	61 f.
Gedanken beobachten	69 f.
Aufmerksamkeitslenkung	70
Gedanken-Samen (*Sanskalpa*) pflanzen	72
Übung zum inneren Geliebten, zur inneren Geliebten	97
Vorübung zur Inventarliste des Bewusstseins	104 f.
Gedanken-Inventarliste erstellen	105
Gedankenkontrolle – den Ochsen zähmen	106 f.

Körperreise – Bodyscan	109 f.
Imagination zum inneren Licht	110 f.
Übung zur Selbstannahme	114
Übung zur Selbst-Berührung, Selbst-Begegnung: die Igluhöhle	118 f.
Die Angst beobachten	121 f.
Kerzen-Meditation	142 f.

Bildnachweis

27	Abb. 1: Drehübung auf dem Stuhl (1)
28	Abb. 2: Drehübung auf dem Stuhl (2)
47	Abb. 3: Der aufrechte Sitz (1)
48	Abb. 4: Der aufrechte Sitz (2)
53	Abb. 5: Der Namasté-Gruß
59	Abb. 6: Seitbeuge
75	Abb. 7: Die Schildkröte (1)
75	Abb. 8: Die Schildkröte (2)
84	Abb. 9: Der Hase – Öffnung des Westens
85	Abb. 10: Der Fisch – Öffnung des Ostens
86	Abb. 11: Seitbeuge im Liegen – Öffnung des Nordens und Südens
94	Abb. 12: Krokodil-Variation – Brust- und Herzraum öffnen (1)
95	Abb. 13: Krokodil-Variation – Brust- und Herzraum öffnen (2)
99	Abb. 14: Die Blume
101	Abb. 15: Nicken
117	Abb. 16: Sich-Wiegen
123	Abb. 17: Shivas Tanz
125	Abb. 18: Der Sprinter
128	Abb. 19: Der Hund
130	Abb. 20: Dandasana – die Stab-Pose
134	Abb. 21: Der Löwe
137	Abb. 22: Der Held
139	Abb. 23: Schultern und Ellenbogen kreisen
139	Abb. 24: Überkreuzbewegung im Schulterbereich
144	Abb. 25: Seitliches Rollen
147	Abb. 26: Strampeln wie ein Baby
148	Abb. 27: Der Schulterstand
157	Abb. 28: Rückbeuge und Vorbeuge (aus dem Sonnengruß)
157	Abb. 29: Welle und Kobra (aus dem Sonnengruß)
166	Abb. 30: Das Kreuz

Fotos: © Katrin Weiser-Walther/CREATIVARIA, www.creativaria.de

Zitatnachweis

92 © Vandenhoeck & Ruprecht GmbH & Co. KG, Gerald Hüther, Wie aus Stress Gefühle werden. Betrachtungen eines Hirnforschers 4. unveränderte Auflage Göttingen 2012

169 »Stufen«, aus: Hermann Hesse, Sämtliche Werke in 20 Bänden. Herausgegeben von Volker Michels, Band 10: Die Gedichte. © Suhrkamp Verlag Frankfurt am Main 2002. Alle Rechte bei und vorbehalten durch Suhrkamp Verlag Berlin.